Haug

Heilpraktiker-Kolleg

Lernmodul 8:

Atmung, Lunge, Blut, Immunsystem

Christian Neumeir

41 Abbildungen

Karl F. Haug Verlag · Stuttgart

Bibliografische Information der Deutschen Nationalbibliothek
Die Deutsche Nationalbibliothek verzeichnet diese Publikation in der Deutschen Nationalbibliografie; detaillierte bibliografische Daten sind im Internet über http://dnb.d-nb.de abrufbar.

Ihre Meinung ist uns wichtig! Bitte schreiben Sie uns unter:
www.thieme.de/service/feedback.html

Wichtiger Hinweis: Wie jede Wissenschaft ist die Medizin ständigen Entwicklungen unterworfen. Forschung und klinische Erfahrung erweitern unsere Erkenntnisse, insbesondere was Behandlung und medikamentöse Therapie anbelangt. Soweit in diesem Werk eine Dosierung oder eine Applikation erwähnt wird, darf der Leser zwar darauf vertrauen, dass Autoren, Herausgeber und Verlag große Sorgfalt darauf verwandt haben, dass diese Angabe **dem Wissensstand bei Fertigstellung des Werkes** entspricht.
Für Angaben über Dosierungsanweisungen und Applikationsformen kann vom Verlag jedoch keine Gewähr übernommen werden. **Jeder Benutzer ist angehalten**, durch sorgfältige Prüfung der Beipackzettel der verwendeten Präparate und gegebenenfalls nach Konsultation eines Spezialisten festzustellen, ob die dort gegebene Empfehlung für Dosierungen oder die Beachtung von Kontraindikationen gegenüber der Angabe in diesem Buch abweicht. Eine solche Prüfung ist besonders wichtig bei selten verwendeten Präparaten oder solchen, die neu auf den Markt gebracht worden sind. **Jede Dosierung oder Applikation erfolgt auf eigene Gefahr des Benutzers.** Autoren und Verlag appellieren an jeden Benutzer, ihm etwa auffallende Ungenauigkeiten dem Verlag mitzuteilen.

Karl F. Haug Verlag in Georg Thieme Verlag KG
Rüdigerstraße 14, 70469 Stuttgart, Germany
www.thieme.de

Printed in Germany

Covergestaltung: © Thieme
Layout: J. Böger/Thieme
Satz: L42 AG, Berlin
Druck: AZ Druck und Datentechnik GmbH, Kempten

DOI 10.1055/b000000693

ISBN 978-3-13-243977-1 1 2 3 4 5 6

Auch erhältlich als E-Book:
eISBN (PDF) 978-3-13-244130-9
eISBN (epub) 978-3-13-244131-6

Wo datenschutzrechtlich erforderlich, wurden die Namen und weitere Daten von Personen redaktionell verändert (Tarnnamen). Dies ist grundsätzlich der Fall bei Patienten, ihren Angehörigen und Freunden, z. T. auch bei weiteren Personen, die z. B. in die Behandlung von Patienten eingebunden sind. Eventuelle, personenbezogene Daten in den Fallbeispielen, Prüfungsdialogen, Vertiefungsfragen sind fiktiv. Die jeweilige Handlung ist frei erfunden.

Die abgebildeten Personen haben in keiner Weise etwas mit der Krankheit zu tun.

Thieme Publikationen streben nach einer fachlich korrekten und unmissverständlichen Sprache. Dabei lehnt Thieme jeden Sprachgebrauch ab, der Menschen beleidigt oder diskriminiert, beispielsweise aufgrund einer Herkunft, Behinderung oder eines Geschlechts. Thieme wendet sich zudem gleichermaßen an Menschen jeder Geschlechtsidentität. Die Thieme Rechtschreibkonvention nennt Autor*innen mittlerweile konkrete Beispiele, wie sie alle Lesenden gleichberechtigt ansprechen können. Die Ansprache aller Menschen ist ausdrücklich auch dort intendiert, wo im Text (etwa aus Gründen der Leseleichtigkeit, des Text-Umfangs oder des situativen Stil-Empfindens) z. B. nur ein generisches Maskulinum verwendet wird.

Herzlich Willkommen!

Ihr Ziel ist die Erlaubnis zum Ausüben der Heilkunde. Wir möchten Sie auf diesem Weg begleiten. Die Lernmodule des **Heilpraktiker-Kollegs** vermitteln Ihnen alle Kenntnisse, die Sie als Grundlage für diesen Beruf und für das Bestehen der amtsärztlichen Überprüfung benötigen.
Auf dieser Seite geben wir Ihnen eine Einführung in die didaktischen Elemente der einzelnen Lernmodule, damit Sie mit dem HP-Kolleg optimal lernen können. **Viel Erfolg!**

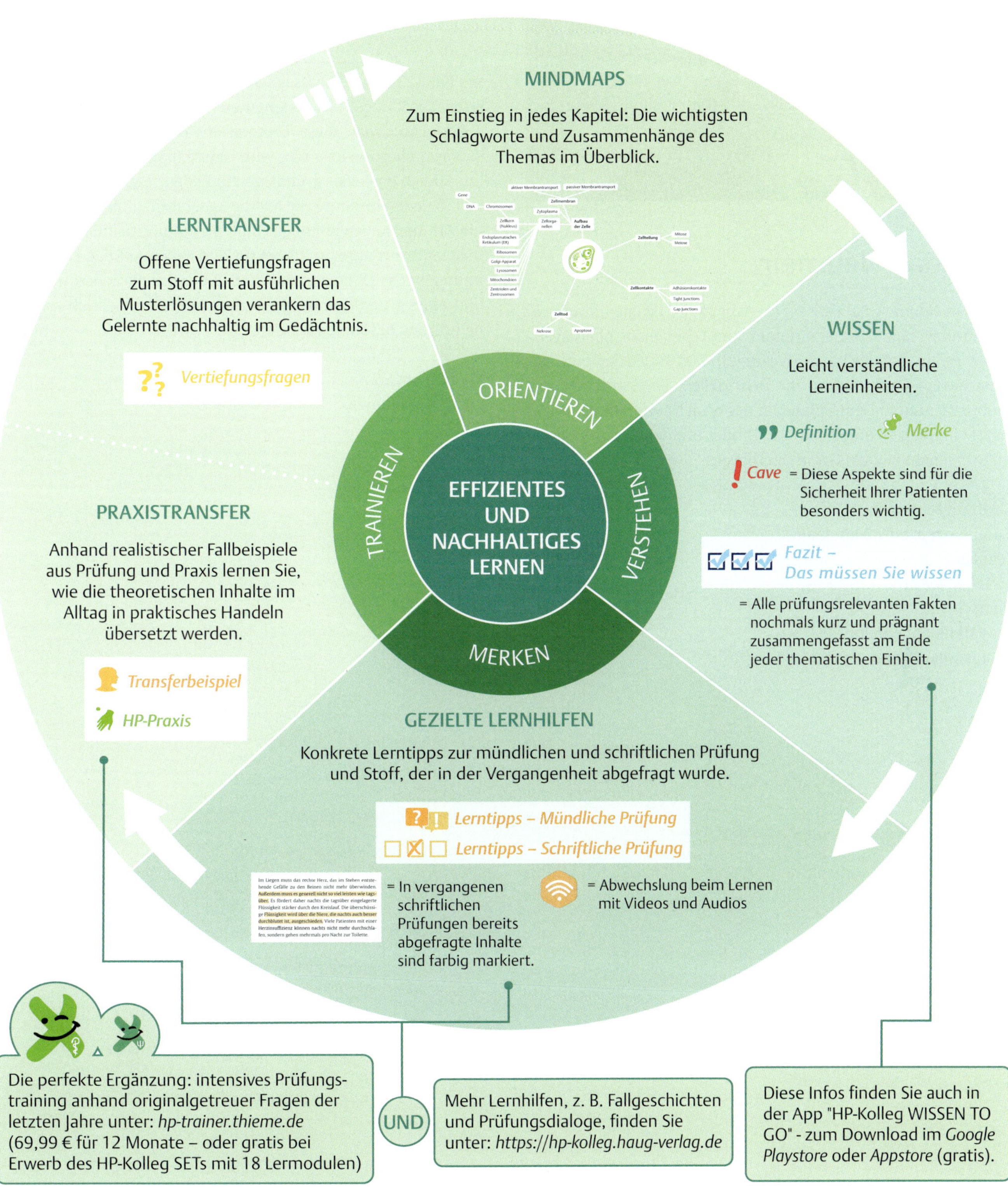

Die perfekte Ergänzung: intensives Prüfungstraining anhand originalgetreuer Fragen der letzten Jahre unter: *hp-trainer.thieme.de* (69,99 € für 12 Monate – oder gratis bei Erwerb des HP-Kolleg SETs mit 18 Lermodulen)

UND

Mehr Lernhilfen, z. B. Fallgeschichten und Prüfungsdialoge, finden Sie unter: *https://hp-kolleg.haug-verlag.de*

Diese Infos finden Sie auch in der App "HP-Kolleg WISSEN TO GO" - zum Download im *Google Playstore* oder *Appstore* (gratis).

Der Autor

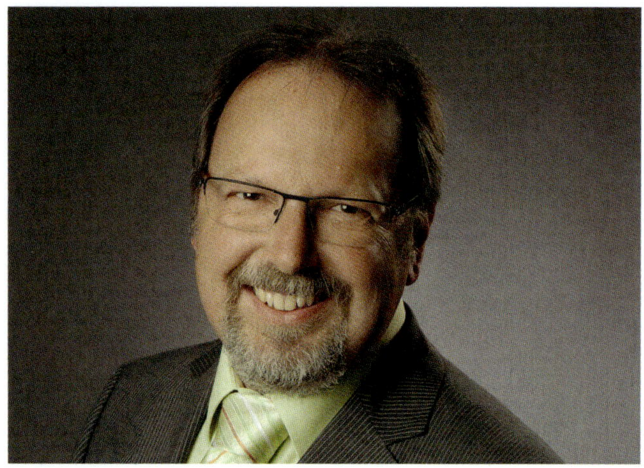

Christian Neumeir

Christian Neumeir ist als Heilpraktiker in der eigenen Praxis tätig. Darüber hinaus ist er Gründer und Leiter einer oberbayerischen Heilpraktikerschule. Im Jahr 2017 gründete er eine gemeinnützige Organisation zur finanziellen Unterstützung von Krebspatienten in Deutschland, in der er sich sehr intensiv engagiert. Christian Neumeir hat drei Kinder und lebt mit seiner Familie in einem kleinen Ort in Oberbayern.

Christian **Neumeir**
Familienkrebshilfe Sonnenherz
Schulstr. 7
85419 Mauern
Deutschland
www.fkh-sonnenherz.de
kontakt@fkh-sonnenherz.de

Vorwort

Schon sehr früh hatte die Menschheit die Vorstellung, dass Blut und Atem Anteile unserer Seele und alles Lebendigen sind. Der Atem war als Odem der Lebenshauch, den Gott den Menschen einhauchte und sie somit lebendig machte. Allein zum Begriff „Blut“ gibt es zahlreiche Assoziationen in unserer Sprache, die diese grundlegende Bedeutung unseres „Lebenssaftes“ zum Ausdruck bringen, wie z. B. „bis aufs Blut“, „Blutsbrüderschaft“, „böses Blut“, „Blut und Wasser schwitzen“ (nicht nur in der Prüfung) oder „das Blut gefriert in den Adern“.

Betrachtet man diese Themen etwas weniger philosophisch, sondern eher medizinisch, wird deutlich, dass Blut und Atmung tatsächlich eine sehr grundlegende Bedeutung für uns haben. So ist z. B. jede einzelne Zelle auf die Sauerstoffzufuhr und somit auf die Atmung angewiesen. Das Blut wiederum stellt den Transportmechanismus unter anderem für den Sauerstoff dar. Deshalb gilt immer noch: Ohne Atmung und Blut ist kein Leben möglich – und ohne grundlegende Kenntnisse in diesem Bereich kann keine Prüfung bestanden werden.

Mauern, im Sommer 2022
Christian Neumeir

Inhaltsverzeichnis

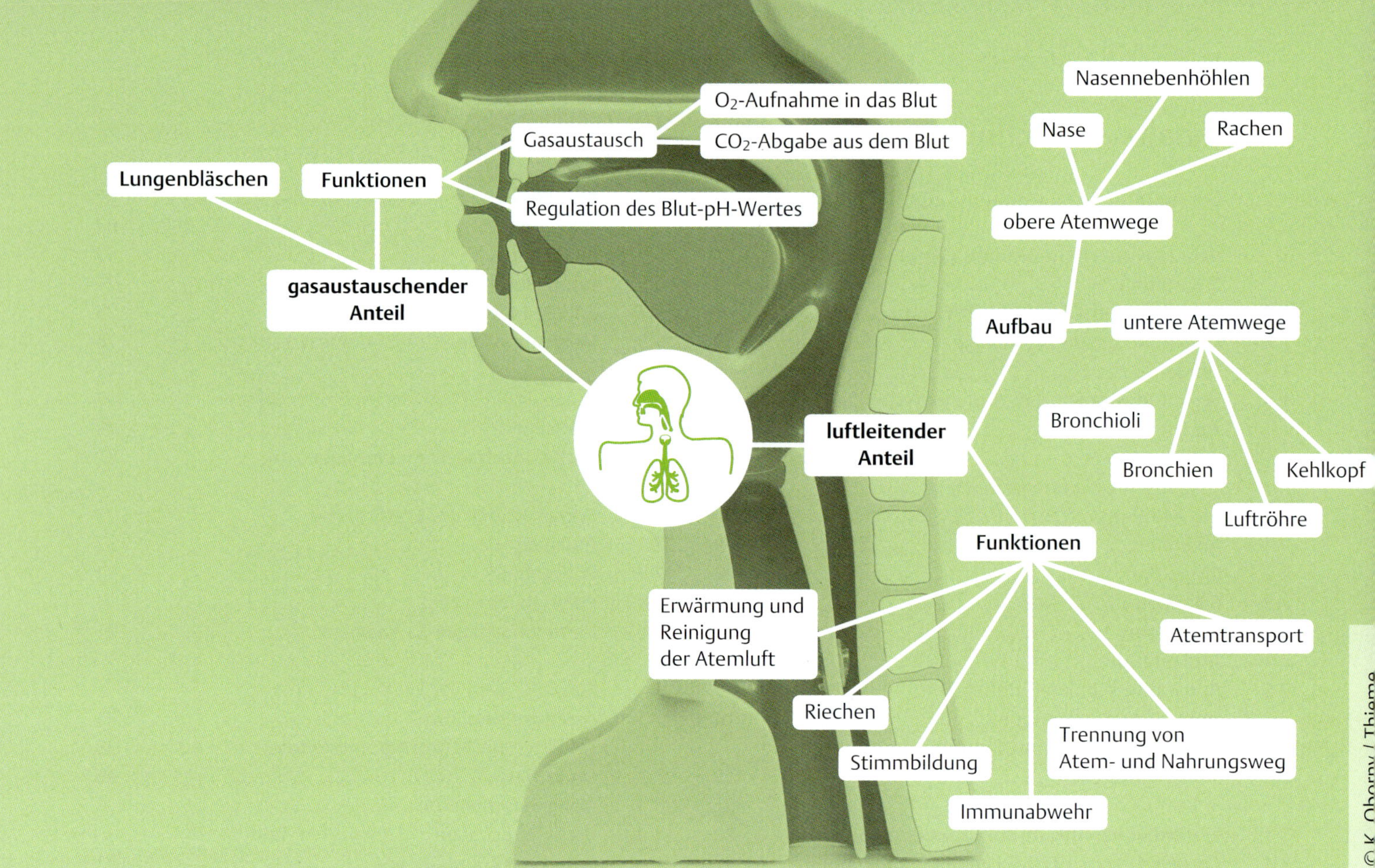

1 Atmungssystem und Lunge – Anatomie und Physiologie

1.1 Aufgaben und Aufbau des Atmungssystems

Wir atmen ununterbrochen: vom ersten Schrei, wenn wir auf die Welt kommen, bis zum sprichwörtlich letzten Atemzug. Jede einzelne Zelle ist auf eine funktionierende Atmung angewiesen. Das Atmungssystem hat dabei die Aufgabe,

- die **Einatemluft** von der Außenwelt über die Atemwege zur Lunge zu leiten,
- die **Ausatemluft** über die Atemwege von der Lunge zur Außenwelt zu leiten
- und vor allem den **Gasaustausch** durchzuführen. Unter Gasaustausch versteht man den physiologischen Vorgang, bei dem Sauerstoff (O_2) innerhalb der Lungenbläschen, der sog. Alveolen, in das Blut aufgenommen sowie Kohlendioxid (CO_2) vom Blut über die Lungenbläschen an die Ausatemluft abgegeben wird.
- Außerdem hilft die Atmung bei der Regulation des **Säure-Basen-Haushalts** mit, indem der Körper je nach Bedarf mehr oder weniger Kohlendioxid abatmet.
- Einige Organe des Atmungssystems dienen neben der Atmung auch der **Stimmbildung** und dem **Geruchssinn**.

Äußere Atmung. Mit dem Begriff **äußere Atmung** bezeichnet man den Transport der Luft hin zu und weg von den Lungenbläschen sowie den Vorgang des Gasaustausches an sich.

Innere Atmung. Im Gegensatz zur äußeren Atmung, an der die luftleitenden Wege und die Lunge beteiligt sind, meint **innere Atmung** die eigentliche **Zellatmung**. Innerhalb jeder einzelnen Körperzelle findet in den Mitochondrien die Verbrennung (Oxidation) von Glukose mithilfe von Sauerstoff statt. Dies ist ein chemischer Vorgang, bei dem Energie gebildet wird. Durch diesen physiologischen Prozess entstehen die Abfallprodukte Wasser und Kohlendioxid. Letzteres wird über das venöse Blut wieder zur Lunge transportiert und dort ausgeschieden.

Anatomische Strukturen. Bei den Organen, die am Atmungssystem beteiligt sind, unterscheidet man zwischen **oberen Atemwegen, unteren Atemwegen** und der Lunge. Obere und untere Atemwege fasst man auch unter dem Begriff **luftleitendes System** zusammen.

Zu den oberen Atemwegen (oberer Respirationstrakt) gehören (► **Abb. 1.1**):

- Nase
- Nasennebenhöhlen
- Rachenraum

Zu den unteren Atemwegen (unterer Respirationstrakt) zählen:

- Kehlkopf
- Luftröhre
- Bronchialbaum

Abb. 1.1 Obere und untere Atemwege.

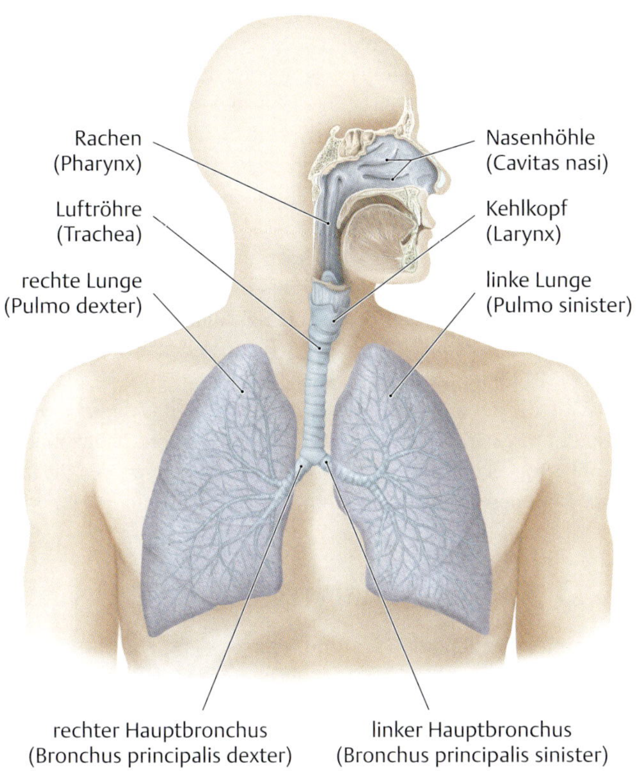

Abb. aus: Schünke M, Schulte E, Schumacher U. Prometheus. LernAtlas der Anatomie. Innere Organe. Illustrationen von M. Voll und K. Wesker. 5. Aufl. Stuttgart: Thieme; 2018

1.2 Obere und untere Atemwege

1.2.1 Nase

Anatomie. Die Nase besteht aus einem äußeren sichtbaren Anteil sowie aus einem inneren Anteil, der **Nasenhöhle** (▶ **Abb. 1.2**). Die Nase wird durch die teils knorpelige, teils knöcherne **Nasenscheidewand** in 2 Hälften getrennt.

Den inneren Bereich der Nase nennt man **Nasenhöhle**. Diese Nasenhöhle liegt geschützt im Inneren des Schädels und wird von unten durch den harten Gaumen (Dach der Mundhöhle) begrenzt. Die obere Begrenzung bilden das Siebbein und das Keilbein der Schädelbasis sowie das Nasenbein und das Stirnbein. Die Seitenwände der Nasenhöhle werden rechts und links durch die Oberkieferknochen gebildet. Die beiden hinteren Öffnungen zum Rachenraum nennt man Choanen. Durch sie wird die Atemluft von der Nasenhöhle in den Rachen geleitet.

An den beiden Seitenwänden der Nasenhöhle befinden sich je 3 wulstartige, knöcherne Vorwölbungen, die die **untere, mittlere** und **obere Nasenmuschel** bilden. Diese Nasenmuscheln werden aus Knochenvorsprüngen des Oberkiefers gebildet. Sie sind mit Schleimhaut umkleidet und vergrößern somit die Schleimhautoberfläche der Nasenhöhle. Die 3 furchenartigen Räume, die aus den Nasenmuscheln gebildet werden, bezeichnet man jeweils als **Nasengang**.

Aufgaben. Neben der Luftleitung **feuchtet** die Nase die Atemluft an, **erwärmt** sie und **reinigt** sie. Auf der Schleimhautoberfläche befinden sich feine Flimmerhärchen, die kleine Fremdkörper, Krankheitserreger und Staubpartikel mithilfe wogender Bewegungen in Richtung Nasen-Rachen-Raum befördern. Außerdem ist die Nase von einem dichten oberflächlich gelegenen Kapillargeflecht durchzogen, das die Atemluft erwärmt. Diese Schleimhaut besitzt Schwellkörper, die anschwellen können und somit die Oberfläche der Schleimhaut stark vergrößern können. Die Becherzellen der Schleimhaut produzieren zusätzlich dazu Schleim, der beim Transport von Fremdpartikeln und Krankheitserregern mithilft.

Abb. 1.2 Die Nase und die Nasennebenhöhlen.

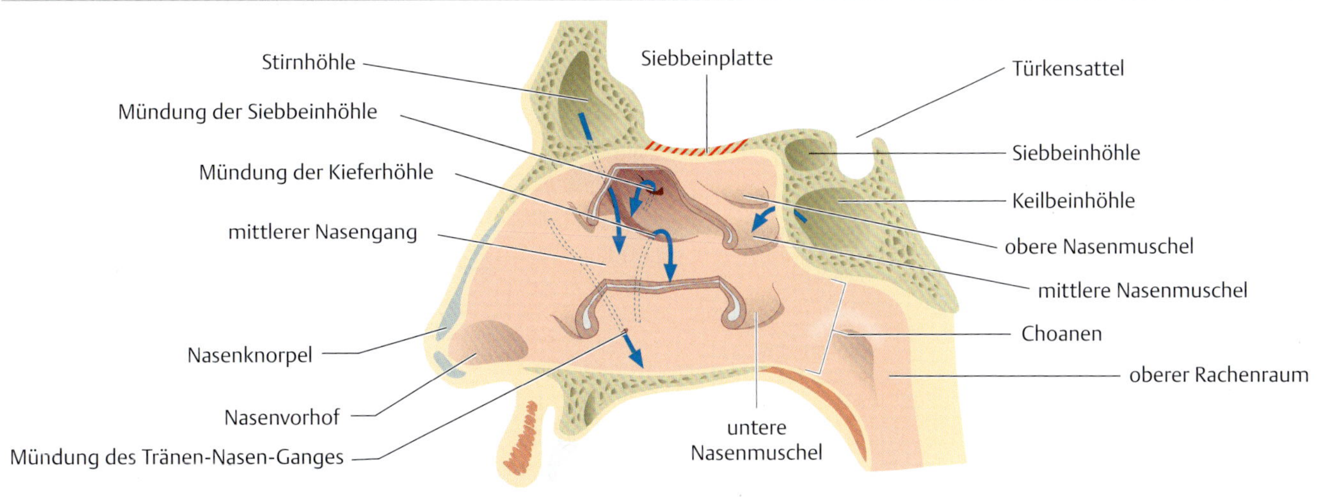

Abb. aus: Schwegler JS, Lucius R. Der Mensch – Anatomie und Physiologie. 5. Auflage. Thieme; 2011

Im Dach der Nasenhöhle, also in den Siebbeinzellen der Schädelbasis, befindet sich die **Riechschleimhaut**. Ihre Sinneszellen (Riechzellen) leiten ihre Informationen weiter an den Riechnerv, der diese seinerseits an das Gehirn weitergibt.

Zusätzlich dient die Nasenhöhle als luftgefüllter **Resonanzraum** für die Stimmbildung. Außerdem steht die Nasenhöhle mit dem **Tränennasengang** in Verbindung. Dieser leitet die Tränenflüssigkeit vom Auge in den Nasenraum ab.

1.2.2 Nasennebenhöhlen

Anatomie. Nasennebenhöhlen sind mit Schleimhaut ausgekleidete, luftgefüllte Hohlräume, die im Oberkieferknochen, im Stirnbein, im Keilbein und im Siebbein vorkommen. Alle Nasennebenhöhlen sind **paarig angelegt** und jeweils **mit der Nasenhöhle über die Nasengänge direkt verbunden**. Über diese Verbindungen mit der Nasenhöhle werden die Nasennebenhöhlen belüftet, und Sekret, das sich in den Nebenhöhlen bildet, kann über die Nase abfließen. Zu den Nasennebenhöhlen gehören (▶ **Abb. 1.3**):

- die Stirnbeinhöhlen (Sinus frontalis)
- die Keilbeinhöhlen (Sinus sphenoidalis)
- die Siebbeinhöhlen (Sinus ethmoidalis)
- die Kieferhöhlen (Sinus maxillaris)

Aufgaben. Die Nasennebenhöhlen haben zum einen die Aufgabe, das Schädelgewicht zu verringern. Zum anderen erweitern sie den Stimmresonanzraum und vergrößern die Oberfläche der Nasenschleimhaut.

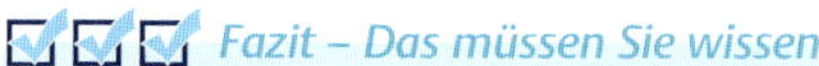
Fazit – Das müssen Sie wissen

Aufbau und Funktion der Nase

In der Nase wird die Atemluft angewärmt, gereinigt und angefeuchtet. Sie besteht aus der äußeren und der inneren Nase. Die **innere Nase** umfasst die Nasenhöhle, die durch die Nasenscheidewand geteilt wird. In die Nasenhöhle ragen die 3 Nasenmuscheln, die die 3 Nasengänge abgrenzen. Im Bereich der oberen Nasenmuschel befindet sich die Riechschleimhaut. Die Nasenhöhle geht hinten in den Rachen über.
Über Öffnungen in den Nasengängen steht die Nasenhöhle mit den **Nasennebenhöhlen** in Verbindung. Dazu zählen jeweils die linke und rechte Kiefer-, Stirn- und Siebbeinhöhle und die unpaarige Keilbeinhöhle. Auch der Tränennasengang mündet in die Nasenhöhle.
Das Gerüst der **äußeren Nase** und der vorderen Nasenscheidewand besteht aus Knorpel, die übrigen Strukturen haben eine knöcherne Grundlage. Geruchswahrnehmungen werden über den Riechnerv ans Gehirn weitergeleitet.

1.2.3 Rachen (Pharynx)

Anatomie. Der Rachen (Schlund, Pharynx) ist ein muskulärer Schlauch und ca. 12–15 cm lang. Er beginnt oben an den Choanen und endet am Übergang zum Kehlkopf. Am Schluckvorgang ist der Rachen wesentlich beteiligt. Er kann in 3 verschiedene Abschnitte unterteilt werden (▶ **Abb. 1.4**):

- **Nasen-Rachen-Raum (Epipharynx, Nasopharynx)**: Dies ist der obere Abschnitt des Rachenraumes. Er steht über die hinteren Nasenöffnungen (Choanen) mit der Nasenhöhle in Verbindung. Der Nasen-Rachen-Raum erstreckt sich bis zum weichen Gaumen. Im Nasen-Rachen-Raum befinden sich jeweils die Mündungen der beiden **Ohrtrompeten (Tuba auditiva, eustachische Röhre)**. Die Ohrtrompete ist eine Verbindung des Mit-

Abb. 1.3 Nasennebenhöhlen, Nasengänge und Nasenmuscheln.

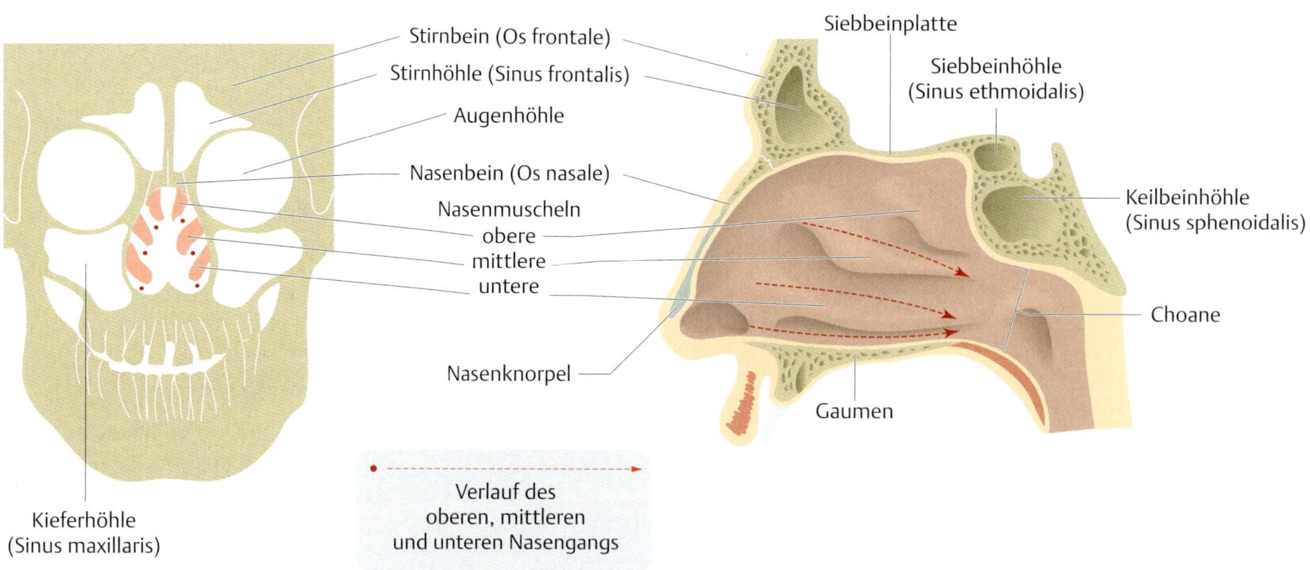

Von vorn sind von den Nasennebenhöhlen nur die Stirn- und Kiefernhöhle zu sehen. Im seitlichen Schnitt sind Stirn-, Siebbein- und Keilbeinhöhle sichtbar. Deutlich erkennbar ist, wie die 3 Nasenmuscheln in die Nasenhöhle ragen und die 3 Nasengänge bilden. *Abb. aus: Bommas-Ebert U, Teubner P, Voß R. Kurzlehrbuch Anatomie und Embryologie. 3. Auflage. Thieme; 2011.*

Abb. 1.4 Rachenraum.

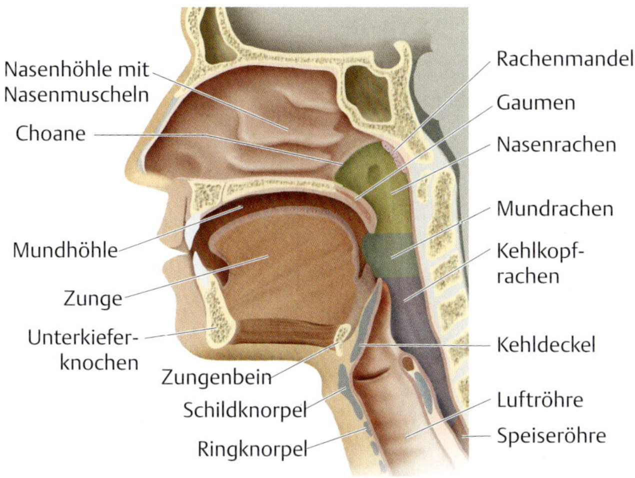

Der Nasenrachen stellt über die Choanen die Verbindung mit der Nasenhöhle dar, der Mundrachen schließt sich an, er endet am Kehlkopf. *Abb. aus: Schewior-Popp S, Sitzmann F. Ullrich L. Thiemes Pflege. 15. Auflage Thieme; 2020*

Abb. 1.5 Kehlkopfskelett.

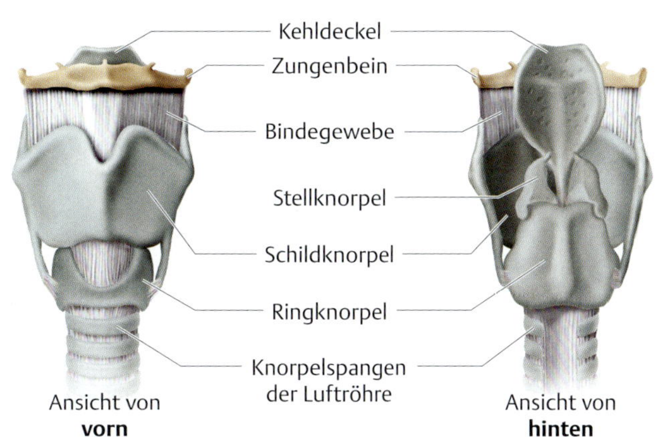

Ansicht von vorn und von hinten. Der Stellknorpel wird in der Vorderansicht vom Schildknorpel verdeckt. *Abb. aus: Schünke M, Schulte E, Schumacher U. Prometheus. LernAtlas der Anatomie. Kopf, Hals und Neuroanatomie. Illustrationen von M. Voll und K. Wesker. 5. Aufl. Stuttgart: Thieme; 2018*

telohrs mit der Außenwelt und dient dem Druckausgleich des Mittelohrs. Des Weiteren befindet sich im Nasen-Rachen-Raum die unpaarig angelegte **Rachenmandel**.

- **Mund-Rachen-Raum (Mesopharynx, Oropharynx)**: Der Mund-Rachen-Raum befindet sich zwischen weichem Gaumen und Kehldeckel und steht in Verbindung mit der Mundhöhle. Im Mund-Rachen-Raum befinden sich die beiden **Gaumenmandeln**.
- **Kehlkopf-Rachen-Raum (Hypopharynx, Laryngopharynx)**: Der Kehlkopfrachenraum führt vom Zungenbein bis zum Kehlkopf bzw. zur Speiseröhre. Hier findet der Schluckvorgang statt. Beim Schlucken verschließt sich der Kehlkopf reflektorisch durch den Kehlkopfdeckel, sodass die Luftröhre gegen den Speisebrei abgedichtet wird.

Aufgaben. Der Rachen ist das Verbindungsstück zwischen Nasenhöhle und Luftröhre und gleichzeitig zwischen Mundhöhle und Speiseröhre. Er stellt also gleichzeitig einen Funktionsteil des Atemtrakts und einen Funktionsteil des Verdauungstrakts dar. Der Atemweg und der Speiseweg kreuzen sich im Rachen.

Fazit – Das müssen Sie wissen

Aufbau und Funktion des Rachens

Der Rachen (Pharynx) verbindet die Nasen- und die Mundhöhle mit der Luftröhre bzw. der Speiseröhre. Seine Wand besteht aus Muskulatur. Er spielt eine wichtige Rolle beim Schluckvorgang, da er zusammen mit dem Kehlkopf dafür sorgt, dass keine Nahrung in die Luftröhre gelangt. Durch Berührung der hinteren Rachenwand kann der Würgereflex ausgelöst werden. Im Rachen liegen außerdem die Mandeln (Tonsillen). Im Nasen-Rachen-Raum befinden sich beiderseits jeweils die Mündungen der beiden Ohrtrompeten (Tuba auditiva, eustachische Röhre).

1.2.4 Kehlkopf (Larynx)

Anatomie. Der Kehlkopf wird aus insgesamt 9 verschiedenen Knorpeln gebildet, die durch Gelenke, Muskeln und Bänder miteinander verbunden sind (▶ **Abb. 1.5**). Oberhalb des Kehlkopfes befindet sich das Zungenbein. Dies ist ein gebogener Knochen, der direkt unterhalb der Zungenbasis liegt und keinerlei knöcherne Verbindung zu einem anderen Knochen besitzt. Dieser Umstand stellt eine Besonderheit in der menschlichen Anatomie dar. Der Kehlkopf geht an seinem unteren Ende direkt in die Luftröhre über.

Wichtige anatomische Strukturen des Kehlkopfes sind:

- Der **Schildknorpel**. Dies ist der größte Knorpel des Kehlkopfes und beim Mann meist von außen als so genannter Adamsapfel erkennbar.
- Der **Ringknorpel**. Er bildet nach unten die Verbindung zur Luftröhre und sieht aus wie ein Siegelring, dessen Siegelfläche nach hinten zeigt.
- Der **Kehldeckell (Epiglottis)**. Der Kehldeckel hat in etwa das Aussehen eines kleinen Löffels mit einem kurzen Griff. Dieser ist an der Innenseite des Schildknorpels gelenkig befestigt. Das obere Ende des Kehldeckels ist frei beweglich und verschließt beim Schluckakt reflektorisch den Eingang zur Luftröhre, so dass für den Speisebrei nur der Weg in die Speiseröhre offen bleibt. Bei der Atmung ist der Kehldeckel geöffnet und gewährleistet den ungehinderten Luftdurchfluss zur Luftröhre.
- **2 Stellknorpel**. Diese kleinen Knorpel im Inneren des Kehlkopfes können durch einen Muskel ihre Lage ändern. Dadurch können die an ihnen ansetzenden Stimmbänder in ihrer Länge variieren (▶ **Abb. 1.6**). Die beiden **Stimmbänder** liegen nebeneinander und können sich zur Seite hin öffnen oder verschließen. Den Raum, der durch die Öffnung der Stimmbänder gebildet wird, nennt man **Stimmritze**. Den Bereich der Stimmbänder und der Stimmritze nennt man **Glottis**. Ein wichtiger Nerv, der die Stimmbänder innerviert, ist der **N. recurrens**, ein Ast des N. vagus (X. Hirnnerv).

Abb. 1.6 Taschenfalten und Stimmfalten.

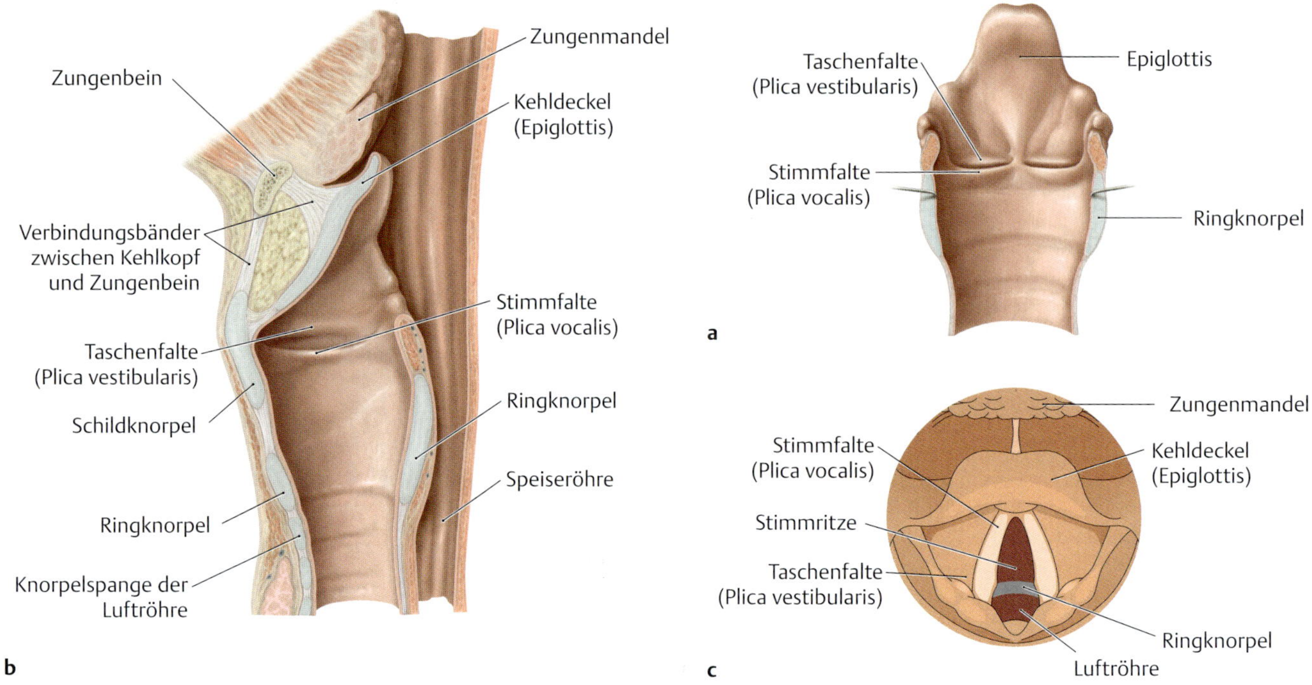

a Blick von hinten auf die vordere Innenfläche des Kehlkopfes. Die kleineren Taschenfalten liegen oberhalb der Stimmfalten.

b Blick auf die seitliche Innenfläche des Kehlkopfs. Die beiden Falten verlaufen halbmondförmig auf Höhe der Stellknorpel.

c Blick auf den Kehlkopf von oben. Die Stimmfalten sind wegen ihrer helleren Farbe auch am Patienten bei der Kehlkopfspiegelung gut erkennbar.

Abb. aus: Schünke M, Schulte E, Schumacher U. Prometheus. LernAtlas der Anatomie. Kopf, Hals und Neuroanatomie. Illustrationen von M. Voll und K. Wesker. 5. Aufl. Stuttgart: Thieme; 2018

! Cave

Schleimhautödem

Die Oberfläche des Kehlkopfes und insbesondere des Kehldeckels besteht aus Schleimhaut. Wie bei jeder Schleimhaut im Körper kann sich ein Ödem bilden (Glottisödem (S. 32)). Im Bereich der Glottis und der Epiglottis kann dies zu einer lebensbedrohlichen Verlegung der Atemwege führen. Es droht Ersticken, bei Kindern besteht akute Lebensgefahr.

Funktionen.
Der Kehlkopf hat 3 Funktionen:

- Er verbindet den Rachen mit der Luftröhre, die Atemluft passiert dabei den Innenraum des Kehlkopfes, um zur Luftröhre zu gelangen.
- Weiter verschließt er beim Schlucken von Speisebrei den Luftweg, der direkt vor der Speiseröhre liegt, um ein „Verschlucken" zu vermeiden. Der laienhafte Ausdruck „Verschlucken" meint dabei ein Eintreten von Speisebrei oder eines anderen Fremdkörpers in die Luftröhre oder die Lunge. Man spricht von der Anatmung eines Fremdkörpers oder von **Aspiration**, bei der die lebensbedrohliche Gefahr des Erstickens besteht.
- Der Kehlkopf ist außerdem maßgeblich an der Stimmbildung beteiligt. Die Atemluft muss durch die Stimmritze hindurchtreten, um zur Lunge bzw. nach außen zu gelangen. Dabei versetzt die Atemluft die beiden Stimmbänder in Schwingungen, die die **Stimmbildung (Phonation)** erzeugen.

Fazit – Das müssen Sie wissen

Aufbau und Funktion des Kehlkopfes

Der Kehlkopf (Larynx) verbindet den Rachen mit der Luftröhre und ist für die Stimmbildung verantwortlich. Er besteht aus 4 Knorpeln. Der größte Knorpel ist der Schildknorpel, der den Adamsapfel bildet. Der Kehldeckel (Epiglottis) verschließt den Kehlkopf beim Schluckvorgang. Am Kehlkopf sind die Stimmbänder befestigt, die in der Stimmfalte verlaufen. Zwischen den beiden Stimmfalten liegt die Stimmritze. Sie kann durch Bewegungen der Kehlkopfknorpel für die Atmung weit und für die Stimmbildung eng gestellt werden. Stimmfalten und Stimmbänder werden gemeinsam als Glottis bezeichnet. Der Stimmnerv (N. laryngeus recurrens) und der obere Kehlkopfnerv (N. laryngeus superior) sind für die Reizweiterleitung verantwortlich. Beides sind Äste des N. vagus.

1.2.5 Luftröhre (Trachea)

Anatomie. Die Trachea beginnt direkt unterhalb des Ringknorpels des Kehlkopfes und endet auf Höhe des 4. Brustwirbels in der Gabelung der beiden Hauptbronchien. Diese Gabelung bezeichnet man als **Bifurcatio tracheae**. Kurz oberhalb dieser Gabelung wird die Trachea vom Aortenbogen gekreuzt.

Die Luftröhre ist ca. 11 cm lang, hat einen Durchmesser von bis zu ca. 2 cm und besteht aus einem Längsmuskelschlauch, der von ca. 20 hufeisenförmigen Knorpelspangen offen gehalten wird.

Diese Knorpelspangen sind nach hinten geöffnet, also zum direkt dahinterliegenden Ösophagus (Speiseröhre), der mit seiner Muskelwand gleichzeitig die Rückwand der Trachea bildet. Im oberen Bereich, direkt unterhalb des Kehlkopfes, liegt die Schilddrüse der Luftröhre direkt auf. Zwischen den einzelnen Knorpelspangen ist elastisches Bindegewebe eingelagert, das der Luftröhre ihre notwendige Flexibilität gibt. Im Inneren ist die Luftröhre mit einer Schleimhautschicht ausgestattet, die ebenfalls mit feinen Flimmerhärchen überzogen ist.

Funktion. Wie im Nasenraum befördern diese Flimmerhärchen kleinste Fremdkörper sowie Krankheitserreger durch wogende Bewegungen in Richtung Mundhöhle bzw. Speiseröhre.

1.2.6 Bronchialraum (Bronchien)

Anatomie. Die Luftröhre (▶ **Abb. 1.7**) teilt sich an der Gabelungsstelle in den rechten und linken **Hauptbronchus** auf und tritt am sog. Lungenhilus in den rechten und linken Lungenflügel ein.

Beide Hauptbronchien teilen sich innerhalb der beiden Lungenflügel in mehrere **Lappenbronchien** auf. Der rechte Lungenflügel besteht aus **3 Lungenlappen**, somit gibt es hier 3 Lappenbronchien. Der linke Lungenflügel ist aufgrund der Herzaussparung nur in 2 Lungenlappen aufgeteilt. Demgemäß gibt es in der linken Lunge nur 2 Lappenbronchien. Die Lappenbronchien teilen sich auf jeder Lungenseite wiederum in verschiedene **Segmentbronchien**. Auf der rechten Lungenseite bestehen 10 Segmentbronchien, auf der linken Lungenseite aufgrund der Aussparung des Herzens nur 9. Diese Segmentbronchien teilen sich immer weiter auf, verästeln und verkleinern sich immer mehr. Diese gesamte Aufteilung und Verästelung der Bronchien nennt man **Bronchialbaum** (▶ **Abb. 1.8**).

Die einzelnen Bronchien werden durch Knorpelspangen bzw. durch Knorpelstücke offen gehalten. Bei der weiteren Aufteilung in die nachfolgenden Bereiche, den **Bronchiolen (Bronchioli respiratorii)**, die die Endaufzweigung des Bronchialbaumes darstellen, fehlen nun jedoch diese Knorpelanteile. Die Bronchiolen, die kleinsten Verästelungen, werden durch glatte Muskulatur und durch elastische Fasern gebildet.

Abb. 1.7 Lage der Luftröhre und der Hauptbronchien.

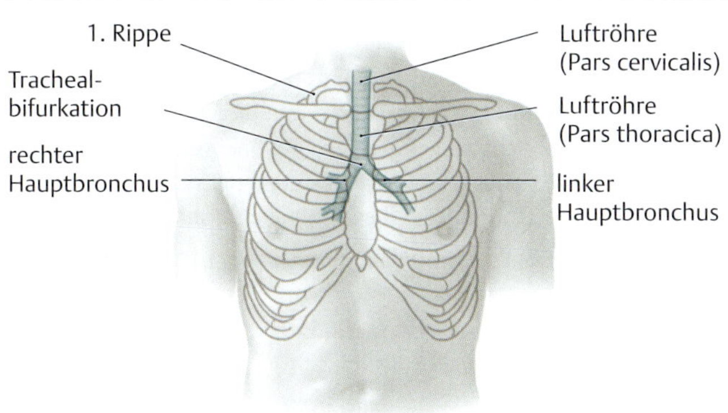

Die Luftröhre liegt genau in der Brustkorbmitte hinter dem Brustbein. Der rechte Hauptbronchus verläuft steiler als der linke. *Abb. aus: Schünke M, Schulte E, Schumacher U. Prometheus. LernAtlas der Anatomie. Innere Organe. Illustrationen von M. Voll und K. Wesker. 5. Aufl. Stuttgart: Thieme; 2018*

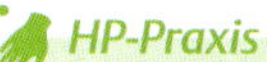
HP-Praxis

Fremdkörper

Der rechte Hauptbronchus besitzt dabei eine größere Lichtung als der linke Hauptbronchus und verläuft relativ steil als Fortsetzung der Trachea nach unten. Der linke Hauptbronchus dagegen zieht, bedingt durch die Lage des Herzens, etwas flacher nach unten. Gelangt ein Fremdkörper durch Aspiration in die Lunge, nimmt er deshalb meist den Weg in den rechten Hauptbronchus.

Abb. 1.8 Aufzweigung des Bronchialraums.

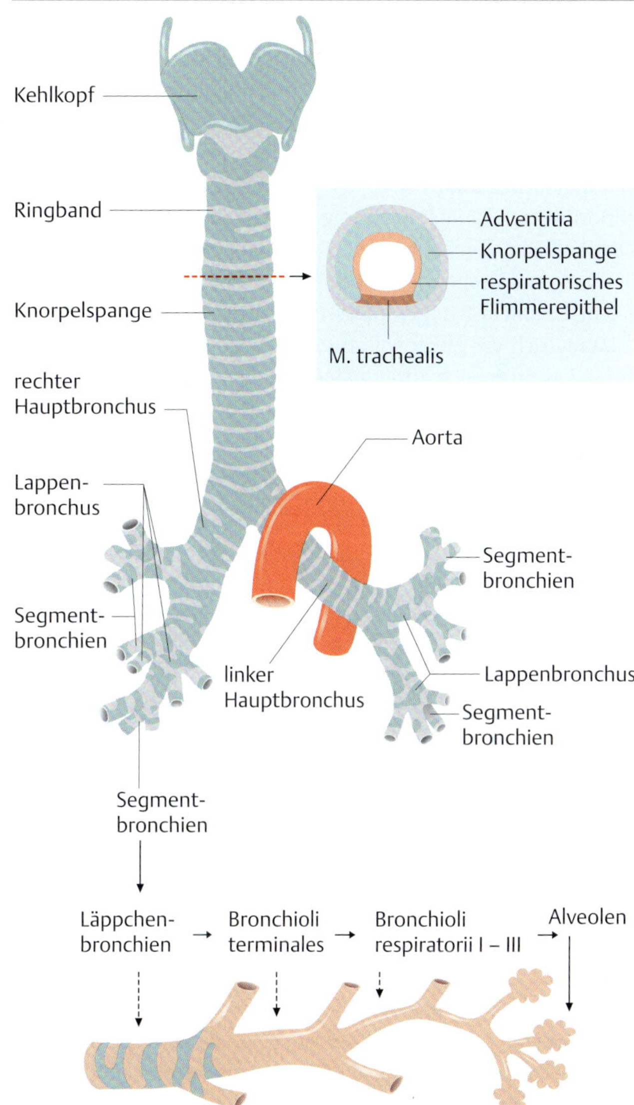

Die Luftröhre teilt sich in 2 Hauptbronchien (kleines Bild: Wandaufbau der Luftröhre im Querschnitt). Der rechte Hauptbronchus verzweigt sich erst in 3 Lappenbronchien, die sich in insgesamt 10 Segmentbronchien aufteilen. Links sind es 2 Lappenbronchien und insgesamt 9 Segmentbronchien. Aus den Segmentbronchien gehen die Läppchenbronchien hervor, die durch weitere Aufzweigungen erst zu den Bronchioli terminales und dann zu den Bronchioli respiratorii werden. Deren Ende bilden die Alveolargänge mit den Lungenbläschen. *Abb. aus: Bommas-Ebert U, Teubner P, Voß R. Kurzlehrbuch Anatomie und Embryologie. 3. Auflage. Thieme; 2011.*

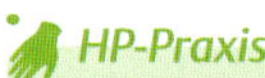

Bronchospasmus

Da die Bronchiolen keinen knorpeligen Anteil besitzen, sondern nur aus Bindegewebe und vor allem glatter Organmuskulatur bestehen, kann sich dieses Muskelgewebe, z. B. zum Schutz vor dem Eindringen von Allergenen oder Krankheitserregern, pathologisch verkrampfen. Dies nennt sich **Bronchospasmus**. Dieser Bronchospasmus ist unter anderem der Auslöser einer Atemnot bei Erkrankungen wie Asthma bronchiale.

Funktion. An die Bronchiolen schließen sich die **Lungenbläschen (Alveolen)** an. Diese sind als Alveolengruppe traubenförmig angeordnet (▶ **Abb. 1.9**). In den Alveolen findet der Gasaustausch statt. Jedes Lungenbläschen ist von einem dichten Blutkapillarnetz umgeben, aus dem Sauerstoff ein- bzw. Kohlendioxid austreten kann. Diese sehr dünnen Wandschichten zwischen Alveolen und Blutkapillaren nennt man **Blut-Luft-Schranke**. Insgesamt gibt es im menschlichen Körper ca. 300 Millionen Lungenbläschen. Ausgebreitet ergäbe dies eine Gesamtfläche von ca. 100 m^2. Der Raum zwischen den einzelnen Lungenbläschen ist mit Bindegewebe ausgefüllt. Dies bezeichnet man als Lungeninterstitium.

Damit sich die Lungenbläschen nicht überdehnen und andererseits nicht in sich zusammenfallen, bilden spezielle Zellen in der Lunge den sog. **Oberflächenfaktor (Surfactant-Faktor)**. Dieser Faktor setzt die Oberflächenspannung herab und hält die Alveolen dadurch geöffnet. Er ist somit wesentlich an der Elastizität der Lunge beteiligt.

Abb. 1.9 Alveolengruppe.

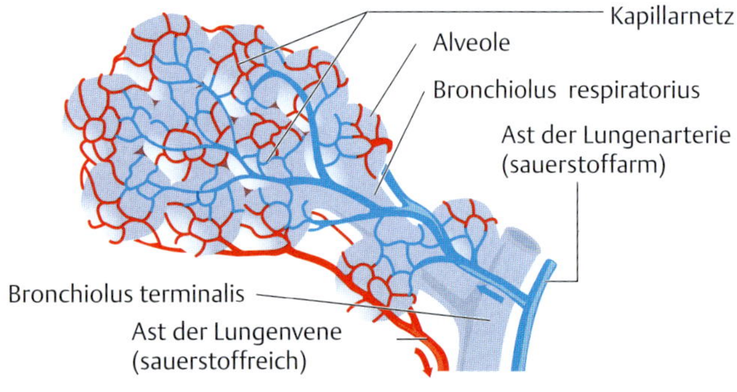

Die Lungenbläschen sind von einem dichten Kapillarnetz umgeben. Sie gruppieren sich um die Alveolargänge, die auf dem Bild nicht sichtbar sind, da sie innen liegen. Die Alveolargänge sind die Endaufzweigungen der Bronchioli respiratorii, die aus den Bronchioli terminales hervorgehen. Die Pfeile zeigen die Richtung des Blutflusses an.
Abb. aus: Schwegler JS, Lucius R. Der Mensch – Anatomie und Physiologie. 6. Auflage. Thieme; 2016

Fazit – Das müssen Sie wissen

Luftröhre und Bronchien

Die Luftröhre (Trachea) und die Bronchien leiten die Luft in die Lungenbläschen, in denen der Gasaustausch stattfindet. Die Luftröhre beginnt am Kehlkopf und teilt sich im Brustkorb in die beiden Hauptbronchien, die in die Lunge eintreten und sich dort in immer kleinere Äste (Lappen-, Segment- und Läppchenbronchien und Bronchioli) verzweigen. Am Ende des Bronchialbaums stehen die Alveolargänge, an denen die Lungenbläschen (Alveolen) sitzen. Die Wand der Luftröhre und der größeren Bronchien enthält Knorpeleinlagerungen, während sich die Wand der kleineren Bronchiolen aus einer dicken Muskelschicht und elastischen Fasern zusammensetzt. Dieser Aufbau ermöglicht eine Eng- oder eine Weitstellung der Bronchiolen durch den Parasympathikus bzw. den Sympathikus.

1.3 Lunge

1.3.1 Lungenkreislauf

Auch das Blutgefäßsystem der Lunge folgt im Grunde dieser Baumstruktur. Der arterielle **Lungenstamm (Truncus pulmonalis)**, der vom rechten Ventrikel des Herzens kommt, teilt sich im Bereich des Lungenhilus in die rechte und linke **Lungenarterie (A. pulmonalis dextra und A. pulmonalis sinistra)**. Diese teilt sich wiederum in verschiedene Abschnitte auf, die dem Bronchialbaum folgen. Der Durchmesser der arteriellen Blutgefäße verkleinert sich dabei immer mehr. Im Bereich der Alveolen gehen die Arterien in die Lungenkapillaren über. Hier erfolgt der Gasaustausch. Die Lungenvenen, die nun das **sauerstoffreiche** (!) Blut von den Alveolen wegführen, vereinen sich auf ihrem Weg zum Lungenhilus immer mehr und bilden dort jeweils 2 rechte und 2 linke **Lungenvenen (Vv. pulmonales)**, die dann zum linken Atrium des Herzens zurückziehen.

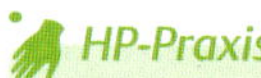

Euler-Liljestrand-Mechanismus

Bei der Durchblutung der Lungenkapillaren **(Perfusion)** gibt es eine physiologische Besonderheit, die unter pathologischen Umständen eine große Rolle spielt: Der Körper ist grundsätzlich bestrebt, gut belüftete Alveolen auch entsprechend zu durchbluten. Dies nennt man den **Euler-Liljestrand-Mechanismus**. Dies bedeutet aber, dass Alveolen oder Lungenbereiche, die – pathologisch – nicht mehr entsprechend belüftet werden, auch nur noch wenig oder gar nicht mehr durchblutet werden. Welche massiven Auswirkungen dies haben kann, sehen Sie im Abschnitt „Lungenembolie“ (Kap. 3.5.2).

1.3.2 Lage und äußerer Aufbau der Lunge

Die beiden Lungenflügel liegen in der **Brusthöhle (Thorax)** direkt den Rippen auf. Die untere Begrenzung bildet als Lungenbasis das **Zwerchfell (Diaphragma).** Die beiden oberen Lungenspitzen reichen bis zu den Schlüsselbeinen. Der Raum, den die beiden Lungenflügel für den Herzbeutel aussparen, nennt man **Mediastinum**.

Lungenhilus. Am **Lungenhilus** der beiden Lungenflügel, der mittig in Richtung Mediastinum liegt, treten jeweils die beiden Hauptbronchien, die Lungenarterien, Lungenvenen, Nerven, Lymphgefäße sowie Bronchialarterien und Bronchialvenen ein und aus. Bronchialarterien und -venen versorgen das Lungengewebe mit Sauerstoff.

Lungenlappen und Lungensegmente. Die Lunge kann rein äußerlich anhand schräg verlaufender Einschnitte, die von außen mit bloßem Auge sichtbar sind, auf der linken Hälfte in 2 Lappen und auf der rechten Seite in 3 Lappen aufgeteilt werden. Genauso wie die luftleitenden Strukturen teilen sich diese Lappen wiederum in verschiedene Segmente: Auf der linken Seite sind 9 Segmente vorhanden, auf der rechten Seite 10. Allerdings sind diese Segmente nicht mehr äußerlich erkennbar.

Brustfell. Die beiden Lungenflügel sind mit der **Pleura (Brustfell)** überzogen. Dies ist eine hauchdünne Organhülle, die wie z. B. der Herzbeutel aus 2 Blättern besteht. Die Blätter sind gegeneinander verschieblich und gehen am Lungenhilus ineinander über. Das innere Blatt der Pleura, das der Lunge direkt aufliegt, nennt man **Lungenfell (Pleura visceralis)**, das zweite äußere Blatt, das direkt der Brustwand aufliegt, nennt man **Rippenfell (Pleura parietalis)**. Beide Blätter, Lungen- und Rippenfell, bilden einen luftdicht abgeschlossenen Spalt, in dem sich eine geringe Flüssigkeitsmenge als Gleitmittel befindet. Dieser **Pleuraspalt**, in dem ein Unterdruck herrscht, lässt die Lungen elastisch am Rippenfell anhaften und somit den Atembewegungen des Thorax folgen.

1.3.3 Atemmechanik

Atemmuskulatur. Die Atemmuskulatur besteht aus dem **Zwerchfell (Diaphragma)** und der äußeren **Zwischenrippenmuskulatur (Interkostalmuskulatur)**. Das Zwerchfell, der wichtigste Atemmuskel, wölbt sich im entspannten Zustand etwas nach oben in Richtung Thorax. Bei der Einatmung tritt es nach unten und wirkt wie der Kolben einer Pumpe. Bei der sog. Bauchatmung ist die Bewegung des Zwerchfells an den Bewegungen der Bauchdecke von außen sichtbar. Außerdem stellen sich die Rippen während der Einatmung aufgrund der Kontraktion der äußeren Zwischenrippenmuskulatur wie bei einem Lamellenvorhang nach außen (▶ **Abb. 1.10**).

Bei einer verstärkten Atmung wird zusätzlich die **inspiratorische Atemhilfsmuskulatur** eingesetzt, die im Ruhezustand nicht an der Atmung beteiligt ist. Die Atemhilfsmuskulatur besteht aus folgenden Muskeln:

Abb. 1.10 Atemmechanik.

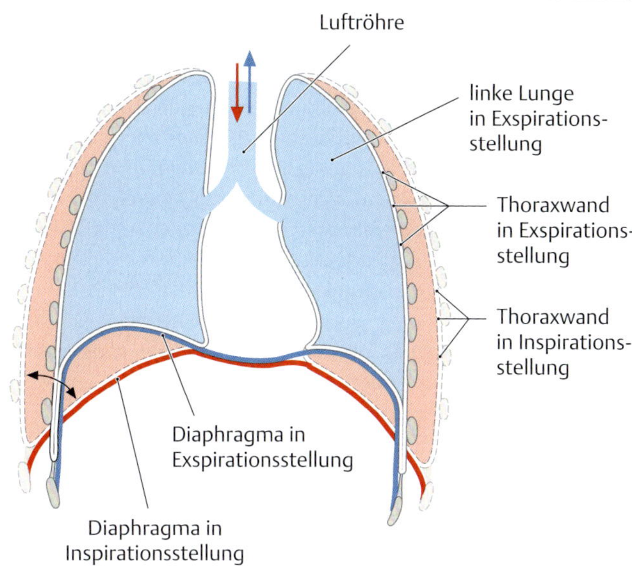

Abb. aus: Schünke M, Schulte E, Schumacher U. Prometheus. LernAtlas der Anatomie. Innere Organe. Illustrationen von M. Voll und K. Wesker. 5. Aufl. Stuttgart: Thieme; 2018

- großer und kleiner Brustmuskel (M. pectoralis major und M. pectoralis minor)
- Sägezahnmuskel (M. serratus)
- Treppenmuskel (M. scalenus)
- Kopfwender (M. sternocleidomastoideus)

Einatmung. Die Kontraktion der Atemmuskulatur während der **Einatmung (Inspiration)** bewirkt eine Ausdehnung des knöchernen Brustkorbs, sodass sich der Thorax weitet. Durch den Unterdruck im Pleuraspalt folgt die Lunge passiv der Brustkorbbewegung und dehnt sich somit ebenfalls aus. Dies ergibt einen Unterdruck in den luftleitenden Wegen der Lunge, was praktisch zu einem Einsaugen der Umgebungsluft führt. Die Dehnbarkeit des Lungengewebes, die man als **Compliance** bezeichnet, spielt dabei eine wichtige Rolle. Pathologisch kann diese Dehnbarkeit eingeschränkt sein und somit zu einer Einschränkung der Atmung führen.

Ausatmung. Da das Lungengewebe viele elastische Fasern enthält und die Lungenbläschen eine hohe Oberflächenspannung besitzen, hat die Lunge grundsätzlich die Neigung, sich zusammenzuziehen. Man spricht von den **Rückstellkräften** der Lunge. Wenn nun die Atemmuskeln während der **Ausatmung (Exspiration)** erschlaffen, überwiegen diese Rückstellkräfte, der Thorax kommt in seinen Ausgangszustand zurück und die Lunge verkleinert sich wieder. Dabei strömt die Luft aus der Lunge über die Atemwege nach außen, es kommt zur Ausatmung.

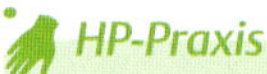

Ausatmung durch Muskelkraft

Bitte vergegenwärtigen Sie sich, dass die normale Ausatmung nicht durch aktive Muskelkraft erfolgt. Es gibt zwar auch einige wenige exspiratorische Atemhilfsmuskeln (innere Zwischenrippenmuskulatur und Bauchmuskulatur), allerdings treten die nur bei forcierter Ausatemanstrengung in Aktion. Nur die Einatmung erfolgt bei normalen Atemzügen aktiv durch Muskelkraft. Der Thorax und die Lunge treten während der Ausatmung passiv in ihren Ausgangszustand zurück. Dieser Umstand hat eine wesentliche Bedeutung in der Pathologie. So kann z. B. bei Asthma bronchiale die Luft zwar gegen einen erhöhten Atemwegswiderstand eingeatmet werden. Allerdings verbleibt aufgrund der passiven Rückbewegung immer mehr Luft in den Alveolen und es kommt zur Überblähung der Lungenbläschen (Kap. 3.1.3).

1.3.4 Zusammensetzung der Atemluft

Unsere Atemluft ist ein Gemisch aus verschiedenen Gasen (hauptsächlich Stickstoff und Sauerstoff) mit unterschiedlichen Anteilen (▸ **Tab. 1.1**). In der Lunge wird ein Teil des vorhandenen Sauerstoffs in den Alveolen aus der Einatemluft aufgenommen und gleichzeitig die Ausatemluft mit Kohlendioxid angereichert. Somit ergibt sich eine unterschiedliche Zusammensetzung von Einatemluft und Ausatemluft.

Einatemluft:
- ca. 78 % Stickstoff
- ca. 21 % Sauerstoff
- Spuren von Kohlendioxid und Edelgasen

Ausatemluft:
- ca. 78 % Stickstoff
- ca. 17 % Sauerstoff
- ca. 4 % Kohlendioxid
- Spuren von Edelgasen

Definition

Partialdruck

Den Druck eines Gases in einem Gasgemisch bezeichnet man als **Partialdruck** oder auch Teildruck.

Ändern sich die Zusammensetzung der Einatemluft (Inspirationsluft), der CO_2-Verbrauch des Körpers oder die Atemfrequenz bzw. das Atemzugvolumen, dann ändern sich auch die Partialdrücke von CO_2 und O_2.

Auch bei dem an die Erythrozyten gebundenen Sauerstoff im Blut spricht man von Partialdruck. Dieser beträgt im arteriellen Blut physiologisch 70–90 mmHg und im venösen Blut ca. 35–40 mmHg.

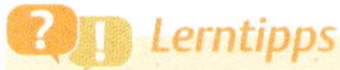

Partialdruck

Der Partialdruck kann beim Lernen verwirren. Es kann hilfreich sein, sich klarzumachen, dass der Partialdruck Auskunft gibt über den **Anteil** des betreffenden Gases an einem Gasgemisch. Sie können ihn sich also wie eine Mengenangabe vorstellen.

1.3.5 Messgrößen im Atemsystem

Die Luftmengen, die während des Ein- und Ausatmens in der Lunge transportiert werden, bezeichnet man als **Atemvolumina** (▸ **Abb. 1.11**). Sie können mithilfe der Lungenspirometrie (Spirometrie (S. 25)) gemessen werden und stellen einen wichtigen Hinweis bei der Diagnostik einer Atemwegserkrankung dar. Folgende Atemvolumina sind relevant:

- **Atemzugvolumen (AZV)**: Dies ist die Menge an Luft, die pro Atemzug ein- und ausgeatmet wird. In Ruhe sind dies etwa 500 ml Luft. Allerdings nimmt nur etwa ein Drittel dieser eingeatmeten Luft am Gasaustausch teil. Die restlichen zwei Drittel erreichen nicht die Alveolen und befinden sich in den luftleitenden Wegen, wie z. B. Trachea, Kehlkopf, Rachen.
- Während jedes Atemzugs verbleibt eine gleichbleibende Menge an Luft in diesen Atemwegen (ca. 150 ml). Den Anteil der Atemwege, der zwar Atemluft aufnimmt, aber nicht am Gasaustausch beteiligt ist, nennt man **Totraum**. Dementsprechend heißt diese Menge an Luft **Totraumvolumen**.
- **Atemzeitvolumen bzw. Atemminutenvolumen**: Diese Größe gibt an, wie viel Luft innerhalb einer bestimmten Zeiteinheit bzw. pro Minute ein- und anschließend wieder ausgeatmet wird. Legt man physiologisch ca. 15 Atemzüge in der Minute zugrunde, mit jeweils 500 ml Atemzugvolumen, ergibt dies ein Atemminutenvolumen von 7,5 l pro Minute.
- **inspiratorisches Reservevolumen (IRV)**: Das normale Atemzugvolumen von 500 ml kann bei einer maximal verstärkten Einatmung wesentlich vergrößert werden. Dieses zusätzliche maximal verstärkte Atemzugvolumen nennt man inspiratorisches Reservevolumen, das bis zu ca. 3 l betragen kann.
- **exspiratorisches Reservevolumen (ERV)**: Analog zum inspiratorischen Reservevolumen kann auch die Ausatmung zusätzlich maximal verstärkt sein. Dieses verstärkte Ausatemvolumen wird exspiratorisches Reservevolumen genannt. Es beträgt physiologisch ca. 1,5 l.
- **Vitalkapazität (VK)**: Die Vitalkapazität ist die Summe von Atemzugvolumen, inspiratorischem Reservevolumen und exspiratorischem Reservevolumen und somit die größtmögliche Luftmenge, die bei einem Atemzug (Einatmung und Ausatmung) bewegt wird. Dies sind ca. 5 l
- **Residualvolumen**: Auch bei einer maximalen Ausatmung verbleibt Luft im Totraum. Diese Restluft bezeichnet man als Residualvolumen, sie entspricht ca. 1–2 l.

Tab. 1.1 Atemgaspartialdrücke.

	Inspirationsluft	Gasgemisch in Alveolen	Exspirationsluft
Sauerstoff (O_2)	150 mmHg = 20 kPa	100 mmHg = 13,3 kPa	120 mmHg = 16 kPa
Kohlenstoffdioxid (CO_2)	0,2 mmHg = 0,03 kPa	40 mmHg = 5,3 kPa	30 mmHg = 4 kPa

Abb. 1.11 Atemvolumina.

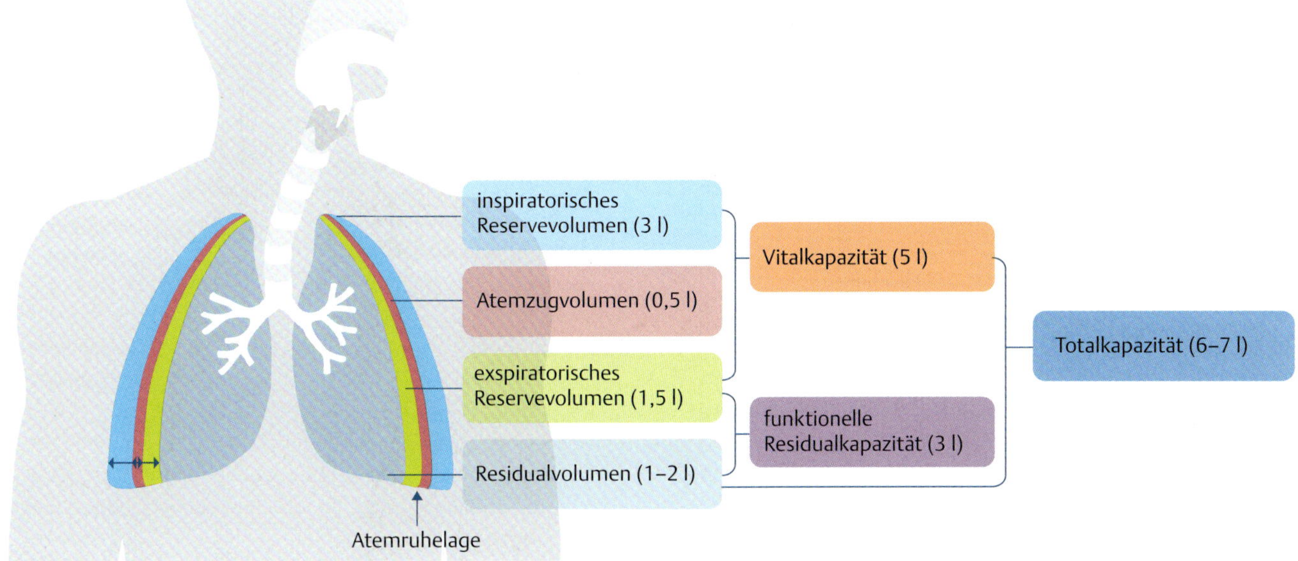

Abb. aus: I care Anatomie, Physiologie. 2. Auflage. Thieme; 2020

- **Totalkapazität**: So bezeichnet man die Vitalkapazität plus Residualvolumen. Die Totalkapazität beträgt physiologisch ca. 6–7 l.

1.3.6 Nervale Steuerung der Atembewegung

Die Atmung ist zwar zum Teil willentlich beeinflussbar, läuft aber trotzdem unwillkürlich ab, denn sie wird ständig vom Gehirn gesteuert. Das **Atemzentrum**, ein Anteil der Medulla oblongata, gibt über das Rückenmark und peripher verlaufende Nervenbahnen für jede einzelne Einatmung den entsprechenden Steuerungsimpuls, der an der Atemmuskulatur die nächste Kontraktion auslöst. Auch Atemtiefe und -tempo werden so vorgegeben. Dabei ist das Atemzentrum ununterbrochen auf Informationen aus dem Körper angewiesen. Aufgrund der jeweiligen Informationslage gibt das Atemzentrum schließlich den nächsten Atemimpuls. Durch diese Rückkopplung entsteht ein geschlossener Regelkreis der Atmung. Folgende Informationen benötigt das Atemzentrum:

- **Dehnungszustand der Alveolen**. Spezielle **Dehnungsrezeptoren**, die sich in den Alveolen befinden, senden bei Dehnung und bei Zusammenfallen der Alveolen einen Impuls an das Atemzentrum. Die Nachricht von zusammengefallenen Alveolen führt im Atemzentrum zur nächsten Einatemanweisung.
- Neben diesen Dehnungsrezeptoren bewirkt auch eine **Änderung des pH-Wertes im Blut** einen Steuerungsbefehl des Atemzentrums. Ist der pH-Wert erhöht, vermindert sich der Atemantrieb; ist er erniedrigt, steigt er.
- Auch eine **gesteigerte Kohlendioxidkonzentration** im Blut bewirkt das Auslösen eines Atemzugs. Dies ist für das Atemzentrum die wichtigste Information.
- Außerdem bewirkt eine **verminderte Sauerstoffkonzentration** im Blut einen Atemimpuls.

! Cave

Atemstillstand bei Sauerstoffgabe

Bei Patienten mit einer chronischen Lungenerkrankung ist der Organismus an eine gesteigerte Kohlendioxidkonzentration gewöhnt. Der Atemantrieb wird deshalb meist nur noch über eine zu geringe Sauerstoffkonzentration gesteuert. Wird diesen Patienten therapeutisch Sauerstoff zugeführt, kann dadurch dieser Atemantrieb ausfallen, und es besteht die Gefahr eines Atemstillstandes. Deshalb gilt: Bei Patienten mit chronischen Lungenerkrankungen (z. B. bei COPD) nur sehr vorsichtig und unter strikter Kontrolle Sauerstoff verabreichen!

Fazit – Das müssen Sie wissen

Lunge

Der **Lungenkreislauf** beginnt in der rechten Herzkammer, von wo die Lungenarterie zur Lunge führt. In den Lungenkapillaren wird sauerstoffarmes Blut mit Sauerstoff angereichert und über die Lungenvene zurück zum linken Vorhof transportiert.

Der **makroanatomische Aufbau** der Lunge gliedert sich in 2 Lungenlappen links und 3 Lungenlappen rechts. Eine weitere Unterteilung geschieht durch die kleineren Lungensegmente (links 9, rechts 10).

Für die **Atemmechanik** ist die Pleura (Brustfell) mit ihrem Unterdruck sehr wichtig. Durch diesen Unterdruck ist es erst möglich, dass sich durch die aktive Bewegung des Zwerchfells und der Zwischenrippenmuskulatur bei der Einatmung die Lunge erweitert und somit Umgebungsluft einsaugt. Die Ausatmung erfolgt weitgehend passiv, was wiederum bei manchen Erkrankungen (z. B. Asthma bronchiale) eine wesentliche Rolle spielt.

Es gibt verschiedene Messgrößen im Atemsystem. Man spricht dabei von **Atemvolumina**. Die apparative Untersuchung dieser Messgrößen erlaubt diagnostisch Rückschlüsse auf bestimmte Krankheiten.

Die Atmung wird ununterbrochen autonom durch das Atemzentrum gesteuert.

1.4 Vertiefungsfragen zum Atmungssystem und zur Lunge

Vertiefungsfragen

Frage 1

Was würde geschehen, wenn der Unterdruck im Pleuraspalt durch einen pathologischen Umstand aufgehoben würde?

Musterlösung:

Der Unterdruck im Pleuraspalt sorgt physiologisch dafür, dass die Lunge mit dem Zwerchfell und den Rippen sowie mit der Zwischenrippenmuskulatur flexibel verbunden ist. Würde dieser Unterdruck pathologisch aufgehoben, gäbe es diese Verbindung nicht mehr. Die Folge davon wäre, dass der Brustkorb zwar Ein- und Ausatembewegungen machte, allerdings ohne, dass dabei Einatemluft angesaugt würde. Zudem würden die Lungenflügel kollabieren und es würde sich ein Pneumothorax (Kap. 3.3.2) ausbilden.

Frage 2

Welche Aufgaben hat die Luftröhre?

Musterlösung:

Die Luftröhre hat die Hauptaufgabe, Ein- und Ausatemluft zu transportieren. Darüber hinaus ist sie mit einem dichten Flimmerepithel ausgekleidet, das für eine sorgfältige Reinigung der Atemluft sorgt. Eindringende Staubpartikel und Krankheitserreger werden dadurch aus dem Körper ausgeschleust.

Frage 3

Wie unterscheidet sich eine Bronchiole von einem Hauptbronchus?

Musterlösung:

Im Gegensatz zu den größeren luftleitenden Strukturen, wie z. B. den beiden Hauptbronchien, besteht eine Bronchiole in erster Linie aus glatter Organmuskulatur. Diese hat grundsätzlich die Fähigkeit, sich zusammenzuziehen, um dadurch z. B. das Eindringen von Krankheitserregern zu verhindern. Größere luftleitende Strukturen besitzen vermehrt eingelagertes Knorpelgewebe, das für Stabilität sorgt, sich aber nicht zusammenziehen kann.

Frage 4

Warum ist es nicht möglich, die Atmung dauerhaft anzuhalten?

Musterlösung:

Sie sagen jetzt vermutlich: Dumme Frage – ist doch klar – weil man sonst ersticken würde. Und Sie haben selbstverständlich recht damit. Allerdings kann man dies auch noch etwas fachlicher ausdrücken: Unsere Atmung wird vom Atemzentrum gesteuert. Dies ist ein sehr wesentlicher Teil unseres Gehirns, das zum sog. vegetativen Nervensystem gehört. Dieses arbeitet autonom, das heißt selbstständig, ohne dass wir dies mit unserem Bewusstsein steuern könnten. Wir können zwar die Luft für kurze Zeit anhalten, aber dann übernimmt unser vegetatives Nervensystem wiederum die automatische Steuerung.

Frage 5

Warum ist es normalerweise nicht möglich, gleichzeitig Nahrung zu schlucken und zu sprechen?

Musterlösung:

Beim Schluckvorgang verschließt der Kehldeckel (Epiglottis) automatisch den Eingang zum Kehlkopf. Dadurch wird verhindert, dass Nahrung in die luftleitenden Strukturen eindringt. Die Atmung wird während des Schluckens praktisch kurzfristig angehalten. Beim Sprechen ist es allerdings notwendig, dass der Kehldeckel geöffnet ist, damit die Atemluft die Stimmbänder in Schwingung versetzt. Beim Schlucken ist somit der Kehldeckel geschlossen, beim Sprechen ist er geöffnet. Logischerweise kann beides nicht gleichzeitig erfolgen, sodass ein Sprechen während des Schluckens physiologisch nicht möglich ist. Versuchen wir es trotzdem, dann besteht die Gefahr, dass der Kehldeckel nicht komplett abschließt und somit Nahrung in die Luftröhre gelangt – es kommt zum „Verschlucken", was in der Sprache der Medizin als Aspiration bezeichnet wird.

Frage 6

Was ist eigentlich der Sinn der Atmung?

Musterlösung:

Natürlich atmen wir, um nicht zu ersticken. Was aber bedeutet „ersticken"? Dies passiert im Grunde auf der Ebene jeder Zelle. Jede einzelne Zelle ist für die sog. Zellatmung oder innere Atmung auf die Versorgung mit Sauerstoff angewiesen. Durch die chemische Reaktion des Sauerstoffs mit Glukose innerhalb der Mitochondrien der Zellen entsteht ATP. Dies ist wiederum ein chemisches Produkt, das der Zelle die notwendige Energie für ihre Aufgaben liefert. Bei einem Sauerstoffmangel kann die Zelle keine Energie gewinnen, was zum Absterben der Zelle führen würde.

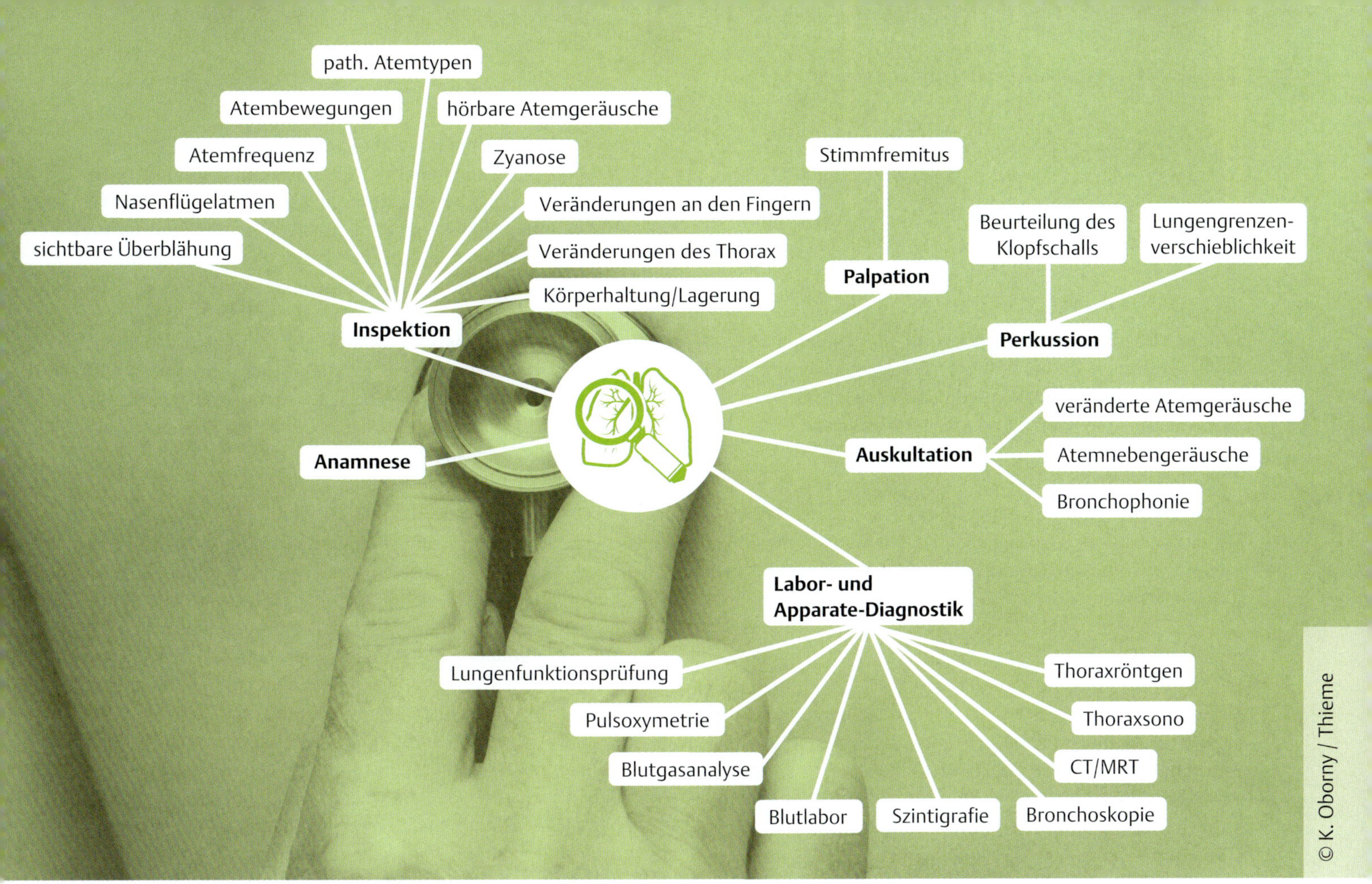

- Inspektion
  - path. Atemtypen
  - Atembewegungen
  - hörbare Atemgeräusche
  - Atemfrequenz
  - Zyanose
  - Nasenflügelatmen
  - Veränderungen an den Fingern
  - sichtbare Überblähung
  - Veränderungen des Thorax
  - Körperhaltung/Lagerung
- Palpation
  - Stimmfremitus
- Perkussion
  - Beurteilung des Klopfschalls
  - Lungengrenzen-verschieblichkeit
- Auskultation
  - veränderte Atemgeräusche
  - Atemnebengeräusche
  - Bronchophonie
- Anamnese
- Labor- und Apparate-Diagnostik
  - Lungenfunktionsprüfung
  - Pulsoxymetrie
  - Blutgasanalyse
  - Blutlabor
  - Szintigrafie
  - Bronchoskopie
  - CT/MRT
  - Thoraxsono
  - Thoraxröntgen

© K. Oborny / Thieme

2 Diagnostik bei Erkrankungen des Atmungssystems

2.1 Anamnese

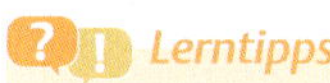

Lerntipps

Anamnese

Die nachfolgend aufgeführten Bereiche geben einen Überblick über mögliche anamnestische Faktoren. Speziellere Aspekte, die Sie über eine gründliche Anamnese abklären sollten, finden Sie bei der Beschreibung der einzelnen Erkrankungen im Kapitel 3.

Anamnestische Faktoren können z. B. sein:

- Häufig auftretende, **typische Symptome**, z. B.
  - Atemnot: In Ruhe oder nur bei Bewegung?
  - Schmerzen im Brustkorb: Eine wichtige Unterscheidung ist hierbei grundsätzlich, ob die Thoraxschmerzen atemabhängig oder atemunabhängig sind. **Atemabhängige** Schmerzen deuten eher auf eine Lungenerkrankung, z. B. Pneumonie, oder eine Erkrankung des Bewegungsapparats, z. B. Rippenprellung, hin. **Atemunabhängige** Schmerzen lassen differenzialdiagnostisch eher an eine Herzerkrankung denken.
  - Husten: Handelt es sich um **produktiven** Husten, mit Auswurf, wie bei den Bronchiektasen, oder um Reizhusten, z. B. aufgrund einer Arzneimitteleinnahme? Verändert sich der Husten bei Lageveränderungen des Körpers, wie bei Asthma bronchiale oder einer Linksherzinsuffizienz? (Details zur Linksherzinsuffizienz können Sie im Lernmodul 7: „Herz und Gefäße" nachlesen.)
  - Auswurf (**Sputum**): Hierbei auch Farbe, Zusammensetzung, Geruch, Blutbeimengung, Tageszeit, Menge erfragen.
- Risikofaktoren und weitere (Vor-)Erkrankungen (z. B. des Herzens)
- Berufliche Tätigkeit und sich eine daraus eventuell ergebende Schadstoffbelastung
- Nikotinkonsum
- Atopie bzw. Allergie
- Arzneimitteleinnahmen

! Cave

Bei Schmerzen im Brustkorb: differenzialdiagnostisch an Herzinfarkt denken!

! Cave

Blutiges Sputum ist immer karzinomverdächtig und sollte deshalb grundsätzlich schulmedizinisch abgeklärt werden!

2.2 Inspektion

2.2.1 Pathologische Veränderungen der Atmung

Sichtbare Überblähungen

Sichtbare Überblähungen des Jugulums oder an den Interkostalräumen sprechen für ein erhöhtes Druckgeschehen im Thorax, wie z. B. bei einem Ventilpneumothorax (Kap. 3.3.2). Das Auftreten ist meist ein Hinweis für eine lebensbedrohliche Situation.

Nasenflügelatmen

Dies ist ein pathologischer Vorgang, bei dem sich die Nasenflügel bei der Einatmung aufblähen, um mehr Luftvolumen in die Atemwege zu saugen. Dies kommt häufig bei einer Pneumonie (Lungenentzündung) vor.

Atemfrequenz

Die Atemfrequenz eines Patienten lässt sich beobachten. Es empfiehlt sich dabei, den Patienten nicht auf die gerade ablaufende Inspektion hinzuweisen, da sich unter Beobachtung das Atemverhalten ändern kann. Physiologisch sind beim Erwachsenen ca. 14–16 Atemzüge pro Minute.

Davon gibt es pathologisch abweichende Formen:

- **Tachypnoe**: beschleunigtes Atmen mit mehr als 20 Atemzügen in der Minute. Dies kann z. B. im Rahmen einer Anämie kompensatorisch auftreten. Auch bei Fieber oder sogar physiologisch bei körperlicher Betätigung oder ebenso in psychisch belastenden Situationen kommt es zu einer Tachypnoe.
- **Bradypnoe**: weniger als 12 Atemzüge in der Minute. In erster Linie im Ruhezustand (z. B. während des Meditierens) oder während des Schlafens kommt es häufig zu einer Bradypnoe. Vor einem pathologischen Hintergrund allerdings deutet eine Bradypnoe meist auf eine schwere Schädigung des Atemzentrums in der Medulla oblongata hin. Dies kann z. B. bei Schädel-Hirn-Traumen oder bei Intoxikationen (Vergiftungen) erfolgen, was wiederum grundsätzlich Notfälle sind! Näheres zu diesen Notfällen finden Sie im Lernmodul 18: „Notfälle und kritische Situationen".

Pathologische Atembewegungen

Zu den pathologischen Atembewegungen zählen:

- **Nachschleppen** einer Brustkorbseite: Dies ist eine zeitlich verzögerte oder gänzlich fehlende Atembewegung einer Brustkorbhälfte, die z. B. bei Pleuritis aufgrund der schmerzhaften Thoraxbewegung auftreten kann.
- **Paradoxe Atmung**: Hierunter versteht man eine geänderte Atembewegung jeweils bei der Ein- und Ausatmung. Dabei fällt bei der Einatmung der betroffene Brustkorbbereich in sich zusammen und wird beim Ausatmen größer. Dies ist oft ein Hinweis auf eine Rippenserienfraktur.
- **Inverse Atmung**: Dies ist der paradoxen Atmung sehr ähnlich. Allerdings ist die inverse Atmung meist nicht auf einen bestimmten Bereich des Thorax begrenzt, sondern betrifft den gesamten Brustkorb. Durch eine komplette Verlegung der Atemwege (z. B. durch Fremdkörperaspiration oder bei einem Stimmritzenkrampf) kommt es wegen der komplett fehlenden Ventilation zu krampfhaften, aber meist erfolglosen Atembewegungen. Diese Verkrampfungen zeigen das Bild von Atembewegungen. Jedoch sind diese Atembewegungen, wie bei der paradoxen Atmung, entgegengerichtet: Bei der (scheinbaren) Einatmung fällt der Brustkorb in sich zusammen, bei der Ausatmung weitet er sich.
- **Einsatz der Atemhilfsmuskulatur**: Hier kann beobachtet werden, dass der Patient sehr verkrampft und nicht automatisch atmet. Man hat den Eindruck, jeder Atemzug koste sehr viel Energie und Kraft. Dies tritt häufig bei einem akuten Asthma-bronchiale-Anfall auf.

Pathologische Atemtypen

Hier gibt es einige pathologische Möglichkeiten, die meist auf eine schwerwiegende Schädigung des Organismus hindeuten:

- **Kussmaulatmung**: Regelmäßige, sehr tiefe Atemzüge mit normaler bis erhöhter Atemfrequenz. Dieser Atemtyp tritt auf bei einer **metabolischen Azidose** („Übersäuerung" des Körpers aufgrund einer Ansammlung von Stoffwechselendprodukten. Das Thema Säure-Basen-Haushalt wird im Lernmodul 10: „Urogenitalsystem" ausführlich besprochen.) Durch diese Atemform versucht der Organismus, überschüssiges Kohlendioxid abzuatmen und die Azidose dadurch zu beheben. Diese pathologische Atemform kommt sehr häufig bei der sog. **Ketoazidose** im Rahmen von Diabetes mellitus vor. Aber auch andere Umstände, unter denen der pH-Wert des Blutes sinkt, wie z. B. eine chronische Niereninsuffizienz, können zu einer Kussmaulatmung führen.
- **Biot-Atmung**: Nach mehreren gleichmäßigen tiefen Atemzügen entsteht eine Atempause, danach folgen wieder mehrere gleichmäßige tiefe Atemzüge. Dies ist oft Folge eines Schädel-Hirn-Traumas.
- **Cheyne-Stokes-Atmung**: Die Atmung wird zunächst vertieft, wird danach wieder flacher und setzt dann ganz aus, bis die Atemzüge wiederum tiefer werden und dann mehr und mehr abflachen bis zum Aussetzen. Dies ist ebenfalls meist ein Hinweis auf eine schwere Schädigung des Atemzentrums, z. B. im Rahmen eines Schädel-Hirn-Traumas oder einer Intoxikation.
- **Schnappatmung**: Sie ist meist kurz vor Todeseintritt zu beobachten. Hier gibt es vereinzelte, schnappende Atemzüge bei ansonsten fehlender Atmung.

Atemgeräusche

Hierbei unterscheidet man zwischen 2 Atemgeräuschen, die mit bloßem Ohr hörbar (ohne Stethoskop – deshalb gehört dieser Bereich zur Inspektion!) und bei ihrem Auftreten immer pathologisch sind:

- **Inspiratorischer Stridor**: Ein pfeifendes Atemgeräusch bei der **Einatmung**, das bei einer mechanischen Verlegung meist der **oberen** Atemwege auftreten kann. Ursache hierfür sind z. B. Verlegungen der Luftwege durch Schilddrüsenvergrößerung (Struma) oder Aspiration (Anatmung) von Fremdkörpern.
- **Exspiratorischer Stridor**: Ein pfeifendes Atemgeräusch bei der **Ausatmung**, das bei einer Verengung der **unteren** Atemwege auftreten kann. Dies ist z. B. der Fall bei Asthma bronchiale.

Zyanose

Als Zeichen des Sauerstoffmangels besteht meist eine sichtbare **Zyanose**. Hierunter versteht man eine charakteristische bläuliche bzw. bläulich violette (auch als **livide** bezeichnete) Verfärbung der Haut und der Schleimhäute durch Sauerstoffmangel. Vor allem an den Fingernägeln und den Lippen ist eine Zyanose gut erkennbar.

Nach den Ursachen werden 2 Formen der Zyanose unterschieden:

- **periphere Zyanose**: Bei dieser Form der Zyanose sind die Erythrozyten zwar ausreichend mit Sauerstoff gesättigt, aber der Bluttransport in die Peripherie funktioniert nicht mehr entsprechend. Dies ist z. B. der Fall bei einem Schockgeschehen oder bei einer Herzinsuffizienz. Auch lokal begrenzt, wie z. B. bei einer Thrombose, kann eine periphere Zyanose entstehen. Verstärkt man die lokale Durchblutung (z. B. des Ohrläppchens), geht die Zyanose an dieser Stelle für kurze Zeit zurück.
- **zentrale Zyanose**: Hier liegt die Ursache in der ungenügenden Sauerstoffsättigung des Blutes. Als Ursache kommen z. B. Lungenerkrankungen (z. B. typischerweise das Lungenemphysem) infrage oder Anämien. Eine Verstärkung der lokalen Durchblutung zeigt keine Veränderung der Zyanose. Die Zunge ist meistens zusätzlich bläulich verfärbt. Dies wäre bei einer peripheren Zyanose in der Regel nicht der Fall.

Trommelschlegelfinger und Uhrglasnägel

Ein Zeichen einer meist langanhaltenden massiven Sauerstoffunterversorgung aufgrund pulmonaler oder kardialer Erkrankungen sind sog. Trommelschlegelfinger und Uhrglasnägel. Dies sind Veränderungen an den Fingern bzw. an den Fingernägeln: Die Fingerendglieder sind dabei, wie bei einem Drumstick, etwas verdickt, und die Fingernägel, wie bei einer alten Taschenuhr, konvex gewölbt (▸ **Abb. 2.1**).

Einziehungen

Als Zeichen einer erschwerten Atmung können sich z. B. an der Schlüsselbeingrube **(Jugulum)** oder in den **Interkostalräumen** sichtbare Einziehungen (Innenwölbungen) bilden. Dies ist meist ein Hinweis auf eine schwerwiegende Situation.

Abb. 2.1 Trommelschlegelfinger, Uhrglasnägel.

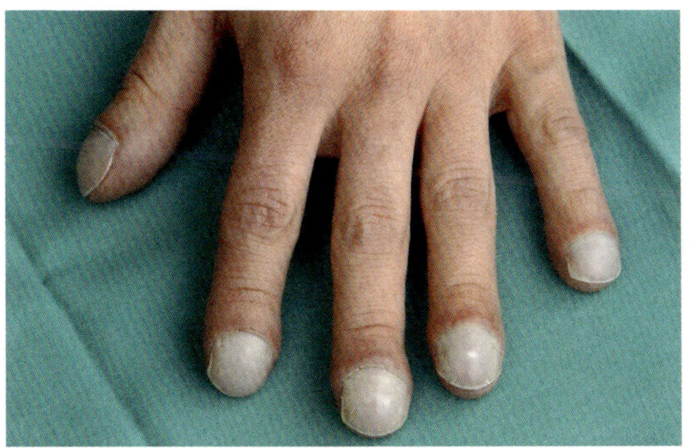

Abb. aus: Greutmann M, Lüscher T. Inspektion. In: Battegay E, Hrsg. Differenzialdiagnose Innerer Krankheiten. 21. Auflage. Thieme; 2017

Verformungen des Brustkorbs

Hier gibt es vor allem eine wesentliche Verformung: den **Fassthorax**. Der Brustkorb ist fassartig vergrößert; im Querschnitt würde der Thorax den Radius eines Fasses darstellen. Dies tritt häufig bei einem Lungenemphysem (Kap. 3.1.2) auf. Der Patient macht auf den ersten Blick einen gut trainierten Eindruck mit einem kräftigen Oberkörper. Allerdings hat dies nichts mit dem Trainingszustand des Patienten zu tun. Ganz im Gegenteil: Ein Fassthorax ist ein deutliches Anzeichen für ein massives Fortschreiten eines Lungenemphysems. Hierbei verbleibt mit jedem einzelnen Atemzug eine minimale Luftmenge in den Atemwegen, wodurch sich der knöcherne Thorax mehr und mehr ausdehnt und einen fassförmigen Umfang annimmt.

Körperhaltung/Lagerung

Sitzt der Patient entspannt mit physiologisch aufrechtem Oberkörper? Oder nimmt er eine abweichende Haltung ein? So begeben sich z. B. Patienten bei einem akuten Asthma-bronchiale-Anfall manchmal intuitiv in den sog. **Kutschersitz**, der das Atmen durch die Unterstützung der Atemhilfsmuskulatur etwas erleichtert. Dies ist eine sitzende Haltung, bei der die Unterarme auf den leicht gespreizten Oberschenkeln aufliegen, sodass sich der Patient darauf abstützen kann. Eine weitere Körperhaltung, die der Patient in manchen Fällen von selbst einnimmt: Er stützt die Arme nach hinten ab. Dies weitet den Brustkorb und bringt im Anfallsstadium etwas Erleichterung.

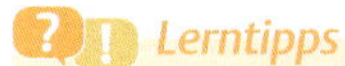
Lerntipps

Atmung

Im Bereich der Atmung gibt es eine Vielzahl von Diagnosebefunden, nicht nur bei der Inspektion, sondern auch bei den weiteren Untersuchungsmöglichkeiten. Umso wichtiger ist es für Ihren Lernerfolg, dass Sie die einzelnen Untersuchungsmöglichkeiten und deren Befunde gedanklich klar auseinanderhalten können. Sie sollten für die Prüfung hierbei sehr sicher sein und möglichst ein entsprechendes Schema im Kopf haben. So sollten Sie z. B. den oben genannten Stridor nicht als Auskultationsbefund einordnen, sondern zur Inspektion zählen.

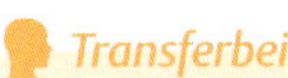
Transferbeispiel

Prüfungssituation: Vorgehensweise bei einem Patienten mit Luftnot.

Ein Patient von Ihnen klagt über „Lufthunger". Wie können Sie durch Inspektion des Patienten unterscheiden, ob es sich dabei um eine Erkrankung der Lunge oder um eine Erkrankung eines anderen Organsystems handelt?

Gleich vorweg: Alleine mithilfe der Inspektion ist diese Frage nicht vollständig zu beantworten ...

Lesen Sie diesen Fall nach unter https://hp-kolleg.haug-verlag.de unter Lernmodul 8.

Eventuelle personenbezogene Daten fiktiv, Fallbeispiel frei erfunden.

2.3 Palpation

Eine diagnostisch manchmal hilfreiche Palpationstechnik bei Lungenerkrankungen ist die Prüfung des **Stimmfremitus** (▶ **Abb. 2.2**).

Die Hände des Behandlers liegen flach auf der hinteren Wand des Brustkorbs unterhalb der Schulterblätter auf. Der Patient soll nun mit **tiefer** Stimme **„neunundneunzig"** sagen. Dabei ist über die eigenen Handflächen eine Vibration am Brustkorb des Patienten zu spüren.

Die Vibration wird immer dann stärker an die Außenseite des Brustkorbs weitergeleitet, wenn sich das Lungengewebe (pathologisch) verdichtet hat. Dies ist z. B. der Fall bei einer **Lungenentzündung**, durch Ansammlung von Schleim, Abwehrzellen, Schleimhautschwellung usw. Man sagt, dass der **Stimmfremitus verstärkt** ist.

Der **Stimmfremitus ist abgeschwächt**, also schwächer mit den Handflächen zu fühlen, wenn (pathologisch) mehr Luftansammlung in der Lunge besteht. Dies ist z. B. der Fall bei einem **Lungenemphysem** oder bei einem **Pneumothorax** (Kap. 3.1.2, Kap. 3.3.2).

Abb. 2.2 Prüfung des Stimmfremitus.

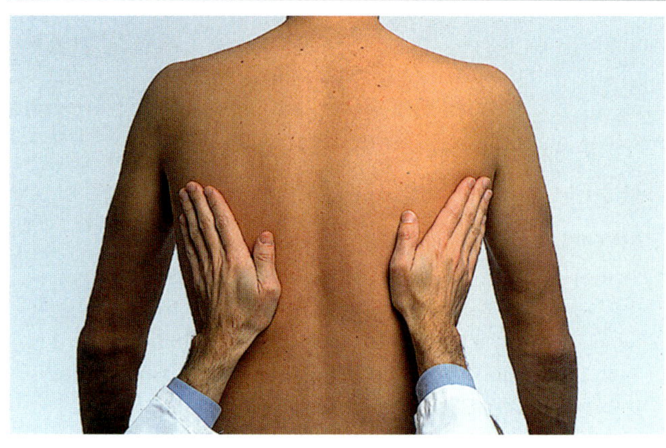

Der Untersucher legt beide Hände auf den Rücken des Patienten auf und bittet ihn, mit tiefer Stimme „neunundneunzig" zu sagen. *Abb. aus: Füeßl H, Middeke M, Hrsg. Duale Reihe Anamnese und Klinische Untersuchung. 6. Auflage. Thieme; 2018*

Lerntipps – Schriftliche Prüfung

Stimmfremitus

Auch wenn dieses Vorgehen inzwischen nicht mehr der modernen Untersuchung eines Patienten entspricht, so ist es doch prüfungsrelevant! Gerade in der schriftlichen Prüfung wird häufig die differenzialdiagnostische Zuordnung „Stimmfremitus verstärkt/Stimmfremitus vermindert" zu den entsprechenden Krankheiten abgefragt. Also Thema gut lernen – trotz der offensichtlichen Praxisferne!

2.4 Perkussion

Bei der Perkussion wird die Lunge am Rücken abgeklopft. Man legt dazu die eigene flache Hand auf den Brustkorb des Patienten und klopft dann mit dem Mittelfinger der anderen Hand auf den Mittelfinger der aufliegenden Hand (▶ **Abb. 2.3**). So beginnt man an den oberen Lungengrenzen und perkutiert Abschnitt für Abschnitt seitenvergleichend immer weiter nach unten. Hierbei ist zum einen die **Beurteilung des Klopfschalls** ein wichtiger Diagnosehinweis. Zum anderen können dadurch grob die **Lungengrenzen** festgestellt werden.

Bei der Perkussion können verschiedene Klänge entstehen:

- Der Klopfschall, der physiologisch bei der Perkussion eines gesunden Menschen auftritt, wird als **sonor** bezeichnet.
- Enthält die Lunge vermehrt Luft wie z. B. beim Pneumothorax oder beim Lungenemphysem, ist der Klopfschall lauter und tiefer. Dies bezeichnet man als **hypersonor**.
- Ein **tympanitischer** Klopfschall kann bei einer pathologischen Hohlraumbildung innerhalb der Lunge (oder in anderen Organen – z. B. über luftgefüllten Darmschlingen) auftreten. Ein pathologischer Hohlraum innerhalb der Lunge ist z. B. eine bestehende Kaverne bei Lungen-Tbc. Der tympanitische Klopfschall ist noch lauter als der hypersonore Klopfschall zu hören und hat einen fast paukenschlagähnlichen Klang.
- Enthält die Lunge mehr verdichtetes Gewebe, wie z. B. bei der Lungenentzündung, so hört man den Klopfschall nur noch **gedämpft**. Man spricht dabei vom Schenkelschall. Auch über einem Pleuraerguss, einer pathologischen Flüssigkeitsansamm-

Abb. 2.3 Perkussion des Thorax.

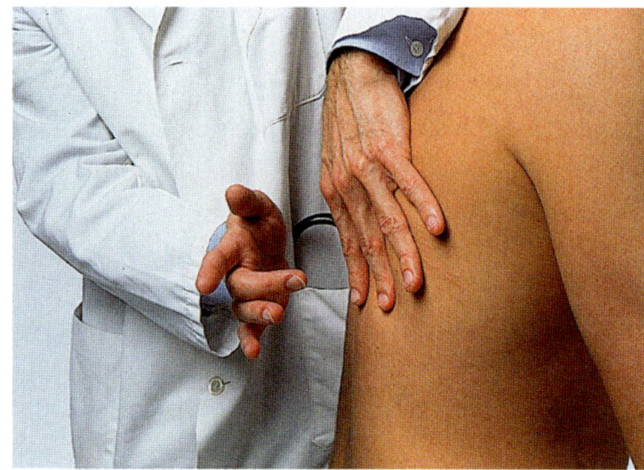

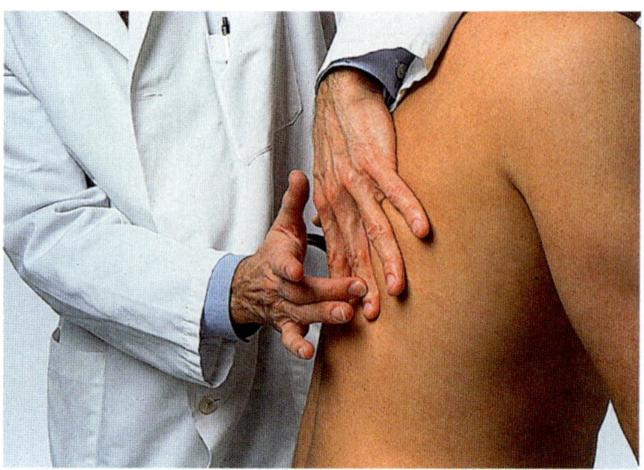

Der Therapeut legt eine Hand auf den Brustkorb des Patienten und klopft dann mit der Kuppe des Mittelfingers der anderen Hand auf den durchgedrückten Mittelfinger der aufliegenden Hand. *Abb. aus: Füeßl H, Middeke M, Hrsg. Duale Reihe Anamnese und Klinische Untersuchung. 6. Auflage. Thieme; 2018*

lung im Pleuraspalt, ist der Klopfschall gedämpft zu hören. Das Wort „Schenkelschall" lässt sich vom Klopfschall ableiten, der sich bei der Perkussion des Oberschenkels ergibt.

Lerntipps – Mündliche Prüfung

Trommel

Holen Sie sich beim Lernen ein Bild einer großen Trommel vor Augen. Eine Trommel mit einem großen Resonanzraum (Luftfüllung) gibt einen tiefen, satten Ton von sich (= hypersonor). Eine Trommel, deren Hohlraum z. B. mit Kissen aufgefüllt ist, klingt sehr schwach – eben gedämpft. Jetzt sollten Sie nur noch wissen, bei welchen Erkrankungen es mehr Luft (Pneumothorax, Lungenemphysem) bzw. mehr Gewebe (Lungenentzündung) in der Lunge gibt, und schon können Sie in der Prüfung die Lungenperkussion perfekt erklären.

Außerdem können durch die Perkussion die Lungengrenzen in etwa bestimmt werden. Dies erfolgt am Rücken ca. auf der Höhe des 11. Brustwirbels. Sie bitten den Patienten, fest einzuatmen und die Luft anzuhalten, und perkutieren nun einseitig von oben nach unten. Durch den unterschiedlichen Ton über der Lunge bzw. über den darunterliegenden Bauchorganen können Sie die Lungengrenze bei der Einatmung ausmachen (hören).

In einem zweiten Durchgang lassen Sie den Patienten fest ausatmen und die Luft anhalten. Gleichzeitig perkutieren Sie nochmals den groben Bereich der Lungengrenze von oben nach unten und stellen somit die Lungengrenze bei der Ausatmung fest. Zwischen einer Ein- und einer Ausatmung beim Gesunden verschieben sich die Lungengrenzen um ca. 4–6 cm nach unten. Ist diese **Lungenverschiebung** (oder auch **Lungenverschieblichkeit**) nicht gegeben, so kann dies einen Hinweis auf ein **Lungenemphysem** darstellen.

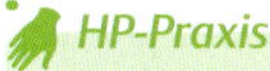

Lungenperkussion

Die Lungenperkussion ist weder negativ noch positiv beweisend! Sowohl das Fehlen bestimmter Klopfschallqualitäten als auch das Wahrnehmen dieser Qualitäten kann immer nur ein Hinweis unter vielen auf eine bestimmte Erkrankung darstellen! Die Lungenperkussion ist als Diagnoseinstrument sehr ungenau, da sie nur Vorgänge an der Lungenoberfläche erfasst und nicht weit genug in die Tiefe dringen kann. Achtung auch bei adipösen Patienten!

2.5 Auskultation

Der Patient soll sich mit freiem Oberkörper aufrecht hinsetzen und durch den geöffneten Mund ein- und ausatmen. Mit dem Stethoskop wird ebenfalls, wie bei der Perkussion, am Rücken seitenvergleichend nach und nach auskultiert: entweder in verschiedenen Etagen von oben nach unten oder von rechts nach links und eine Etage tiefer zurück von links nach rechts. Das physiologische Auskultationsgeräusch, das dabei zu hören ist, nennt man **Vesikuläratmen**.

Es kommen darüber hinaus verschiedene **pathologische** Formen des Atemgeräusches vor:

- **Bronchialatmen**: Dies ist beim Gesunden über den großen Luftwegen physiologisch hörbar (z. B. typischerweise über der Trachea und den beiden Hauptbronchien). Über allen anderen Lungenbereichen ist es jedoch ein Hinweis auf eine pathologisch erhöhte Verdichtung des Lungengewebes wie z. B. bei einer **Lungenentzündung:** Bronchialatmen, das über dem Lungengewebe zu hören ist, ist grundsätzlich pathologisch. Dabei spricht man auch von einem **scharfen** oder **fauchenden Atemgeräusch**.
- **amphorisches Atmen**: Dies ist ein eher selten zu hörendes Atemgeräusch. Es entsteht über großen Lungenkavernen bei **Tuberkulose (Tbc)**. Das Geräusch des amphorischen Atmens ist vergleichbar mit dem Ton, der sich bildet, wenn man über einen Flaschenhals bläst.
- **abgeschwächtes Atemgeräusch**: Ein abgeschwächtes oder völlig fehlendes Atemgeräusch kann in Lungenbereichen auftreten, die pathologisch vermehrt Luft eingelagert haben, wie z. B. beim **Pneumothorax**, beim **Lungenemphysem** oder bei **Asthma bronchiale** im Anfallsstadium. Dabei können das (physiologische) Vesikuläratmen und/oder das (physiologische) Bronchialatmen abgeschwächt sein.
- **Atemnebengeräusche**: Diese können gleichzeitig mit dem normalen Vesikuläratmen oder dem Bronchialatmen zu hören sein. Wichtige Atemnebengeräusche sind:
  - **feuchte Rasselgeräusche (RG)**: Die in der Lunge befindliche Flüssigkeit wird in den Luftwegen durch den Luftstrom bewegt, wie z. B. bei einer **Lungenentzündung** oder einem **Lungenödem**. Dabei unterscheidet man **grobblasige** (v. a. beim Lungenödem) und **feinblasige** (v. a. bei der Lungenentzündung) **feuchte** Rasselgeräusche. Insbesondere bei einer bakteriellen Lungenentzündung sind die (feinblasigen) Rasselgeräusche meist sehr deutlich zu hören. Man spricht in diesem Fall von **klingenden** Rasselgeräuschen oder auch von **ohrnahen** Rasselgeräuschen.
  - **trockene Rasselgeräusche**: In der Lunge befindliches, zähes Sekret wird in den Atemwegen durch den Luftstrom bewegt. Dabei kommt es zu Geräuschen wie **Pfeifen, Giemen, Brummen**. Dies ist ein Hinweis auf eine Verengung der Bronchien und Schleimhautabsonderung wie z. B. bei **Asthma bronchiale** im Anfallsstadium.
- **Pleurareiben (Lederknarren)**: ist hörbar, wenn die beiden Pleurablätter durch einen entzündlichen Prozess aneinanderreiben. Dies ist z. B. der Fall bei der **Pleuritis sicca** (Kap. 3.3.1).
- **Bronchophonie** (Achtung: nicht verwechseln mit der Prüfung des Stimmfremitus!): Während der Patient mit dem Stethoskop abgehört wird, flüstert er mit **hoher** Stimme **„sechsundsechzig"**. Bei einer **Lungenentzündung** werden dabei die Schallwellen durch das verdichtete Lungengewebe verstärkt geleitet. Somit ist das Flüstern durch das Stethoskop lauter zu hören.

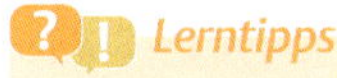

Bronchophonie und Stimmfremitus

Bronchophonie und Stimmfremitus verhalten sich immer analog zueinander, das erleichtert das Lernen ein bisschen!

Lerntipps – Mündliche Prüfung

Zuerst desinfizieren

In der mündlichen Prüfung wird man häufig aufgefordert, verschiedene Untersuchungsmethoden, wie z. B. die Lungenauskultation, an einer Untersuchungspuppe praktisch vorzuführen. Achtung: Stürzen Sie sich nicht gleich auf die Puppe. Denken Sie daran: Vor jedem Kontakt mit dem Patienten, egal ob Puppe oder Mensch, müssen Sie sich die Hände vorschriftsmäßig desinfizieren. Das gilt auch für die Instrumentendesinfektion (wie z. B. für das Stethoskop)! In der Prüfung wird erwartet, dass Sie unbedingt daran denken. Ansonsten wäre dies ein grober Fehler, der Sie die Prüfung kosten könnte.

Fazit – Das müssen Sie wissen

Klinische Diagnostik bei Atemwegserkrankungen

Bei **Thoraxschmerzen** sollten Sie differenzialdiagnostisch immer auch an einen Herzinfarkt, an einen Angina-pectoris-Anfall oder an eine Lungenembolie denken. Ein wichtiger Hinweis ist, ob die Schmerzen atemabhängig oder davon unabhängig sind. Denken Sie bei blutigem Sputum immer an eine Karzinomerkrankung.

Ein inspiratorischer **Stridor** kann bei einer Verlegung der oberen Atemwege, ein exspiratorischer Stridor bei Verlegung der unteren Atemwege auftreten. Der Stimmfremitus ist abgeschwächt, wenn sich zu viel Luft im Thorax befindet. Er ist verstärkt bei verdichtetem Lungengewebe.

Der **Perkussionsschall** verhält sich in der Regel entgegengesetzt zum Stimmfremitus. Der **Klopfschall** ist abgeschwächt (Schenkelschall) bei verdichtetem Lungengewebe. Er ist verstärkt (hypersonor), je mehr Luft sich im Thorax befindet.

Die **Auskultation** ist für den Heilpraktiker die wichtigste Methode der Thoraxuntersuchung. Dabei kann das Vesikuläratmen verändert sein. Zusätzlich können weitere Atemnebengeräusche auftreten, die für bestimmte Krankheiten hinweisend sein können.

2.6 Apparative schulmedizinische Untersuchungsmethoden

Folgende schulmedizinische Untersuchungsmethoden werden bei Lungenerkrankungen häufig angewendet:

- **Röntgen**: Beim sog. Röntgen-Thorax wird eine Übersichtsaufnahme des gesamten Brustkorbs gemacht: Diese Untersuchung gilt als die klassische Basisuntersuchung im Bereich des Thorax. Gesundes Lungengewebe erscheint dabei schwarz. Der Bereich des Herzens, die Rippen, das Sternum sowie Blutgefäße und große Bronchien treten dagegen weiß hervor. Ein wichtiger Befund nennt sich **Verschattung**. Damit bezeichnet man verdichtetes Lungengewebe, das im Röntgenbild heller erscheint. Ursachen von Verschattungen können z. B. Entzündungen oder Tumorbildung sein.
- **Thoraxsonografie**: Damit lässt sich vor allem ein Pleuraerguss nachweisen.
- **CT** und **MRT** des Thorax: Ergibt das Röntgenbild einen auffälligen Befund, insbesondere bei Verdacht auf ein Bronchialkarzinom, schließt sich meist die genauere Untersuchung mittels CT oder MRT an.
- **Bronchoskopie**: Sie wird auch als Lungenspiegelung bezeichnet. Hierbei werden mit einem Endoskop (Kamera plus Lichtquelle) die Luftröhre und die Bronchien untersucht. Neben dem Sichtbefund können auch Gewebeproben genommen werden. Zugleich dient das Bronchoskop auch einer möglichen Therapie, da damit z. B. Fremdkörper entfernt werden können.
- **Lungenszintigrafie**: Mithilfe einer radioaktiv markierten Substanz können die Blutgefäße der Lunge und/oder die luftleitenden Strukturen genau dargestellt werden. Die Lungenszintigrafie wird z. B. bei Verdacht auf eine Lungenembolie durchgeführt.
- **Blutuntersuchung**: Bei Verdacht auf entzündliche bzw. infektiöse Lungenerkrankungen kann im Blut nach Entzündungszeichen gesucht werden, wie z. B. CRP-Erhöhung, eine erhöhte Leukozytenzahl oder BSG-Veränderungen. Auch kann evtl. nach einem Krankheitserreger oder dessen Antikörper gesucht werden.
- **Sputumuntersuchung** im Labor: Das Sputum kann z. B. auf Krankheitserreger, Blut, Abwehrzellen oder Tumorzellen hin untersucht werden.

! Cave

IfSG

Die Blut- sowie Sputumuntersuchung bei Verdacht auf eine infektiöse Erkrankung dürfen Sie als Heilpraktiker nicht durchführen (auch keine BSG)! Beachten Sie dabei bitte strikt das Infektionsschutzgesetz (IfSG). Dort ist gleich an 2 Stellen geregelt, dass dies nur Ärzte bzw. Laboreinrichtungen durchführen dürfen: § 24 IfSG verbietet dem Heilpraktiker jeden direkten Erreger- oder indirekten (Antikörper-)Erregernachweis und § 44 IfSG verbietet dem Heilpraktiker jegliche Tätigkeit mit Krankheitserregern.

- **Blutgasanalyse** (BGA): Dem Patienten wird arterielles Blut abgenommen (meist aus dem Ohrläppchen). Anschließend wird mithilfe eines speziellen Gerätes neben dem pH-Wert die Höhe des Sauerstoffpartialdrucks und des Kohlendioxidpartialdrucks geprüft. Dabei können folgende pathologische Formen auftreten:
  - **Hypoxie oder Hypoxämie**: verminderte Sauerstoffsättigung des Blutes. Dies ist in etwa mit der Ischämie vergleichbar, wobei die Ischämie eine Sauerstoffunterversorgung des **Gewebes** aufgrund einer Mangeldurchblutung meint, während die Hypoxie die verminderte Sauerstoffkonzentration im **Blut** bezeichnet.
  - **Hypokapnie**: verminderte Kohlendioxidkonzentration im Blut, z. B. kommt es bei einer Hyperventilation durch die vermehrte Abatmung von Kohlendioxid zu einer Hypokapnie.
  - **Hyperkapnie**: erhöhte Kohlendioxidkonzentration im Blut, z. B. aufgrund einer Hypoventilation.
- **Messung der Blutsauerstoffsättigung** mit einem **Fingerpulsoximeter**: Mithilfe eines Infrarotsensors wird relativ unkompliziert nichtinvasiv die arterielle Sauerstoffsättigung des Blutes gemessen. Zusätzlich dazu kann die Pulsfrequenz gemessen werden. Physiologisch liegt die Sauerstoffsättigung mindestens bei 96–97 %. Behandlungsbedürftig ist eine Sauerstoffsättigung von 90 % und darunter.

- **Lungenfunktionsprüfungen** („Lufu"): Dabei werden computergesteuert verschiedene Messgrößen, wie z. B. Atemminutenvolumen, exspiratorisches und inspiratorisches Reservevolumen sowie ein evtl. bestehender Atemwegswiderstand bestimmt. Man spricht dabei auch von der **Spirometrie**.

2.7 Vertiefungsfragen zur Diagnostik des Atmungssystems

Vertiefungsfragen

Frage 1

Sie haben bei einem Patienten den Verdacht, dass es sich um eine typische klassische Pneumonie (Lungenentzündung) handeln könnte. Welche Befunde würden dabei nicht auftreten?

Musterlösung:

Vorsicht bei Fragestellungen mit Verneinungen – dabei dreht sich die Antwort um: Sie sollten sich zunächst überlegen, welche typischen Untersuchungsbefunde eine Pneumonie aufwiese. Anschließend sprechen Sie all die möglichen Untersuchungsbefunde aus, die bei dieser Krankheit eben nicht vorhanden wären.

***Typische Untersuchungsbefunde** bei der klassischen Pneumonie:*

- *feuchte, feinblasige Atemnebengeräusche (aufgrund des entzündlichen Infiltrats, das sich im Luftstrom bewegt)*
- *verstärktes, teils sogar „fauchendes" Vesikuläratmen (aufgrund der Entzündung der Schleimhaut)*
- *Schenkelschall bei der Perkussion (aufgrund des Infiltrats, das den Klopfschall dämpft)*
- *verstärkter Stimmfremitus (ebenfalls aufgrund des Infiltrats, das die Vibrationen besser leitet)*

*Somit wissen Sie nun, welche Untersuchungsbefunde bei diesem Krankheitsbild **nicht zu erwarten** wären:*

- *feuchte, grobblasige Atemnebengeräusche: Diese fänden sich am ehesten bei einem Lungenödem.*
- *abgeschwächtes oder aufgehobenes Vesikuläratmen: Dies träte auf, falls die Atmung zum Erliegen käme, oder bei einer Totraumvergrößerung, wie z. B. bei einem Lungenemphysem.*
- *hypersonores Perkussionsgeräusch: Auch hier wäre eine vermehrte Luftmenge in der Lunge vorhanden.*
- *verminderter Stimmfremitus: Dieser wäre ebenfalls bei einer vermehrten Luftmenge herabgesetzt.*

Frage 2

Wie können Sie relativ einfach feststellen, ob Ihr Patient ausreichend mit Sauerstoff versorgt wird?

Musterlösung:

Eine verhältnismäßig einfache Methode ist die sog. Pulsoximetrie. Mithilfe eines Clip-Sensors, der am Finger angebracht wird, kann der Sauerstoffgehalt des Blutes gemessen werden. Liegt eine Sauerstoffsättigung unter 90 % vor, sollte eine entsprechende Behandlung folgen.

Frage 3

Was ist schlimmer: eine Sauerstoffminderversorgung oder eine Hypokapnie (Kohlendioxidmangel)?

Musterlösung:

Zunächst denkt man sicherlich an den Sauerstoffmangel, der schwerwiegender für den menschlichen Körper ist. Eine Sauerstoffminderversorgung führt im schlimmsten Fall zur lebensgefährlichen Nekrose von Gewebe. Aber auch eine Hypokapnie, wie sie z. B. bei der Hyperventilation vorkommt, kann durchaus lebensbedrohlich sein. Hier verschiebt sich der pH-Wert des Blutes in den alkalischen (basischen) Bereich. Ist der Organismus nicht mehr zu einer entsprechenden Kompensation fähig, kann dies ebenfalls lebensbedrohlich sein. Deshalb kann festgestellt werden: Beide Situationen können lebensbedrohlich sein, wodurch keiner der beiden Umstände schlimmere Folgen als der andere hat.

Frage 4

Sie stellen bei einem Patienten bei der Auskultation ein abgeschwächtes bis aufgehobenes Vesikuläratmen fest. Wie gehen Sie weiter vor?

Musterlösung:

Ein abgeschwächtes Vesikuläratmen ist bereits ein sehr schwerwiegender Befund, der immer schulmedizinisch abgeklärt werden muss. Das heißt, der Patient muss grundsätzlich an einen Arzt überwiesen werden – je nach Zustand und Vitalparameter des Patienten evtl. auch mit Notarztbegleitung. Ein aufgehobenes Vesikuläratmen bedeutet, es ist keine Atembewegung (in bestimmten Bereichen der Lunge oder generell) feststellbar. Falls es die gesamte Lunge betreffen würde, wäre dies ein Atemstillstand. Somit ist ein aufgehobenes Vesikuläratmen in allen Fällen eine Notarztindikation.

Frage 5

Ein Patient weist einen exspiratorischen Stridor auf. Mit welcher Untersuchungsmethode haben Sie diesen Befund festgestellt?

Musterlösung:

Ein Stridor ist ein mit dem bloßen Ohr hörbares Atemgeräusch. Somit fällt dies in den Bereich der Inspektion. Hörte man dagegen ein ähnliches Geräusch mithilfe des Stethoskops, spräche man nicht von einem Stridor, sondern von trockenen Rasselgeräuschen.

Frage 6

Sie führen bei einer schwangeren Patientin in der 39. Schwangerschaftswoche eine Thoraxperkussion durch. Welchen Untersuchungsbefund würden Sie dabei erwarten?

Musterlösung:

Bei der Perkussion des Thorax gibt es 2 mögliche Untersuchungsrichtungen: zum einen die Beurteilung des Klopfschalls. Falls die Patientin nicht tatsächlich an einer Lungenkrankheit litte, wäre diese Untersuchung ohne (positiven) Befund. Zum anderen kann mit der Perkussion die Verschieblichkeit der Lungengrenzen bestimmt werden. Aufgrund des zu erwartenden Zwerchfellhochstandes wegen der Schwangerschaft wäre eine Einschränkung der Lungenverschieblichkeit ein typischer Untersuchungsbefund.

Eventuelle personenbezogene Daten fiktiv, alle Fallbeispiele frei erfunden.

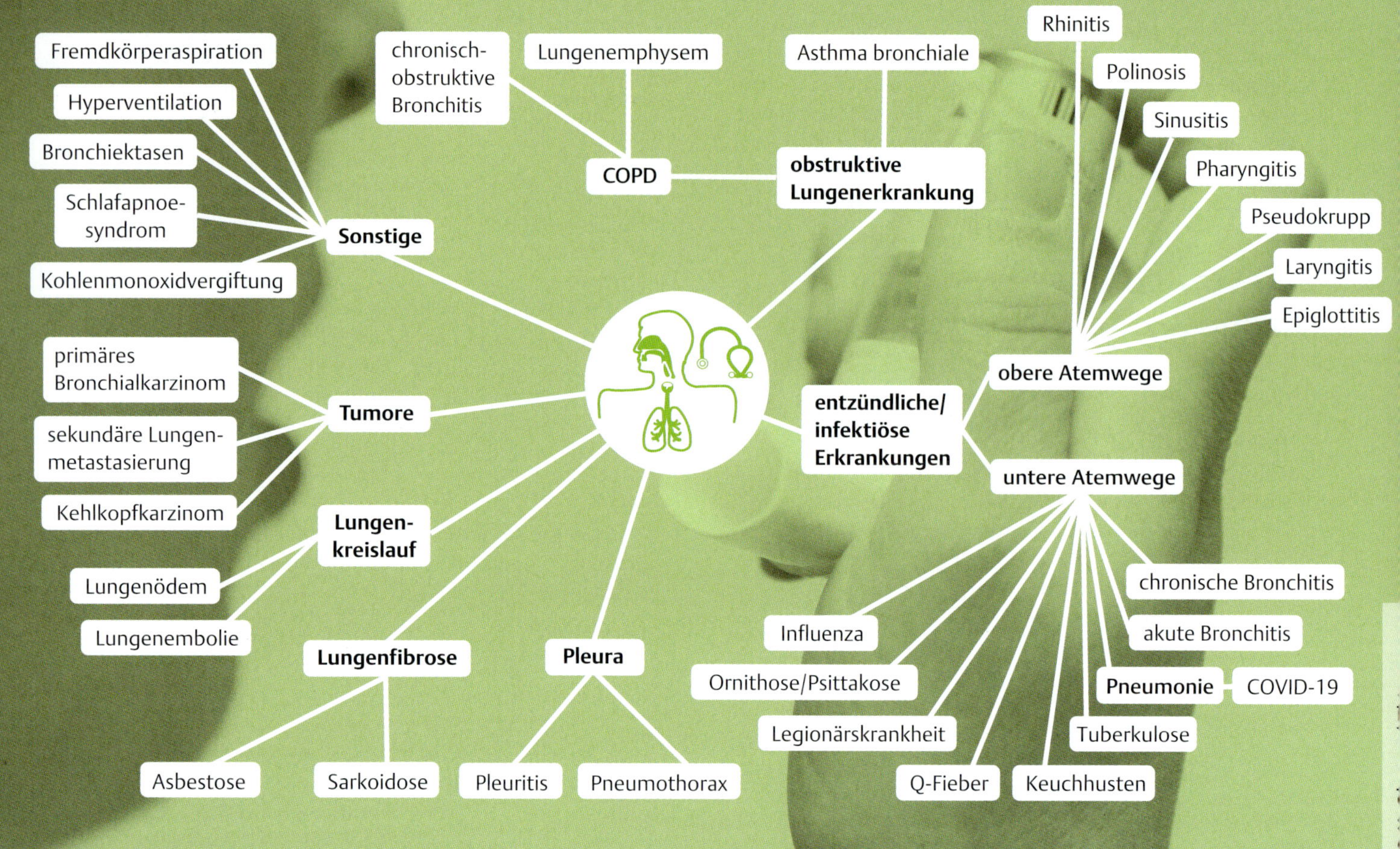

3 Erkrankungen des Atmungssystems

3.1 Chronische-obstruktive Lungenerkrankungen (COPD) und Asthma bronchiale

Definition

Chronisch-obstruktive Lungenerkrankungen

Unter diesem Sammelbegriff (chronic obstructive pulmonary disease, COPD) fasst man all die Lungenerkrankungen zusammen, die eine **Obstruktion** der Atemwege gemeinsam haben, d. h., Lungenerkrankungen, die mit einer **Verlegung** (= Obstruktion) der Atemwege einhergehen und nicht mehr rückbildungsfähig (nicht mehr reversibel) sind.

Die COPD ist eine sehr häufige Lungenerkrankung und stellt weltweit die vierthäufigste Todesursache dar. Vor allem bei älteren Menschen mit pulmonaler Vorerkrankung tritt sie gehäuft auf. Zu ca. 90 % entwickelt sich ein COPD aufgrund des **Rauchens**. Andere Ursachen können z. B. eine Feinstaubbelastung (hier insbesondere in den Smog-belasteten Großstädten) oder eine individuellere, meist beruflich bedingte Staubbelastung (z. B. bei Bergleuten) sein.

Zu den **chronisch-obstruktiven Lungenerkrankungen** zählen unter anderem in erster Linie folgende 2 Erkrankungen:

- **chronisch-obstruktive Bronchitis** (es gibt darüber hinaus andere Formen der Bronchitis, die allerdings nicht durch eine Verlegung der Atemwege zustande kommen, Kap. 3.2.2)
- **Lungenemphysem** als Spätfolge einer chronisch-obstruktiven Bronchitis

Lerntipps

Asthma bronchiale

Früher zählte man zu den chronisch-obstruktiven Lungenerkrankungen auch das Asthma bronchiale. Aus heutiger Sicht ist diese Erkrankung definitionsgemäß nicht mehr den COPD-Formen zuzuordnen, da es sich bei Asthma bronchiale zwar um eine obstruktive, aber **nicht** um eine **chronische**, sondern um eine **rezidivierende** Erkrankung handelt.

Symptome und Komplikationen. **Hauptsymptome** der COPD sind: **Atemnot** (vor allem bei Belastung), **Husten** und **Auswurf**. Man fasst sie unter dem Begriff „AHA-Symptome“ zusammen.

Die COPD wird nach dem **Schweregrad** der Symptome in 4 Stadien eingeteilt:

1. leicht: Husten und beginnende Atemnot mit Auswurf (v. a. morgendlicher „Raucherhusten“)
2. mittel: Atemnot bei mäßiger körperlicher Belastung (z. B. Treppensteigen)

3. schwer: Atemnot bereits bei sehr geringer Belastung
4. sehr schwer: schwerste Atemnot in Ruhe (ohne körperliche Belastung), massive Einschränkung des täglichen Lebens

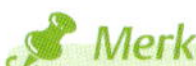

Merke

Rechtsherzinsuffizienz

Eine häufige langfristige Komplikation der COPD ist die Rechtsherzinsuffizienz. In diesem Fall spricht man von einem Cor pulmonale.

Transferbeispiel

Luftnot beim Singen

Ein Patient erzählt: „Ich singe leidenschaftlich gerne unter der Dusche. Schon seit ich denken kann, trällere ich, was mir gerade einfällt, laut heraus. Egal, hört ja keiner. Doch irgendwann bemerkte ich, dass mir dabei immer mehr die Luft ausging. Zwar nicht von heute auf morgen, sondern ganz allmählich und fast unbemerkt, aber doch mehr und mehr. Ich keuchte manchmal nur noch und hatte immer mehr das Gefühl, ersticken zu müssen. Am Anfang hat mich das nicht beunruhigt, es war nur nervig. Aber dann machte ich mir doch Sorgen und ging schließlich zum Doc. Mit einer Überweisung ging es dann zum Lungenfacharzt. Röntgenbild, Blutuntersuchung und einige Atemtests musste ich über mich ergehen lassen, dann stand die Diagnose fest: COPD. Inzwischen weiß ich sogar, was das ausgesprochen heißt: chronisch-obstruktive Lungenerkrankung. An diesem Tag habe ich dann auch mit dem Rauchen aufgehört. Das ist mir leichter gefallen als gedacht. Aber Singen kann ich immer noch nicht wieder. Ich nehme zwar täglich meine Medikamente, die mir der Lungenarzt verschrieben hat, aber mehr Luft bekomme ich trotzdem nicht. Das liegt wohl daran, dass sich mein Lungengewebe irgendwie aufgelöst hat und ich viel zu viel Luft in meinen Lungen habe – so hat der Arzt es mir erklärt. So ganz habe ich es trotzdem nicht verstanden: Wenn ich zu viel Luft in den Lungen habe, warum habe ich dann immer das Gefühl, fast zu ersticken? Na ja, der Doc wird's schon wissen."

Eventuelle personenbezogene Daten fiktiv, Fallbeispiel frei erfunden.

3.1.1 Chronisch-obstruktive Bronchitis

Definition

Chronisch-obstruktive Bronchitis

Unter einer chronisch-obstruktiven Bronchitis versteht man eine irreversible, chronische Entzündung der Atemwege mit Verlegung insbesondere der Bronchien.

Ursache. Schadstoffe in der Umwelt oder am Arbeitsplatz können in seltenen Fällen die Ursache sein, aber überwiegend ist das Rauchen der Auslöser (90 %). Deshalb bezeichnet man diese Form der Bronchitis landläufig als **Raucherhusten**.

Pathophysiologie. Die Bronchien werden durch die Inhaltsstoffe der Zigaretten derart geschädigt, dass zunächst die Schleimhaut der Atemwege und deren **Flimmerepithel zerstört** werden. Durch die ständige **Entzündung der Bronchialschleimhaut** kommt es nachfolgend zu einem **Schleimhautödem** und mehr und mehr zu einem **Bronchialspasmus** (Verkrampfung der Muskelschicht) in den Bronchien und in den Bronchiolen. Die Folge davon ist eine chronische Verengung der Bronchien (Obstruktion), sodass die Ventilation immer mehr eingeschränkt wird.

Symptome. Die Atemnot verschlimmert sich zunehmend. Der Sauerstoffmangel in den Geweben verstärkt sich immer weiter. Aufgrund der Druckerhöhung im Lungenkreislauf kann sich eine Rechtsherzinsuffizienz ausbilden. Das sog. **Cor pulmonale** wird im Lernmodul 7: „Herz und Gefäße" erklärt. Außerdem kann sich aus einer chronisch-obstruktiven Bronchitis ein Lungenemphysem ausbilden, das wiederum zur COPD gezählt wird. Es treten die typischen Symptome einer COPD auf:

- Atemnot
- Husten
- Auswurf

Diagnostik. Anamnestisch ist in den meisten Fällen langjähriges Rauchen zu finden. Eine endgültige Diagnosestellung kann erst mithilfe der Spirometrie erfolgen.

Therapie. Neben medikamentösen Therapiemöglichkeiten stellt die Nikotinkarenz die wichtigste Maßnahme dar. Besteht eine chronische Bronchitis (noch) ohne Obstruktion, wäre diese bei einem Rauchstopp reversibel.

Zusätzlich sollte ein moderates körperliches Training erfolgen. In schwerwiegenden Fällen kommt die Sauerstofflangzeittherapie zum Einsatz. Allerdings ist die vorhandene Lungenschädigung nicht mehr reversibel.

3.1.2 Lungenemphysem

Definition

Lungenemphysem

Ein Lungenemphysem entsteht oft auf dem Boden einer bestehenden chronisch-obstruktiven Bronchitis oder eines vorhandenen Asthma bronchiale. Man versteht darunter eine irreversible Erweiterung des Totraumes, wodurch der Gasaustausch fortschreitend eingeschränkt wird.

Lerntipps

Asthma bronchiale als Grunderkrankung

Falls Asthma bronchiale als Grunderkrankung einem Lungenemphysem vorangegangen ist, zählt in diesem Fall das Lungenemphysem **nicht** zur COPD.

Pathophysiologie. Neben einer chronischen Obstruktion als Ursache für ein Lungenemphysem kann es sich auch während des Alterungsprozesses bilden. Des Weiteren kann ein erblich bedingter, also angeborener Enzymmangel zu einem Lungenemphysem führen. Dabei fehlt das Enzym Alpha-1-Antitrypsin. Dieses Enzym verhindert physiologisch einen körpereigenen

Abb. 3.1 Emphysemzeichen im Thorax-Röntgenbild.

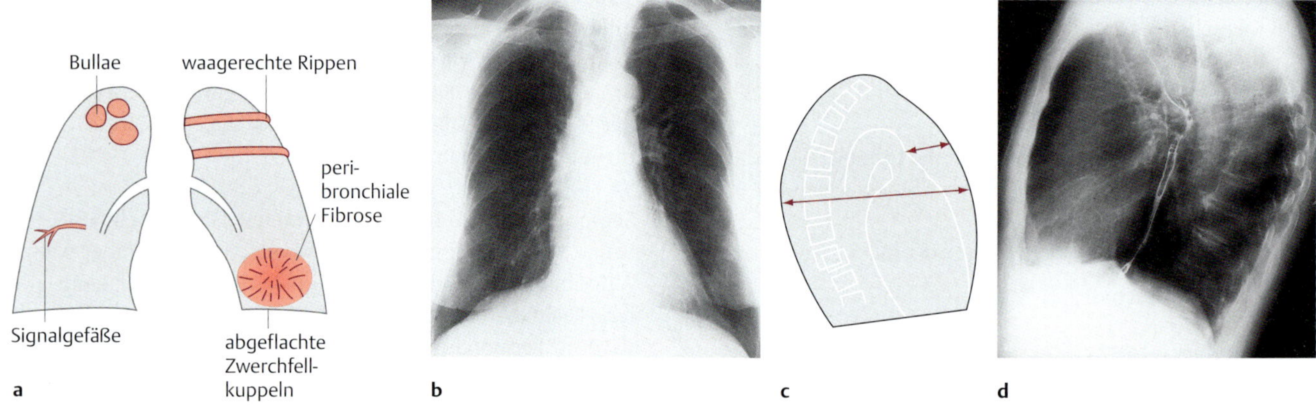

a Typische Veränderungen.
b Röntgen Thorax in gerader Ebene.
c Vergrößerter Sagittaldurchmesser, vergrößerter Retrosternalraum.
d Röntgen Thorax in seitlicher Ebene.
Abb. aus: Fritsche S. Lungenemphysem. In: Reiser M, Kuhn F, Debus J, Hrsg. Duale Reihe Radiologie. 4. Auflage. Thieme; 2017

Abbau der Alveolen. Fehlt dieses Enzym, kommt es zum Lungenemphysem.

Symptome. Die Symptome bestehen meist bereits aufgrund der vorhergegangenen Lungenerkrankung (Atemnot, Husten usw.). Zusätzlich verstärkt sich die Atemnot im Ruhezustand mehr und mehr.

Durch diese Erkrankungen kommt es durch die Obstruktion der Atemwege allmählich und schleichend über Jahre hinweg zu einer Überblähung des Lungengewebes, insbesondere der Alveolen. Durch diese anhaltende Überblähung gehen viele Alveolen sowie die bindegewebigen Wände zwischen den einzelnen Lungenbläschen und auch die kleinen Bronchiolen mehr und mehr zugrunde. Die Folge davon ist eine Vergrößerung der Luftwege, die nicht direkt am Gasaustausch beteiligt sind: eine **Vergrößerung des Totraumes und somit des Residualvolumens**. Der Gasaustausch nimmt dabei immer weiter ab.

Durch die Vergrößerung und die anhaltende Inspirationsstellung des Brustkorbes entsteht zunehmend ein **Zwerchfelltiefstand**.

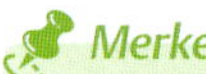
Merke

Ein Lungenemphysem ist irreversibel

Ein bereits bestehendes Lungenemphysem ist nicht rückbildungsfähig.

Komplikationen. Durch die anhaltende Druckbelastung innerhalb der Lunge kann es nachfolgend chronisch zu einer **Rechtsherzinsuffizienz** kommen.

Emphysemblasen, also größere, lufthaltige Räume aus untergegangenen Alveolen, können ohne äußere Ursache platzen. Dadurch kann sich ein **Spontanpneumothorax** (Kap. 3.3.2) bilden.

Diagnostik. Diagnostische Hinweise auf ein Lungenemphysem können sein:

- Fassthorax (▸ **Abb. 3.1**)
- Der Brustkorb bleibt ständig in Inspirationsstellung, das bedeutet, der Brustkorbumfang verändert sich zwischen Ein- und Ausatmung nur sehr geringfügig.
- hypersonorer Klopfschall
- keine Verschieblichkeit der Lungengrenzen bei der Perkussion
- abgeschwächte physiologische Atemgeräusche
- Auftreten sonstiger Anzeichen einer chronischen Hypoxie/Ischämie: Zyanose, Trommelschlegelfinger, Uhrglasnägel

Therapie. Zu den Maßnahmen, die der Patient zusätzlich zur Medikation durchführen sollte, zählt vor allem ein absolutes Rauchverbot, damit die Erkrankung nicht weiter fortschreitet. Meist ist eine Sauerstoffzufuhr notwendig.

3.1.3 Asthma bronchiale

Definition

Asthma bronchiale

Asthma bronchiale ist eine chronisch, entzündliche Erkrankung der Atemwege, die anfallsartig zu massiver Atemnot mit Erstickungsgefühl führt. Die Atemnot bildet sich nach einem abgelaufenen Anfall wieder komplett zurück, um nach einer symptomfreien Zeit wiederum aufzutreten.

Asthma bronchiale ist die häufigste chronische Erkrankung im Kindesalter. Etwa jedes 10. Kind ist davon betroffen. Darüber hinaus können aber natürlich auch Erwachsene darunter leiden. Bei dieser Erkrankung sind im Anfallsstadium 3 pathologische Vorgänge innerhalb der Bronchien vorherrschend (▸ **Abb. 3.2**):

- **Bronchialspasmus:** Die Muskelschicht der kleinsten Bronchiolen (diese besitzen keine knorpeligen Anteile) und die Wände

Abb. 3.2 Asthma-Trias: pathologische Veränderungen während eines Anfalls.

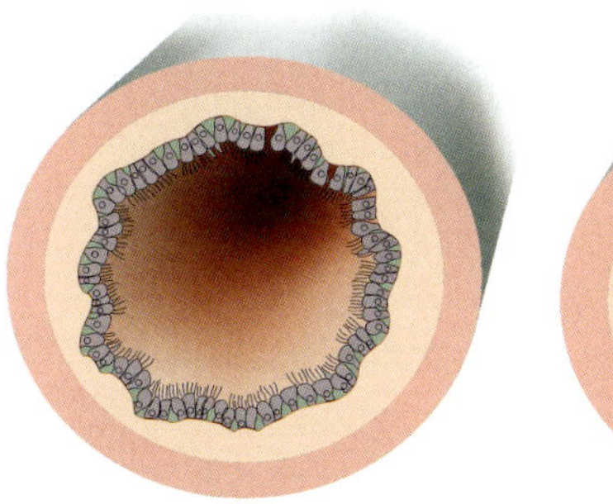

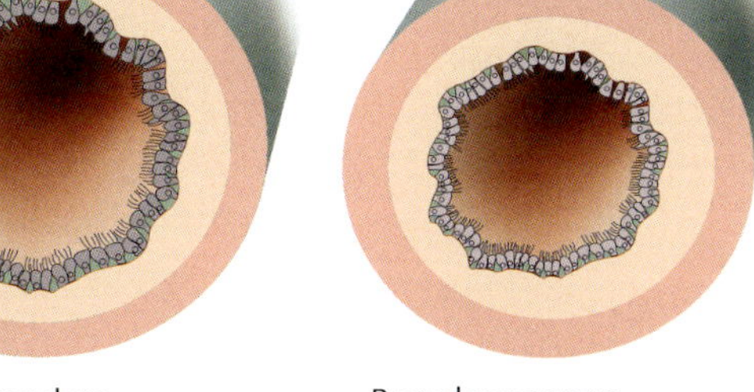

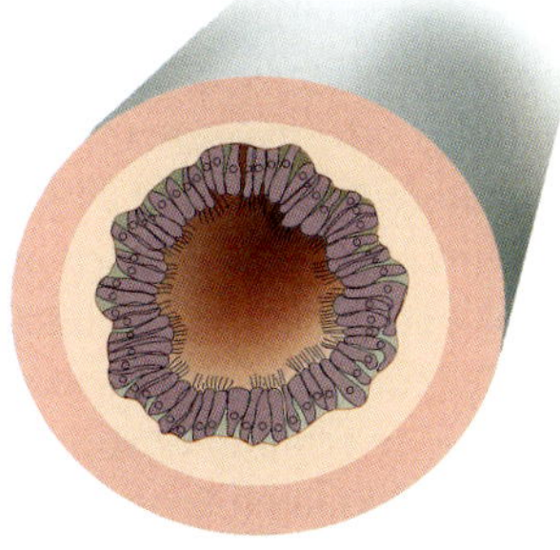

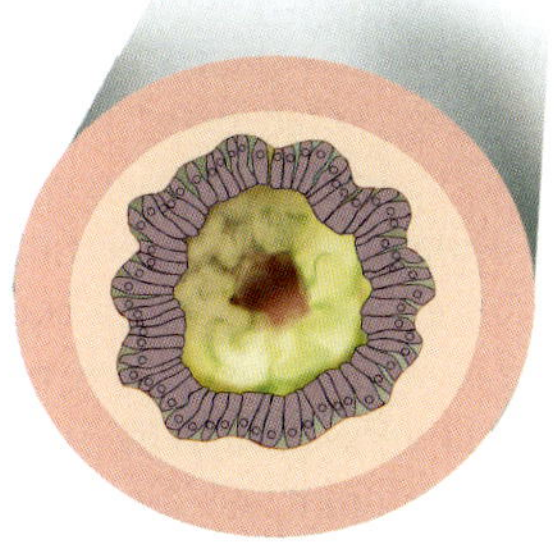

Abb. aus: Andreae S, Blank I, Dockter G, Dold C, Fath R, Hrsg. EXPRESS Pflegewissen: Innere Medizin. Thieme; 2009

der Bronchialäste (diese besitzen wenig knorpelige Anteile) verschließen sich reflex- und krampfartig infolge eines Reizes (z. B. beim allergischen Asthma bronchiale durch einen Kontakt mit Pollen). Man spricht auch davon, dass die Bronchien auf verschiedene Reize hyperreaktiv reagieren.

- **Ödem**: Gleichzeitig tritt ein Ödem der Bronchialschleimhaut auf. Dadurch schwillt das Lumen der Bronchien zusätzlich zum bestehenden Spasmus immer mehr zu.
- **Schleimhaut**: Als dritte Komponente sondert die verdickte Schleimhaut übermäßig viel Schleim ab. Dieser Schleim ist zudem zäh und sehr anhaftend. Husten bei Asthma bronchiale ist deshalb meist unproduktiv und führt zu einer Verschlimmerung des Anfalls.

Durch diese 3 pathologischen Mechanismen kommt es im Anfallsstadium fortschreitend zu einer Verlegung der Atemwege und dadurch entsteht Atemnot. Deshalb zählt man Asthma bronchiale zu den obstruktiven Lungenerkrankungen (aber nicht zur COPD).

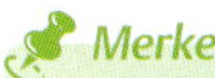 Merke

Unterscheidung Asthma bronchiale/COPD

„An COPD erkrankte Patienten bewältigen einem Anfall, indem sie sich hinaushusten – an Asthma Erkrankte dagegen husten sich in einen Anfall rein."

Durch die aktive Atemmechanik bei der Einatmung ist es zwar meist möglich, gegen diesen **Atemwegswiderstand** anzuatmen und Luft in die Lungen anzusaugen. Allerdings reicht der passive Vorgang der Ausatmung nicht mehr aus, um die gesamte Luftmenge gegen diesen Atemwegswiderstand auszuatmen. Dadurch verbleibt mit jedem Atemzug mehr und mehr Restluft in der Lunge. Es kommt langsam zu einer Überblähung der Lunge.

Asthma-Arten. Nach den anfallauslösenden Reizen unterscheidet man zwischen

- **allergischem** Asthma bronchiale (extrinsisches Asthma oder auch exogenes Asthma) und
- **nicht allergischem** Asthma bronchiale (intrinsisches Asthma oder endogenes Asthma).

Beim **allergischen** Asthma kommt es zu einer überschießenden Immunantwort des Körpers, die die oben genannten Vorgänge auslöst. Dabei handelt es sich um eine Allergie vom Typ I (Soforttyp). Das Asthma bronchiale zählt dabei zum **atopischen Formenkreis**. Häufig sind bei den Patienten auch andere atopische Erkrankungen zu finden, wie z. B. Neurodermitis und allergischer Schnupfen. Diese Form des Asthma bronchiale tritt meist bereits im Kindesalter auf.

Beim **nicht allergischen** Asthma lösen andere Faktoren einen Asthmaanfall aus, wie z. B. kalte Atemluft, Reizstoffe in der Atemluft, Infekte, psychische oder physische Anstrengung sowie Medikamente. Diese Form tritt erstmalig meist im Erwachsenenalter auf.

Mischformen des Extrinsic- und des Intrinsic-Asthmas kommen dabei häufig vor und bedingen sich gegenseitig.

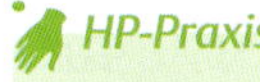 *HP-Praxis*

Arzneimittel

Bestimmte Arzneimittel können bei Asthma bronchiale einen Anfall auslösen. Dies sind insbesondere folgende Arzneimittel, die der Asthma-bronchiale-Patient möglichst meiden sollte:

- **ASS**: Azetylsalizylsäure, bekannt als Schmerzmittel, z. B. Aspirin
- **NSAR**: nichtsteroidale Antirheumatika, eingesetzt in der Behandlung von Rheuma oder als mittelstarkes bis starkes Schmerzmittel, z. B. Diclofenac, Ibuprofen, Voltaren u. a.
- **Beta-Blocker**: eingesetzt zur medikamentösen Therapie z. B. von Herzrhythmusstörungen, z. B. Beloc
- **Metamizol**: starkes Analgetikum, das entzündungshemmend und fiebersenkend wirkt, z. B. Novalgin

Symptome. Die Symptome eines akuten Asthmaanfalls können in ihrer Schwere variieren: Es kann leichte Atemnot mit vereinzelten Hustenstößen auftreten, die sich bei körperlicher Ruhe wieder legt. Bei schwereren Anfällen mit lebensbedrohlichen Formen kommt es bereits im Ruhezustand zu Atemnot (Dyspnoe) mit Erstickungsgefühl sowie zu Erstickungsanfällen, zu Lufthunger, zu Hustenattacken, zu Tachypnoe und zu ausgeprägter Panik bis hin zu einer ausgeprägten Zyanose und einer kompensatorischen Tachykardie. Einen schweren Anfall kennzeichnet außerdem die sog. **Sprechdyspnoe**. Dies bedeutet, dass die Patienten beim Sprechen zwischen den einzelnen Wörtern immer wieder nach Luft schnappen.

Diagnostik. Zu den Diagnosekriterien während eines Anfalles gehören oft ein **paradoxer Puls**, sowie meist ein (ohne Stethoskop) deutlich hörbares Atemgeräusch bei der Ausatmung. Dieses Atemgeräusch nennt man **exspiratorischen Stridor**. Beim Asthmaanfall ist die Ausatemphase erschwert und verlängert (**verlängertes Exspirium**). Die Einatmung ist meist noch ohne Probleme möglich. Allerdings besteht dabei mehr und mehr die Schwierigkeit, die eingeatmete Luft gegen die vorhandene Verlegung der Atemwege wieder aus den Bronchiolen abzuatmen.

Bei der Auskultation während eines Anfalls sind **trockene Rasselgeräusche (Giemen, Pfeifen, Brummen)** festzustellen. Außerdem ist das Vesikuläratmen evtl. abgeschwächt bzw. durch die Lungenüberblähung komplett aufgehoben. Dieser Zustand nennt sich **silent chest** oder **silent lung** und stellt grundsätzlich ein Alarmzeichen dar.

Die Perkussion ergibt einen **hypersonoren Klopfschall** aufgrund der Überblähung der Lunge. Kann der Patient nur mehr sehr schwer sprechen oder ist unfähig zu sprechen, bedeutet dies grundsätzlich eine Verschlimmerung der akuten Situation und weist deutlich auf einen Notfall hin.

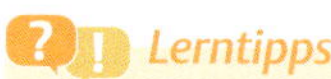

Notfall

In der Heilpraktikerprüfung sollten Sie bei einem Asthma-bronchiale-Anfall grundsätzlich von einem Notfall ausgehen. Der Patient sollte durch den Rettungsdienst mit Notarztbegleitung in eine Klinik gebracht werden. (Siehe auch Lernmodul 18: „Notfälle und kritische Situationen".) Lassen Sie sich hier von den Prüfern nicht vom Weg abbringen, bleiben Sie bei Ihrer Meinung, dass Sie hier von einem Notfall ausgehen müssen. Manchmal versuchen Prüfer Sie von diesem Weg abzubringen, indem sie etwas provokativ versuchen, Sie zu verunsichern. Ein Asthmaanfall ist und bleibt in der Prüfung ein Notfall!

Therapie im Akutfall. Der Asthmapatient versucht im akuten Asthmaanfall meist von sich aus, durch den Einsatz der Atemhilfsmuskulatur die Atmung zu unterstützen. Dabei gibt es 2 Möglichkeiten:

- im Sitzen die Arme nach hinten abstützen mit erhobenem, aufrechtem Oberkörper oder
- im Sitzen die Oberschenkel etwas abspreizen, die Unterarme auf den Oberschenkeln ruhen lassen und den Oberkörper vorbeugen (den sog. **Kutschersitz**).

Diese beiden Möglichkeiten stellen auch die entsprechende Lagerung des Patienten bei einem Asthmaanfall dar.

Die medikamentöse **Akuttherapie** besteht meist aus der Verabreichung eines inhalativen raschwirksamen β_2-Sympathomimetikums, wie z. B. Salbutamol. Dies ist ein sog. Bronchodilatator, also ein Wirkstoff, der eingeatmet wird und der den Spasmus an der glatten Bronchialmuskulatur löst und die Atemwege somit wieder erweitert.

! Cave

β_2-Sympathomimetika

Da β_2-Sympathomimetika verschreibungspflichtig sind, dürfen sie durch den Heilpraktiker nicht angewendet werden. Außerdem sollten sie auch durch den Patienten selbst nicht unkontrolliert und mehrmals hintereinander angewendet werden, da sie – durch die Aktivierung des Sympathikus – nicht nur bronchienerweiternd, sondern gleichzeitig auch tachykard wirken. Dadurch kann sich die Herzfrequenz gefährlich erhöhen. Auch kardiale Arrhythmien können dadurch auftreten, ebenso wie ein Angina-pectoris-Anfall. Weitere Nebenwirkungen sind durch die Aktivierung des Sympathikus das Auftreten eines Tremors sowie Unruhe des Patienten.

Basistherapie in anfallsfreien Zeiten. Auch in **anfallsfreien Zeiten** sollte die Krankheit sorgfältig therapiert werden. Dies erfolgt schulmedizinisch nach dem sog. Stufenschema. Falls notwendig, setzt man die Behandlung schrittweise in insgesamt 5 Stufen fort. Dazu werden weitere Arzneimittel eingesetzt und/oder die Dosis erhöht. So wird in Stufe 1 der auch im Akutfall eingesetzte Bronchodilatator bei Bedarf angewendet. Ab Stufe 2 wird zusätzlich regelmäßig ein inhalatives Glukokortikoid verwendet. Die Stufe 3 sieht eine erhöhte Glukokortikoiddosis oder den Einsatz eines langwirksamen Bronchodilatators vor. Die Stufe 4 besteht aus einer nochmaligen Erhöhung der Glukokortikoiddosis. Treten trotz dieser Behandlungen auch weiterhin andauernde Symptome auf, so wird in der 5. Stufe die Einnahme eines zusätzlichen Glukokortikoids in Tablettenform empfohlen.

Maßnahmen beim Asthmaanfall. Bei einem akuten Anfall müssen ggf. Notfallmaßnahmen durchgeführt werden (siehe hierzu die Erklärungen im Lernmodul 18: „Notfälle und kritische Situationen").

Transferbeispiel

Mein Leben mit Asthma bronchiale

Ein Patient berichtet ... „Seit meiner Kindheit habe ich Asthma. Also schon sehr lange Zeit. Damals hatte es wenigstens noch einen Vorteil: Ich war vom Schulsport immer befreit! Jetzt bin ich gerade in einer Rehaklinik, an der Ostsee. Für mich die wichtigste Erkenntnis: Es gibt sehr viele Menschen, denen es so geht wie mir ..."

Lesen Sie den ganzen Fall nach unter https://hp-kolleg.haug-verlag.de. Sie finden den Fall unter Lernmodul 8.

Eventuelle personenbezogene Daten fiktiv, Fallbeispiel frei erfunden.

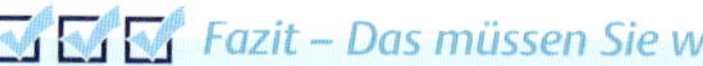

Chronisch-obstruktive Lungenerkrankungen

COPD ist ein sehr häufiges Krankheitsbild. Die Hauptsymptome der COPD sind Atemnot, Husten, Auswurf, die sog. AHA-Symptome. Als Komplikation kann es zu einer Rechtsherzinsuffizienz (Cor pulmonale) kommen.

Asthma bronchiale ist eine obstruktive Lungenerkrankung, zählt aber **nicht** zur COPD. Die Pathophysiologie des **Asthma bronchiale**: Bronchialspasmus, Schleimhautödem, zäh anhaftender Schleim. Typische Befunde bei **Asthma bronchiale sind**: Sprechdyspnoe, Erstickungsgefühl, Husten, Zyanose, exspiratorischer Stridor, verlängertes Exspirium, trockene Rasselgeräusche, hypersonorer Klopfschall.
Das Lungenemphysem ist eine irreversible Vergrößerung des Totraumes mit den Befunden Fassthorax, Zwerchfelltiefstand, hypersonorer Klopfschall, keine Verschieblichkeit der Lungengrenzen, abgeschwächtes Vesikuläratmen, Thorax bleibt in Inspirationsstellung.

3.2 Infektiöse Erkrankungen der Atmungsorgane

3.2.1 Infektionen der oberen Atemwege

Rhinitis

Eine Rhinitis ist ein Schnupfen, der sich in der Nasenhöhle abspielt mit Schwellung der Nasenschleimhaut, Niesen, Abfluss von Nasensekret. Auslöser ist eine Tröpfcheninfektion durch fast ausschließlich virale Erreger (Rhinoviren, Influenzaviren, Adenoviren u. a.).

Allergische Rhinitis (Pollinosis)

Der allergische Schnupfen, der zum atopischen Formenkreis gezählt wird, ähnelt in seiner Symptomatik der Rhinitis und ist auch als „Heuschnupfen" bekannt.

Sinusitis

Dies ist eine akute oder chronisch auftretende Entzündung der Nasennebenhöhlen. Die akute Form ist meist eine Begleiterscheinung der Rhinitis. Durch die Schleimhautschwellung in den Nasennebenhöhlen werden deren Ausführungskanäle verlegt, sodass das in den Nebenhöhlen produzierte Sekret nicht mehr in die Nasenhöhle ablaufen kann und sich in den Nebenhöhlen anstaut. Dies begünstigt wiederum eine sekundäre Besiedelung mit Krankheitserregern, meist mit Bakterien (z. B. Staphylokokken und Streptokokken). Es ergeben sich typische Druckschmerzen im Bereich der einzelnen Nebenhöhlen, die sich teilweise bei einer Lageänderung des Körpers (z. B. durch Bücken) verschlimmern. Die Bereiche der Kiefer- und Stirnhöhlen sind bei Palpation meist druckschmerzhaft, ebenso bei der Perkussion die Austrittspunkte der Gesichtsnerven an Stirn, am unteren Augenhöhlenrand und am Kinn. Die akute Form der Sinusitis wird meist durch die gleichen Erreger wie die Rhinitis ausgelöst. Die chronische Form kann sich an eine akute Sinusitis anschließen und wird durch kleine anatomische Veränderungen in der Nasenhöhle (z. B. durch eine ungerade Nasenscheidewand) begünstigt. Des Weiteren können chronische Sinusitiden eine Folge von bestehenden Zahnerkrankungen darstellen.

! Cave

Komplikationen Nasennebenhöhlenentzündung

So harmlos eine Nasennebenhöhlenentzündung auch klingen mag: Es können gefährliche Komplikationen auftreten, wie die Ausbreitung der Entzündung z. B. in die Augenhöhle oder in das Gehirn.

Pharyngitis

Dies ist eine akute oder chronische Entzündung der Rachenschleimhaut. Die akute Form tritt meist im Rahmen einer Entzündung eines benachbarten Atemwegsbereichs auf und wird durch Viren oder Bakterien verursacht. Die chronische Form kann darüber hinaus durch andauernde physikalische Reize ausgelöst werden, wie z. B. das Einatmen von Staub, Zigarettenrauch, chemischen Dämpfen. Die Symptome äußern sich besonders in häufigem Räuspern sowie in Absonderung eines zähen Schleims und Halsschmerzen.

Laryngitis

Die Kehlkopfentzündung kann durch virale oder bakterielle Krankheitserreger auftreten oder durch eine mechanische Stimmbandüberforderung ausgelöst sein. Heiserkeit oder das völlige Aussetzen der Stimme sowie Halsschmerzen, Hustenreiz und evtl. leichtes Fieber können die Symptome der Laryngitis sein. Zu den wichtigsten Maßnahmen gehört ein striktes Sprech- (und auch Flüster-)Verbot.

! Cave

Tumor

Die Symptome der Pharyngitis oder der Laryngitis, insbesondere die Heiserkeit, können das Zeichen eines Tumorgeschehens sein. Deshalb keine leichtfertige Diagnosestellung ohne weitere Tumorabklärung!

Der Einsatz von abschwellenden Nasentropfen kann **kurzzeitig** indiziert sein. Allerdings sollten diese Medikamente keinesfalls länger als einige Tage angewendet werden, da es bei längerem Gebrauch zu einer Atrophie der Nasenschleimhaut kommen kann. Eine chronische Schleimhautschwellung sowie Riechstörungen und eine Behinderung der Nasenatmung sind die Folge.

Pseudokrupp

Unter dem Begriff „Pseudokrupp" versteht man eine Infektionskrankheit, die meist durch Viren hervorgerufen wird und bei Kindern zwischen dem 1. halben Lebensjahr und ca. dem 6. Lebensjahr auftreten kann.

Durch die Infektion kommt es zu einer Entzündung des Kehlkopfes sowie einer Beteiligung der angrenzenden Tracheaknorpelspangen, die im kindlichen Alter aufgrund ihrer noch nicht voll ausgebildeten Stabilität in sich zusammenfallen können.

Typische **Symptome**, die vor allem nachts und vermehrt in den Herbst- und Wintermonaten auftreten, sind: bellender Husten und evtl. in- und exspiratorischer Stridor. Schluckbeschwerden treten beim Pseudokrupp **nicht** auf (DD: Epiglottitis!).

! Cave

Untersuchung mit Spatel

Das klinische Erscheinungsbild des Pseudokrupps ist dem der Epiglottitis (Akute Epiglottitis) sehr ähnlich. Beim geringsten Verdacht auf eine Epiglottitis darf der Rachenraum des Patienten (z. B. mit einem Spatel) **nicht** untersucht werden, da die Atemwege dadurch vollständig verlegt werden können!
Außerdem sollte auch beim Pseudokrupp keine Rachenuntersuchung mit dem Spatel durchgeführt werden, da es hierbei reflektorisch zu einem Herzstillstand kommen kann.

Maßnahmen. In Abhängigkeit von der Schwere des Pseudokrupps sind folgende Maßnahmen zu treffen:

- Fenster oder Kühlschranktür öffnen, um durch feuchte kalte Luft die Schleimhautschwellung zu mindern
- aus dem gleichen Grund: Dusche mit kaltem Wasser anstellen
- Auch warmer Wasserdampf kann entkrampfend wirken.
- Evtl. – je nach Zustand des kleinen Patienten bzw. seiner Eltern – Notruf tätigen und Notfallmaßnahmen einleiten. Details hierzu finden Sie im Lernmodul 18 „Notfälle und kritische Situationen".

Akute Epiglottitis

Bei einer Epiglottitis, die auch zu den Kehlkopfentzündungen gerechnet werden kann, kommt es anders als beim Pseudokrupp zu einer lebensbedrohlichen Schwellung der Schleimhaut des Kehldeckels (Epiglottis).

Dies wird durch das Bakterium **Haemophilus influenzae Typ b (Hib),** meist im Vorschulalter, ausgelöst.

Es entwickeln sich hohes Fieber und Halsschmerzen, **Schluckbeschwerden**, das Allgemeinbefinden ist beeinträchtigt. Danach kommt es zu **schnorchelnden Ausatemgeräuschen**, zu vermehrtem Speichelfluss und zu einer **kloßigen Stimme**. Es kann eine sehr starke Atemnot auftreten, die bis zum Ersticken führen kann.

! Cave

Keine Racheninspektion mit Spatel durchführen

Durch die Berührung der Rachenwand mit einem Hilfsmittel (z. B. Spatel) können 2 Komplikationen auftreten:

- Es kann zu einem reflektorischen Herzstillstand kommen (die Rachenwand und die Herzzellen haben beim Embryo einen gemeinsamen Ursprung und stehen auch später noch in Verbindung).
- Durch die Berührung kann die vorhandene Schleimhautschwellung im Rachen und am Kehldeckel verstärkt werden. Dadurch kann das Lumen des Kehlkopfes so sehr verlegt werden, dass es zum Ersticken kommt.

Maßnahmen. Da es sich um einen Notfall handelt, müssen Notfallmaßnahmen erfolgen. Diese werden im Lernmodul 18 „Notfälle und kritische Situationen" beschrieben.

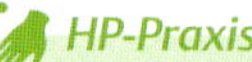

HP-Praxis

DD Glottisödem

Diesem Krankheitsbild der Epiglottitis ähnelt wiederum das so genannte **Glottisödem**, bei dem ebenso die Schleimhaut des Kehldeckels sowie der Bereich der Stimmritze anschwillt und dadurch die Atemwege lebensbedrohlich verlegt werden können. Erkennbar kann dies an der sichtbar vorhandenen Atemnot sein, an krampfhaften verzweifelten Atembewegungen, an der Zyanosebildung an den Schleimhäuten (Blaufärbung aufgrund des Sauerstoffmangels) oder auch durch das Auftreten eines sog. inspiratorischen Stridors (dies ist ein hörbares Atemgeräusch, das durch die Verlegung der Atemwege auftreten kann).
Allerdings wird diese Erkrankung nicht durch eine Infektion ausgelöst, sondern kann im Rahmen eines anaphylaktischen Schocks auftreten oder z. B. Folge eines Insektenstichs im Rachenraum sein.

3.2.2 Entzündliche Erkrankungen der unteren Atemwege

Akute Bronchitis

Definition

Akute Bronchitis

Unter einer akuten Bronchitis versteht man eine Entzündung der Schleimhaut der Bronchien, z. B. im Rahmen eines grippalen Infekts, die sich schließlich auf die Atemwege legt.

Ursachen. Meist verursachen gängige **Viren**, wie z. B. RS-Virus, ECHO-Viren, Adenoviren oder seltener bakterielle Erreger, wie z. B. Pneumokokken oder Haemophilus influenzae, eine akute Bronchitis.

Symptome. Es bestehen zum Teil uncharakteristische, grippeähnliche Symptome wie Schnupfen, Kopf- und Gliederschmerzen, Halsschmerzen, Heiserkeit, Bindehautentzündung. Der Allgemeinzustand ist meist beeinträchtigt. Es folgt ein zunächst trockener Reizhusten, der nachfolgend mit Sputum einhergeht. Gleichzeitig können Schmerzen oder ein Brennen im Bereich der Trachea bestehen. Dann spricht man von einer **Tracheitis**.

Besteht die akute Bronchitis länger ohne entsprechende Therapie, so kann sich eine (meist bakterielle) **Sekundärinfektion** (= zweite, schlimmere Infektion) aufsetzen. Außerdem kann sich die Bronchitis zur Pneumonie ausbilden.

Bei einer bakteriellen Infektion (oder Sekundärinfektion) besteht eitriger gelbgrüner Auswurf. Es können bei der Auskultation trockene Rasselgeräusche wahrgenommen werden.

Diagnostik. Die Diagnose wird meist anhand der Anamnese und des klinischen Bildes gestellt.

Therapie. Bei unkomplizierten Verläufen erfolgt meist keine Therapie. Bei schwereren Erkrankungen wird symptomatisch z. B. mit Antitussiva (hustenstillende Arzneimittel) behandelt.

Chronische Bronchitis

Definition

Chronische Bronchitis

Die chronische Bronchitis ist durch die Weltgesundheitsorganisation WHO sehr genau definiert: „Husten und Auswurf (= produktiver Husten) an den meisten Tagen während mindestens 3 Monaten zweier aufeinanderfolgender Jahre".

Dabei unterscheidet sich die chronische von der akuten Bronchitis in Bezug auf die Krankheitserreger sehr wesentlich: Die **akute Bronchitis** wird ausschließlich durch Krankheitserreger ausgelöst, die **chronische Bronchitis** meist durch eine mechanische Reizung der Atemwege, v. a. durch Nikotinkonsum (Raucherhusten). Im Gegensatz zur chronisch-obstruktiven Bronchitis besteht hierbei jedoch (noch) keine Obstruktion! Allerdings stellt die chronische Bronchitis sehr häufig die Vorform von COPD dar (Kap. 3.1.1).

Symptome. Nach einer langen beschwerdefreien Zeitspanne kommt es zunächst zu morgendlichem Husten mit schleimigem Auswurf und mit der Zeit zu einer generell erhöhten Infektanfälligkeit, sodass es oft zu akuten Bronchitiden kommt.

Dieser Vorgang schreitet weiter fort. Eine mögliche Komplikation besteht dabei in der Ausbildung eines Lungenemphysems oder einer chronisch-obstruktiven Lungenerkrankung.

Diagnostik. Die Auskultation ergibt wie bei der akuten Form trockene Rasselgeräusche.

Therapie. Die wichtigste Maßnahme ist ein sofortiger Rauchstopp bzw. das strikte Meiden ursächlicher Schadstoffe. Der Patient kann selbstständig Atemübungen durchführen. In schweren Fällen kommen Bronchodilatatoren zum Einsatz.

! Cave

DD Lungenkarzinom

Die Diagnose „chronische Bronchitis" darf nicht leichtfertig gestellt werden und sollte immer eine Ausschlussdiagnose sein. Hinter diesen Symptomen kann sich ein **Lungenkarzinom** verbergen. Die häufigste Fehldiagnose des Lungenkarzinoms ist die chronische Bronchitis! Deshalb: Sorgfältigste Abklärung mittels Röntgen, CT, MRT und/oder Bronchoskopie vor der Diagnosestellung „chronische Bronchitis"!

Pneumonie (Lungenentzündung)

Definition

Pneumonie

Hierbei handelt es sich um eine Entzündung des Lungengewebes meist aufgrund eines infektiösen Prozesses.

Die Lungenentzündung ist weltweit eine der häufigsten Infektionskrankheiten und stellt in der westlichen Welt die häufigste Todesursache bei den Infektionskrankheiten dar.

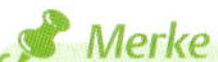

Merke

Eine Pneumonie kann akut oder chronisch auftreten.

Formen der Pneumonie. Es gibt verschiedene Ursachen, warum sich eine Pneumonie entwickelt. Es ist wichtig die Ursache zu erkennen, da die jeweilige Behandlung maßgeblich von den vorhandenen Umständen abhängt. Folgende Formen werden unterschieden:

- **ambulant erworben (nicht nosokomial)**: Der Erreger wurde unter normalen Umständen außerhalb einer Klinik in den Organismus aufgenommen. Häufige und typische Erreger sind z. B. Pneumokokken oder Streptokokken.
- **nosokomial** erworben: Der Erreger wurde in einer Klinik (oder in anderen medizinischen Einrichtungen) erworben. Meist handelt es sich dabei um sog. Krankenhauskeime, die mehr und mehr Resistenzen gegen gängige Antibiotika ausbilden. Hauptvertreter problematischer Keime sind hier z. B. Escherichia coli, Klebsiellen, Legionellen oder auch das Zytomegalievirus.
- auf dem Boden eines **herabgesetzten Immunsystems**: z. B. bei einer HIV-Infektion, bei einem bösartigen Tumorgeschehen oder einer medikamentösen Immunsuppression, bei Diabetes mellitus sowie bei Alkoholismus. Meist treten hier spezielle Erreger auf, die bei sonstigen Lungenentzündungen ohne ein vorgeschwächtes Immunsystems keine Rolle spielen würden. Diese Form der Infektion nennt man **opportunistische** Infektionen bzw. deren Erreger „opportunistische Erreger". Opportunistische Erreger können z. B. sein:
  - Pneumocystis carinii (Protozoon)
  - Candida albicans (Pilz)
  - Aspergillus (Pilz)
  - Zytomegalievirus (Virus)
- **Aspirationspneumonie**: Nach einer vorangegangenen Fremdkörperaspiration (z. B. bei postoperativen Patienten) setzen sich in dem betroffenen Lungenbereich, der aufgrund der Aspiration nicht mehr vollständig belüftet wird, zusätzlich Krankheitserreger fest. Gerade bei eingeschränktem oder fehlendem Bewusstsein (Bewusstlosigkeit, Koma, Wachkoma, Alkohol- oder Drogenrausch etc.) ist die Aspirationsgefahr besonders hoch. In diesen Fällen kommt es häufig auch zur Aspiration von Erbrochenem und/oder von Magensaft. Die aspirierte Magensäure greift die Schleimhaut der Atemwege an und schädigt diese massiv. Dadurch kommt es nachfolgend zu einem toxischen Lungenödem, wodurch sich wiederum sehr leicht Bakterien ansiedeln können.

Auch in unserer Zeit ist diese Erkrankung sehr gefürchtet und verläuft – z. B. bei den nosokomial erworbenen Pneumonien – bei bis zu 20 % der Erkrankten tödlich. Somit stellt die nosokomial erworbene Pneumonie die häufigste tödlich verlaufende Krankenhausinfektion dar.

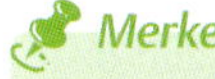

Merke

Pneumonien bei ältere Patienten

Bei allen Pneumoniearten gilt: Je älter der Patient, desto höher die Wahrscheinlichkeit eines letalen Ausgangs.

Tab. 3.1 Klassische Einteilung der Pneumonieformen, Mischformen kommen vor.

	Lobärpneumonie	**Bronchopneumonie**
Synonyme	**Lappenpneumonie**: Das gesamte Lungenparenchym eines Lungensegments oder -lappens ist gleichmäßig betroffen = **typische bakterielle Pneumonie.**	**Herdpneumonie**: herdförmige Inseln im Lungenparenchym ohne Begrenzung auf die Lungenlappen = **atypische Pneumonie**
Erreger	klassische Pneumonieerreger: meist Pneumokokken (oder andere „klassische" Bakterien)	andere (nicht typische) Erreger: • Chlamydien • Legionellen • Mykoplasmen • Viren • Pilze • Parasiten • opportunistische Erreger
Beginn	plötzlicher, sehr akuter Beginn	langsamer, schleichender Beginn mit uncharakteristischen Anzeichen
Symptome	• schweres Krankheitsgefühl • hohes Kontinuafieber mit Schüttelfrost • heftiger Husten mit reichlich Auswurf, teilweise blutig • Nasenflügelatmen • Atemnot, Tachypnoe • atemabhängige Thoraxschmerzen	• nur leicht beeinträchtigter Allgemeinzustand • leichtes Fieber ohne Schüttelfrost • Husten ohne Auswurf • häufig Stellung der Fehldiagnose „grippaler Infekt"!
Diagnosebefunde	meist eindeutiges Befundbild: • Bronchialatmen • feuchte feinblasige Rasselgeräusche • verstärkter Stimmfremitus • verstärkte Bronchophonie • Schenkelschall (gedämpfter Perkussionston) • Leukozytose mit Linksverschiebung • BSG und CRP erhöht • dichte Verschattung im Röntgenbild	meist keine eindeutigen Diagnosebefunde • allerdings deutlicher Röntgenbefund (Verschattung der Lunge) • normale oder verminderte Leukozytenzahl

Diagnostik, Symptome, Therapie. Bezüglich der Verlaufsform und des Erregers wurden bei einer Pneumonie in der Vergangenheit 2 grundlegende Arten (▸ **Tab. 3.1**) unterschieden (allerdings kommen auch Mischformen vor). Diese Unterscheidung hat allerdings inzwischen für die Therapie nur noch eine geringere Bedeutung. Die Behandlung wird mit einer auf den auslösenden Erreger zielenden Antibiose durchgeführt. Zudem: Bei Bedarf Fiebersenkung und ausreichende Flüssigkeitszufuhr.

Komplikationen.

- Mittelohrentzündung (Otitis media)
- Meningitis (Hirnhautentzündung)
- Peri-, Myo-, Endokarditis
- Pleuritis mit Pleuraerguss
- Herz-Kreislauf-Versagen
- septischer Schock

Prophylaxe.

- Ältere Menschen, immunsupprimierte Patienten sowie Menschen mit chronischer Erkrankung (älter als 5 Jahre) und Patienten in einer Pflegeeinrichtung sollten gegen Pneumokokken geimpft werden.

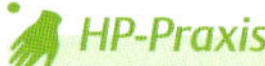

An Arzt oder Klinik verweisen

Den Patienten an einen Arzt bzw. an eine Klinik verweisen! Der Schweregrad einer ambulant erworbenen Pneumonie lässt sich in etwa einschätzen nach dem sog. CRB-65-Index. Dies sind feststehende Kriterien, die im Einzelfall abgefragt werden. Falls ein Kriterium erfüllt ist, wird dafür ein Punkt vergeben. Die Punkte werden addiert. Patienten mit null Punkten können (durch den Haus- oder Lungenfacharzt) ambulant behandelt werden. Patienten mit mindestens einem oder mehreren Punkten sollten grundsätzlich stationär und evtl. auf der Intensivstation einer Klinik behandelt werden. Die einzelnen Kriterien sind:

- Verwirrung (**C**onfusion) ist vorhanden.
- Tachypnoe (**R**espiratory Rate) mit mindestens 30 Atemzügen pro Minute oder mehr ist vorhanden.
- Der **B**lutdruck ist niedriger als 90/60 mmHg.
- Der Patient ist älter als **65** Jahre.

COVID-19 (Coronavirus-Disease-2019, Corona-Virus-Krankheit-2019)

Definition

COVID-19

COVID-19 ist eine Infektionskrankheit, die meist milde Atemwegsinfekte verursacht, aber auch schwere Pneumonien hervorruft. Neben den Atemwegen können auch andere Organsysteme betroffen sein. Schädigungen bzw. Symptome im Nervensystem, Magen-Darm-Trakt, Herz-Kreislauf-System und Gefäßen sowie der Haut sind möglich.

! Cave

IfSG

Behandlungsverbot für Heilpraktiker gemäß § 24 IfSG in Verbindung mit § 6 IfSG. Es besteht namentliche Meldepflicht bei Verdacht, Erkrankung und Tod. Ebenso meldepflichtig ist nach § 7 IfSG der Erregernachweis.

Pathologie und Erreger. **SARS-CoV-2** („Schweres akutes Atemwegssyndrom Coronavirus 2") ist ein **RNA-Virus** aus der Familie der **Coronaviren**, das erstmals Ende 2019 nachgewiesen wurde. Zu den Coronaviren gehören u. a. auch SARS (schweres akutes respiratorisches Syndrom, durch SARS-CoV, schwere Ausbrüche 2002/03) sowie das Middle East Respiratory Syndrome (MERS durch MERS-CoV, Ausbrüche 2015–17).

Übertragung. Hauptübertragungsweg ist die **Tröpfcheninfektion** von Mensch zu Mensch. Dabei kommt es zur Aufnahme von virushaltigen größeren Tröpfchen (z. B. durch feuchte Aussprache, Husten, Niesen) sowie Aerosolen (z. B. beim Atmen, Sprechen, Singen, Schreien) in den Respirationstrakt. Besonders groß ist die Gefahr einer Übertragung in geschlossenen Räumen aufgrund des fehlenden Luftaustausches. Bei sog. **Super-Spreading-Events (SSE)** infizieren sich verhältnismäßig viele Menschen an einem Erkrankten. Wird ein Mindestabstand von ca. 1,5 Metern eingehalten, gilt eine Übertragung im Außenbereich als eher unwahrscheinlich.

Zusatzinfo

Weltweit erste Infektion mit SARS-CoV-2

Der erste Infektionsherd ist unbekannt, im Verdacht steht die Verbindung zu der chinesischen Stadt Wuhan auf deren Tiermarkt eine Übertragung des Virus vom Tier auf den Menschen vermutet wird. Das Virus löste eine weltweite Infektionswelle (**Pandemie**) aus.

Inkubationszeit. Die Inkubationszeit beträgt im Mittel **5–6 Tage**, bei einer Spannweite von 1–14 Tagen. Derzeit wird davon ausgegangen, dass Infizierte bereits 1–2 Tage vor Symptombeginn ansteckend sein können, auch Ansteckungen durch im kompletten Infektionsverlauf asymptomatische Personen sind möglich.

Symptome. Die Abgrenzung zu einer banalen Infektion mit sog. Erkältungsviren ist bei **leichten Fällen** schwierig, da die Symtome meist variabel und unspezifisch sind. Zu den häufigsten Symptomen zählen **Fieber und trockener Husten**. Weitere häufige Symptome sind Schnupfen, Störungen des Geruchs- oder Geschmachssinnes, Atemnot, Muskel- und Gelenkschmerzen, Hals- und Kopfschmerzen, seltener berichten Infizierte über Übelkeit und Erbrechen, Hautausschläge, Bindehautentzündungen, Lymphknotenschwellungen und Durchfall. Bei leichten symptomatischen Verläufen (ca. 80 %) klingen die Beschwerden meist innerhalb von 14 Tagen ab.

Nach Abklingen der akuten Ekrankung bestehen bei bis zu 15 % aller Infizierten auch weiterhin einschränkende Symptome, wie z. B.:

- Müdigkeit (Fatigue),
- eingeschränkte Leistungsfähigkeit,
- Konzentrations- und Gedächtnisstörungen („Brain Fog"),
- Geruchs- und Geschmacksstörungen,
- Atemnot bei Belastung,
- Kopf-, Glieder- und Muskelschmerzen.

Seltener kommt es zu Husten, Schlafstörungen, depressiven Verstimmungen, Ängsten, Haarausfall, Lähmungen, Kribbeln, Schwindel, Durchfall, Übelkeit und Herzrasen.

Bei Beschwerden über mindestens 4 Wochen spricht man von **Long-COVID**, von einem **Post-COVID-Syndrom** beim Anhalten von mehr als 12 Wochen.

Zu einer **Pneumonie** mit Gefahr eines akuten Lungenversagens, eines septischen Schocks und/oder eines Multiorganversagens kommt es durchschnittlich **4 Tage nach Symptombeginn bei schweren Verläufen**.

Risikogruppen. Auch Menschen ohne bekannte Vorerkrankung sowie jüngere Menschen können schwere Verläufe haben. Schwere Verläufe werden besonders bei

- Männern,
- älteren Menschen (deutlich gesteigertes Risikos ab dem 50.–60. Lebensjahr),
- adipösen (BMI > 30 kg/m²) und stark adipösen Menschen (BMI > 35 kg/m²),
- Schwangeren,
- Rauchern,
- Menschen mit Trisomie 21 (Down-Syndrom),
- Menschen mit Vorerkrankungen, insbesondere Herzinsuffizienz, koronarer Herzkrankheit (KHK), chronischer Niereninsuffizienz, Diabetes mellitus, Demenz, einer Krebserkrankung und bei geschwächtem Immunsystem (z. B. nach einer Organtransplantation) beobachtet.

Diagnostik. In der Anamnese sollte nach Kontaktpersonen und Aufenthalten in Risikogebieten (In- und Ausland) gefragt werden. Bei einem positiven SARS-CoV-2-Antigentest ist die virologische Diagnostik mittels **PCR-Test** (Polymerase-Kettenreaktion, engl. polymerase chain reaction) indiziert.

Differenzialdiagnose.

- **banaler Atemwegsinfekt**: selten deutliches Fieber, eher produktiver Husten (mit Auswurf), selten Atemnot, fast immer Schnupfen mit Niesreiz
- **allergisches Asthma bronchiale**: häufig bekannte Allergie, oftmals begleitet von juckenden Augen und Niesreiz, kein Fieber, episodenweise trockene Hustenanfälle und Atemnot, keine Gliederschmerzen
- **Influenza**: häufig plötzlicher Krankheitsbegin mit Fieber und starken Gliederschmerzen, selten Atemnot, häufig Kopfschmerzen, saisonal gehäuftes Auftreten

Therapie. Derzeit ist noch keine Kausaltherapie verfügbar. Bei schweren Verläufen steht als Behandlungsoption die Therapie der Symptome (z. B. Gabe von Sauerstoff, Antibiotikagabe bei bakterieller Koinfektion) im Vordergrund. Die Überwachung und Behandlung von Grunderkrankungen kann erforderlich sein. Mit zunehmend verbesserter Evidenzlage werden immer mehr Therapieempfehlungen festgelegt.

Für Menschen mit einem erhöhten Risiko für einen schweren Verlauf ist die frühzeitige Gabe (innerhalb der ersten 3 Tage und maximal bis zu 7 Tagen nach Symptombeginn) von monoklonalen Antikörpern gegen das Spike-Protein von SARS-CoV-2 empfohlen. Behandelt werden sollen bei bestehendem Risiko für einen schweren Verlauf Ungeimpfte und unvollständig Geimpfte sowie Geimpfte bei begründetem Verdacht eines ungenügenden Impfschutzes trotz Grundimmunisierung (Erst- und Zweitimpfung) plus Boosterimpfung.

Für hospitalisierte Patienten mit einem schweren Verlauf stehen inzwischen auch Behandlungsoptionen zur Verfügung, die nach genauer Betrachtung des Einzelfalls Anwendung finden.

Immunität. Nach überstandener Erkrankung kommt es zur Bildung verschiedener Antikörper, über deren Schutz und Dauer einer protektiven Immunität noch keine eindeutige Aussage getroffen werden kann. Neue Virusvarianten durch Mutationen machen eine kontinuierliche Neubewertung erforderlich.

Die STIKO empfiehlt allen eine sog. Prime-Boost-Boost-Immunisierung (3 Teilimpfungen); ausgenommen davon sind Kinder unter 5 Jahren (kein zugelassener Impfstoff verfügbar), Schwangere im 1. Trimenon sowie Personen, die schwerwiegende Allergien gegen einen der Inhaltsstoffe haben.

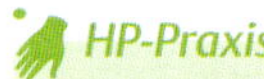
HP-Praxis

Einrichtungsbezogene Impfpflicht

Für Beschäftigte von Kliniken, Pflegeheimen und ähnlichen Einrichtungen gilt seit März 2022 in Deutschland eine Verpflichtung, eine **vollständige Impfung oder eine Genesung nachzuweisen.** Diese Pflicht umfasst u. a. Krankenhäuser, Pflegeheime, Arzt- und Zahnarztpraxen, Praxen sonstiger humanmedizinischer Heilberufe, inkl. **Praxen von Heilpraktikern**, den Rettungsdienst sowie Einrichtungen für ambulante Operationen und Entbindungen.

3.2.3 Klassische Infektionskrankheiten im Bereich der Atmung

Tuberkulose (Tbc)

Definition

Tuberkulose

Tuberkulose ist eine chronisch verlaufende Infektionskrankheit, die sich meistens in der Lunge manifestiert, sich allerdings auch in allen anderen Organen festsetzen kann. Weltweit zählt die Tuberkulose zu den häufigsten bakteriellen Erkrankungen.

! Cave

IfSG

Behandlungsverbot für Heilpraktiker gemäß § 24 IfSG in Verbindung mit § 6 und § 7 IfSG sowie Meldepflicht für Heilpraktiker bei Erkrankung und Tod (nicht bei Verdacht!) bei einer behandlungsbedürftigen Tuberkulose gemäß § 6 IfSG.

Pathologie und Erreger. Es handelt sich um einen bakteriellen Erreger: **Mycobacterium tuberculosis**.

Übertragung. Meist durch Tröpfcheninfektion (aerogen) von Mensch zu Mensch. Dabei spielt neben der Menge und der Virulenz der Erreger auch die individuelle Abwehrlage des Infizierten eine große Rolle. Ein verstärktes Tuberkuloserisiko besteht z. B. bei:

- höherem Lebensalter
- Säuglingen
- Alkoholismus
- Diabetes mellitus
- Immunsuppression
- erworbenen oder angeborenen Immundefekten (insbesondere bei HIV-Infektionen)
- Vorschädigung der Lunge.

Inzwischen ist die Tuberkulose in Deutschland zurückgegangen. Pro Jahr gibt es ca. 5 Neuerkrankungen auf 100 000 Einwohner. Allerdings ist Tuberkulose unter Migranten relativ häufig zu finden. Hier sind es ca. 27 Neuerkrankungen auf 100 000 Einwohner.

Inkubationszeit. Die Inkubationszeit nach einer Ansteckung mit Mycobacterium tuberculosis beträgt ca. **4–6 Wochen**.

Verlauf. Eine Tuberkulose kann in verschiedenen Kategorien eingeteilt werden. Mögliche Unterscheidungsformen einer Tuberkulose sind z. B.:

- **Einteilung nach dem Ansteckungsrisiko.** Hier unterscheidet man zwischen einer **offenen** und einer **geschlossenen Tbc**. Eine offene Tbc liegt vor, wenn die Erreger durch verschiedene Körperflüssigkeiten oder durch die Atemluft nach außen gelangen können (wenn sich Erreger z. B. im Sputum befinden, im Urin, im Stuhl etc.). Bei einer geschlossenen Tbc dagegen haben die Erreger (noch) keinen Weg zur Umwelt gefunden. Sie sind im Körper eingeschlossen, haben aber keinen Zugang zu den Atemwegen, zum Verdauungstrakt etc. gefunden.

- **Einteilung nach dem Organbefall.** Hier wird unterschieden, welches bzw. welche Organe von der Tbc befallen sind. Hauptmanifestationsort ist die Lunge. Aber auch alle anderen Organe können betroffen sein, so z. B. Gehirn, Verdauungstrakt, Lymphknoten, Haut, Nieren, Nebennieren, Leber, Milz, etc. Dabei spricht man von „Lungentuberkulose", „Hauttuberkulose" usw.
- **Einteilung nach dem Verlauf und der Ausbreitung der Erkrankung.** Hier unterscheidet man verschiedene Stadien der Erkrankung:
  - **1. Primärtuberkulose.** Hierunter versteht man den Vorgang der ersten Infektion mit Tuberkulosebakterien. Die Infektion verläuft häufig symptomlos, kann aber bei Patienten mit schlechter Abwehrlage bereits zu weiteren Komplikationen führen. Meist werden die Krankheitserreger durch die Atemwege aufgenommen, wodurch sich nachfolgend ein sog. **Primärherd** im Lungengewebe bildet. Meist sind in diesem Stadium die Lymphknoten des Lungenhilus ebenfalls befallen. Diese Beteiligung der Hilus-Lymphknoten zusammen mit dem Primärherd wird als **Primärkomplex** bezeichnet. Nachfolgend (über Monate hinweg) bilden sich in der Lunge sog. **Tuberkel**. Das sind knotenförmige Veränderungen des Lungengewebes, die mit der Zeit nekrotisch-käsig zerfallen (einschmelzen). Danach lagern sich Kalksalze in die Tuberkel ein. In diesem so entstandenen Gebilde können die Tbc-Erreger jahrelang überleben, meist ohne Symptome hervorzurufen. Solche „eingenisteten" Erreger nennt man **Persister**. Falls der Körper im Laufe der Zeit diese Kalksalze abbaut (z. B. aufgrund einer Kalzium-Mangel-Störung), können damit die Erreger wieder aktiviert werden. Entsprechend der individuellen Abwehrlage des Patienten bestehen nun verschiedene Möglichkeiten: Die Erkrankung kann entweder vollkommen abheilen oder die Bakterien können als Persister weiter jahrelang überleben. Die Erkrankung kann sich zu einer Organtuberkulose (postprimäre Tuberkulose) oder zu einer Miliartuberkulose ausbilden (siehe folgende Aufzählungspunkte). Andererseits können bei einer guten Abwehrlage die Erreger durch das eigene Immunsystem erfolgreich bekämpft werden, sodass es erst gar nicht zu einer Primärtuberkulose kommt.
  - **2. postprimäre Tuberkulose (Organtuberkulose).** Hier kann sich der Erreger auf verschiedene Körperregionen ausbreiten und sogar nach Jahren oder Jahrzehnten seit der Erstinfektion eine isolierte Organtuberkulose ausbilden (also isoliert z. B. nur das Gehirn und die Leber befallen etc.).
  - **3. Miliartuberkulose.** Unter diesem Begriff versteht man einen weiter fortschreitenden Vorgang, bei dem die Tbc-Bakterien Zugang zum Blutweg gefunden haben, darüber hämatogen streuen und sich im gesamten Körper mit zahlreichen einzelnen kleinen Herden niederlassen. Diese einzelnen Herde sind in etwa hirsekorngroß (lat. Milium = Hirsekorn).

Die Streuung der Krankheitserreger (mit nachfolgender Bildung einer Organtuberkulose oder einer Miliartuberkulose kann auf 3 Wegen geschehen:

- hämatogen, also auf dem Blutweg,
- lymphogen, also über die Lymphbahnen sowie
- kanalikulär. Dies bedeutet so viel wie „über einen Kanal". Die Ausbreitung kann z. B. über den Ausführungsgang einer Drüse erfolgen oder wie meist bei der Tbc z. B. auch über einen Bronchus erfolgen. In diesem Falle spricht man von einer bronchogenen Ausbreitung.

Symptome. Die Symptome einer Tbc können dabei uncharakteristisch und sehr unterschiedlich sein, abhängig vom jeweiligen Ausprägungstyp. Und auch innerhalb eines Typus gibt es sehr unterschiedliche Symptomverläufe, vom asymptomatischen Verlauf bis hin zur Tbc-Pneumonie mit starker Dyspnoe oder anderen Organsymptomen. Husten ist meist vorhanden. Dieser kann sowohl mit als auch ohne Auswurf erfolgen. Auch kann blutiger Auswurf vorhanden sein. Unterschiedliche Fieberhöhen inkl. subfebriler Temperaturen können ebenso auftreten wie uncharakteristische Symptome: Gewichtsverlust („Schwindsucht"), Nachtschweiß (evtl. zusammengefasst als B-Symptomatik) oder ein Erythema nodosum an den Unterschenkeln.

Komplikationen. Etwa die Hälfte der Miliartuberkulosen verläuft **letal**. Teilweise bilden sich **Kavernen**. Unter einer Kaverne versteht man eine pathologische Hohlraumbildung. Entsteht eine Verbindung von einer Kaverne zu einem Bronchus, besitzt der Erreger nun Zugang zur Außenwelt und kann sich weiter als offene Tbc verbreiten.

Diagnostik. In der Anamnese sollte nach Auslandsaufenthalten gefragt werden, ebenso wie nach erkrankten Personen im persönlichen Umfeld und nach einem geschwächten Immunsystem. Mit dem **Tuberkulin-Hauttest** kann evtl. der Nachweis von Tuberkulosebakterien erbracht werden. Allerdings ist das Fehlen einer Reaktion auf diesen Test nicht negativ beweisend! Auch eine positive Testreaktion belegt nur, dass der Organismus irgendwann im Laufe des Lebens mit Tuberkuloseerregern in Kontakt gekommen ist. Eine akute Erkrankung kann dadurch nicht belegt werden. Zusätzlich dazu könnte ein Erregernachweis z. B. im Sputum durchgeführt werden. Finden sich darin Erreger, ist dies ein sehr deutlicher Hinweis auf eine offene Tbc. Weitere Untersuchungsbefunde können z. B. bei der Auskultation ein verändertes Atemgeräusch (feuchte oder trockene Rasselgeräusche, Bronchialatmen) oder bei der Perkussion über einer Kaverne ein tympanischer Klopfschall sein. Der Röntgenthorax ergibt meist einen typischen Befund.

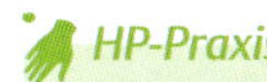

Differenzialdiagnosen

Aufgrund der Vielseitigkeit der betroffenen Organe kommen sehr viele unterschiedliche Krankheitsbilder in Betracht. Im Bereich der Lunge ist z. B. an ein Bronchialkarzinom zu denken oder an Pneumonien anderer Erreger, ebenso wie an eine Lungenfibrose oder an eine Pleuritis.

Therapie. Eine umfassende Behandlung in der Klinik oder in einer Rehaeinrichtung ist notwendig. Dabei werden über mindestens 6 Monate verschiedene Antibiotika eingesetzt.

Immunität. Es besteht die Möglichkeit einer aktiven Immunisierung, diese wird aber derzeit nicht offiziell durch die Ständige Impfkommission (STIKO) empfohlen.

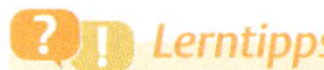
Lerntipps

Tätigkeitsverbot (IfSG)

Beachten Sie bitte in der Prüfung und in der Praxis bei der Diagnostik der Tbc strikt das Verbot der Tätigkeit mit Krankheitserregern, das sich für den Heilpraktiker aus dem Infektionsschutzgesetzt ergibt. § 24 IfSG verbietet den direkten (Erregersuche) sowie indirekten (Antikörpersuche) Erregernachweis. Außerdem verbietet § 44 IfSG jegliche Tätigkeit mit Krankheitserregern. Dadurch ist allein schon beim Verdacht auf Tuberkulose jegliche Blutanalyse verboten ebenso wie z. B. der Tuberkulin-Test oder eine Sputum-Untersuchung. Dies gilt auch, wenn Sie diese Tätigkeiten nicht selbst ausführen, sondern ein Labor damit beauftragen.

Transferbeispiel

Historisches Beispiel für einen Tuberkulose-Patienten

Die Tuberkulose ist in vielen Ländern ein großes Problem unserer Zeit. Zusammen mit Malaria und HIV zählt sie weltweit zu den am häufigsten tödlich endenden Krankheiten. Aber auch in früheren Zeiten litten viele Menschen an Tuberkulose, unter ihnen auch bekannte Persönlichkeiten wie z. B. Goethe oder Schiller.

Lesen Sie mehr zu diesem Thema unter https://hp-kolleg.haug-verlag.de unter Lernmodul 8.

Eventuelle personenbezogene Daten fiktiv, Fallbeispiel frei erfunden.

Keuchhusten (Pertussis)

Definition

Keuchhusten

Pertussis ist eine Infektionskrankheit, die vor allem Säuglinge und Kleinkinder betrifft und mit typischen stakkatoartigen Hustenanfällen einhergeht.

! Cave

IfSG

Behandlungsverbot für Heilpraktiker gemäß § 24 IfSG in Verbindung mit § 6 und § 7 IfSG sowie Meldepflicht für Heilpraktiker bei Verdacht, Erkrankung und Tod gemäß § 6 IfSG.

Pathologie und Erreger. Der Erreger des Keuchhustens ist **Bordetella pertussis**, ein endotoxinbildendes Stäbchenbakterium. Durch die Ausschüttung von Endotoxinen bei Untergang der Bakterien, die auf dem Blutweg in das Stammhirn einwandern, wird das Hustenzentrum gereizt. Dadurch kommt es zu den typischen Hustenanfällen.

Übertragung. Meist durch Tröpfcheninfektion oder direktem Schmierkontakt mit Körperausscheidungen. Die Ansteckungsgefahr ist im uncharakteristischen Vorstadium (Stadium catarrhale) am größten.

Inkubationszeit. Die Inkubationszeit nach einer Ansteckung mit Bordetella pertussis beträgt ca. **7–14 Tage**.

Verlauf und Symptome. Die Krankheit verläuft in 3 Phasen:

- **Stadium catarrhale**: Der Beginn ist recht uncharakteristisch mit Erkältungssymptomen wie Schnupfen, hartnäckigem Husten, Halsschmerzen, subfebrilen Temperaturen oder einer Bindehautentzündung. Dieses Stadium dauert ca. 14 Tage an.
- **Stadium convulsivum** (convulsivum = „krampfartig"): Nun treten die typischen, überwiegend nächtlichen Hustenanfälle (bis zu 50-mal in 24 Std.) mit den charakteristischen **stakkatoartigen** (abgehackten, stoßartigen, schnell aufeinander folgenden) Hustenstößen auf, bei denen die Zunge herausgestreckt wird. Nach einem Hustenanfall kommt es zu einem mit dem bloßen Ohr hörbaren **inspiratorischen Stridor**, der durch einen Stimmritzenkrampf (Laryngospasmus) hervorgerufen wird. Dies führt zu Erstickungsanfällen, Atemnot, Lufthunger und als sichtbares Zeichen zur Zyanose. Die Halsvenen treten prall gefüllt hervor. Nach dem Husten kommt es oft zu Erbrechen oder zum Heraufwürgen eines zähen, glasigen Schleims. Einblutungen in die Augenbindehäute sind häufig. Fieber fehlt meistens in diesem Stadium. Ein Hustenanfall kann oft durch Racheninspektion (!) oder durch Essen/Trinken ausgelöst werden. Dauer dieses Stadiums: bis zu 6 Wochen.
- **Stadium decrementi** (abnehmendes Stadium): Die Symptome lassen allmählich nach. Dieses Stadium hält mit bis zu 6 Wochen relativ lange an.

Komplikationen. Für Pertussis-Erkrankungen sind folgende Komplikationen bekannt:

- Bei Säuglingen unter 3 Monaten treten anstatt der Hustenanfälle oft **Atempausen** auf, die lebensbedrohlich sein können.
- Bronchopneumonie (als Komplikation oder auch als Sekundärinfektion mit einem weiteren Erreger), die oft tödlich endet
- Bronchiektasen
- Enzephalitis (mit bleibenden Behinderungen)
- Otitis media

Differenzialdiagnose. Andere Atemwegserkrankungen, Pneumonie, Fremdkörperaspiration, Laryngitis, Pharyngitis, Pseudokrupp, Mukoviszidose.

Diagnostik. Im Stadium convulsivum meist anhand des klinischen Bildes möglich. Außerdem ist das Blutbild hilfreich: Es besteht meist eine Leukozytose mit einer Lymphozytose.

Maßnahmen. Verweisen des Patienten an den Arzt.

Immunität. Nach der überstandenen Erkrankung kommt es zu einer Immunität gegen das spezielle Bakterientoxin – nicht gegen das eigentliche Bakterium. So kann eine weitere mildere Form des Keuchhustens auftreten, ohne dass dies meist als Keuchhusten diagnostiziert würde. Trotzdem besteht dabei Ansteckungsgefahr!

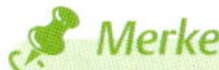

Impfempfehlung

Eine aktive Immunisierung gegen Pertussis ist möglich und wird von der STIKO auch für Erwachsene empfohlen.

Q-Fieber

Definition

Q-Fieber

Das Q-Fieber ist eine bakterielle Zoonose, die eine atypische Pneumonie hervorrufen kann. Als die Erkrankung in den 1940er Jahren untersucht wurde, blieb die Krankheitsursache zunächst ungeklärt, worauf der Name der Erkrankung hinweist (query = (Rück-)Frage, Zweifel, deshalb Q-Fieber).

Pathologie und Erreger. Übertragen wird die Erkrankung durch den bakteriellen Erreger **Coxiella burnetii**, der bisher zu der Bakteriengruppe der **Rickettsien** gezählt wurde. Auf eine enge Ähnlichkeit mit Legionellen weisen jedoch jüngere molekularbiologische Untersuchungen hin.

Cave

IfSG

Behandlungsverbot für Heilpraktiker gemäß § 24 in Verbindung mit § 7 IfSG.

Übertragung. Hauptreservoir des Erregers sind Schafe, Kühe, Pferde, Ziegen und sonstige Haus- und Hoftiere, die wiederum durch erregerhaltige Zecken infiziert wurden. Die Übertragung auf den Menschen findet meist durch Kotstaubinhalationen statt oder durch direkten Kontakt mit den infizierten Tieren oder deren Produkten (Fleisch, Milch, Fell, Wolle) und sonstigen Materialien wie z. B. Heu und Kot. Der Krankheitserreger ist in der Lage, Sporen zu bilden, die jahrelang überleben können. Gefährdete Risikogruppen sind z. B.: Bauern, Metzger, Tierärzte, Mitarbeiter in der fleischverarbeitenden Industrie.

Inkubationszeit. Die Inkubtationszeit nach einer Ansteckung mit Coxiella burnetii beträgt ca. **2–4 Wochen**.

Verlauf und Symptome. Die Erkrankung beginnt grippeähnlich mit Kopf- und Gliederschmerzen und hohem Fieber (bis zu 40 °C) als **Kontinuafieber** über ca. 1 Woche sowie Schüttelfrost.

Dabei kann das Bewusstsein nebulös (typhusähnlich) eingeschränkt sein. In vielen Fällen bleibt es bei diesem Grippebild oder die Erkrankung verläuft sogar symptomlos. In den anderen Fällen schreitet die Erkrankung fort und zeigt nun das Bild einer **atypischen Pneumonie**, meist mit blutigem Auswurf.

Komplikationen. Selten können chronische Verläufe auftreten, evtl. in Verbindung mit sekundären Entzündungen wie z. B. Enzephalitis, Endo- oder Myokarditis, Nephritis.

Diagnostik. Zusammen mit der Berufsanamnese ist meist ein Erregernachweis erforderlich.

Cave

IfSG

Ein direkter oder indirekter Erregernachweis ist dem Heilpraktiker gemäß § 24 IfSG verboten und darf nur durch einen Arzt durchgeführt werden!

Differenzialdiagnose. Influenza („echte" Virusgrippe), Typhus abdominalis, atypische Pneumonien anderer Erreger.

Maßnahmen. Verweisen des Patienten an den Arzt oder evtl. an eine Klinik.

Immunität. Nach Durchstehen der Erkrankung besteht eine lang andauernde Immunität. Eine aktive Immunisierung ist bei Risikogruppen möglich.

Legionärskrankheit

Definition

Legionärskrankheit

Dies ist eine bakteriell bedingte atypische Pneumonie, die bei bis zu 20 % der Erkrankten zum Tode führt.

Erstmalig aufgetreten ist diese Erkrankung 1976 bei einem Veteranentreffen in den USA, als durch ein verseuchtes Wassersystem einer Hotelanlage sehr viele dieser (ehemaligen) Legionäre umgekommen sind.

Cave

IfSG

Behandlungsverbot für Heilpraktiker gemäß § 24 in Verbindung mit § 7 IfSG.

Pathologie und Erreger. Erreger ist das Bakterium **Legionella pneumophila (Legionellen)**.

Übertragung. Legionellen befinden sich häufig in Wasserspeichern, Klimaanlagen, Warmwassersystemen (Duschen, Bäder etc.) oder Befeuchtungsanlagen. Die Übertragung findet durch Inhalation der erregerhaltigen Aerosole statt. Teilweise erfolgt die Übertragung auch als nosokomiale Infektion in Kliniken oder anderen medizinischen Einrichtungen (z. B. in Pflegeheimen).

Cave

Legionellen in der HP-Praxis

Auch in der Heilpraktikerpraxis können Legionellen übertragen werden. Achten Sie insbesondere bei therapeutischen Wasseranwendungen oder bei Inhalationsgeräten auf diese Gefahr.

Inkubationszeit. ca. 2–14 Tage.

Verlauf und Symptome. In bis zu 90 % der Infektionen verläuft die Erkrankung asymptomatisch.

Ältere Menschen, pflegebedürftige Patienten sowie abwehrgeschwächte Personen sind besonders betroffen von dieser Erkrankung. Der Erreger zählt zu den opportunistischen Erregern. Es tritt das Bild einer **atypischen Pneumonie** auf, wobei es zusätzlich zu Bewusstseinsstörungen, Durchfällen, Übelkeit und Erbrechen kommen kann.

Komplikationen. Folgeerkrankungen einer schweren Pneumonie, wie z. B. Peritonitis, Myokarditis, akutes Nierenversagen, Herzkreislaufversagen, die bis zum Tod führen können.

Diagnostik. Die Reiseanamnese (Hotelaufenthalte?) kann evtl. Aufschluss über mögliche Infektionswege geben. Ansonsten kann ein indirekter Erregernachweis durch die Antikörpersuche im Urin durchgeführt werden.

! Cave

IfSG

Auch hier gilt: Jeder direkte oder indirekte Erregernachweis bleibt gemäß § 24 IfSG dem Arzt vorbehalten!

Differenzialdiagnose. Sonstige atypische Pneumonieformen, wie z. B. Q-Fieber.

Maßnahmen. Verweisen des Patienten an die Klinik.

Immunität. Es besteht keine Immunität und keine Möglichkeit der Schutzimpfung.

Ornithose/Psittakose

Bei diesen Krankheiten handelt es sich jeweils um eine Zoonose, die von Vögeln (Ornithose) bzw. Papageien (Psittakose) auf den Menschen übertragen werden kann.

! Cave

IfSG

Behandlungsverbot für Heilpraktiker gemäß § 24 in Verbindung mit § 7 IfSG.

Pathologie und Erreger. Die Krankheit wird durch das Bakterium **Chlamydia psittaci** (aus der Gruppe der **Chlamydien**) hervorgerufen.

Übertragung. Meist durch Inhalation von erregerhaltigem Vogelkotstaub oder durch direkten Kontakt mit Vögeln/Papageien (Wellensittiche, Geflügel, Enten, Tauben etc.) und deren Produkten und Ausscheidungen. Besonders gefährdet sind demnach Vogelzüchter, Tierhändler oder Geflügelhalter.

Inkubationszeit. Die Inkubationszeit nach einer Ansteckung mit Chlamydia psittaci beträgt ca. **7–21 Tage**.

Verlauf und Symptome. Etwa die Hälfte aller Infektionen verläuft asymptomatisch, ein Viertel als grippeähnliches Krankheitsbild und bei einem weiteren Viertel bildet sich eine schwere atypische Pneumonie aus. In diesen Fällen beginnt die Erkrankung grippeähnlich mit Kopf- und Gliederschmerzen und hohem Fieber (bis zu 40 °C) als **Kontinuafieber** über ca. 2 Wochen sowie Schüttelfrost. Danach zeigt sich nun das Bild einer **atypischen Pneumonie**. Zusätzlich bestehen oft eine Hepatosplenomegalie (durch Leber- und Milzbeteiligung) und/oder Meningismus.

Komplikationen. Bei älteren Patienten Ausbildung einer Herzinsuffizienz, außerdem Myokarditis, Meningitis, Enzephalitis.

Diagnostik. In der Anamnese ist die Frage nach Vogelkontakt wichtig, evtl. kann ein Erregernachweis erstellt werden.

! Cave

IfSG

Auch hier regelt § 24 des IfSG das Verbot für Heilpraktiker des direkten sowie indirekten Erregernachweises.

Differenzialdiagnose. Influenza („echte" Virusgrippe), atypische Pneumonien anderer Erreger (z. B. Legionärskrankheit, Q-Fieber).

Maßnahmen. Verweisen des Patienten an die Klinik.

Immunität. Nach dem Durchmachen der Erkrankung besteht häufig eine langanhaltende Immunität.

Influenza (Virusgrippe) bzw. zoonotische Influenzaarten

Eine aufgrund möglicher Komplikationen ernst zu nehmende Infektionskrankheit der oberen Atemwege, die in den Wintermonaten oft pandemisch oder epidemisch auftritt.

! Cave

IfSG

Behandlungsverbot für Heilpraktiker gemäß § 24 in Verbindung mit § 7 IfSG bei der „normalen" Influenza.
Bei zoonotischer Influenza gilt: Behandlungsverbot für Heilpraktiker gemäß § 24 IfSG in Verbindung mit § 6 und § 7 IfSG sowie Meldepflicht für Heilpraktiker bei Verdacht, Erkrankung und Tod gemäß § 6 IfSG.

Pathologie und Erreger. Die Virusgrippe wird durch die **Influenzaviren Typ A, B und C** übertragen. Bestimmte Subtypen des Influenzavirus können durch Tiere übertragene Influenzaarten (zoonotische Influenza) auslösen. Dies ist derzeit in erster Linie der Fall bei Vögeln (Geflügel, Wildvögel, insbesondere in China, Indonesien und Ägypten) = **aviäre Influenza** sowie bei Schweinen = **Schweinegrippe**.

Übertragung. Die Übertragung erfolgt durch Tröpfcheninfektion wie bei der „normalen" Influenza. Zoonotische Influenzaviren können durch engen Kontakt mit infizierten Tieren bzw. deren Produkten auf den Menschen übertragen werden. Eine besondere Erkrankungsgefährdung haben dabei Kinder, ältere Menschen sowie immungeschwächte Patienten oder Menschen mit (pulmonalen) Vorerkrankungen.

Inkubationszeit. Die Inkubationszeit nach einer Ansteckung mit einem Influenzavirus beträgt ca. **1–5 Tage**.

Verlauf und Symptome. Ca. 50 % der Infizierten entwickeln nur leichte Erkältungssymptome. Ansonsten beginnt die Erkrankung innerhalb weniger Stunden hochakut und heftig mit hohem Fieber (bis zu 40 °C), Schüttelfrost, schwerem Krankheitsgefühl, Schwindel und Kopf- und Gliederschmerzen. Es entwickelt sich eine **Rhinitis**, eine **Pharyngitis** und evtl. eine **Tracheobronchitis**. Dabei bestehen typische Schnupfensymptome mit Husten, Heiserkeit und Halsschmerzen sowie Schmerzen hinter dem Brustbein. Zusätzlich können sich eine Konjunktivitis, Nasenbluten und eine relative Bradykardie bilden. Die Krankheit verläuft meist über mehrere Wochen hinweg mit Schwäche, Leistungsminderung und Müdigkeit. Vor allem bei gefährdeten Personengruppen kann sich eine Beteiligung des Kreislaufes ausbilden, so dass es zu Ohnmachtsanfällen und einer Hypotonie kommen kann.

Komplikationen. Pneumonie, Sinusitis, Otitis media, meist als bakterielle Superinfektionen mit einem zweiten Fiebergipfel, können zusätzlich entstehen. Die Beteiligung des ZNS und des Kreislaufes mit der Gefahr des Herz-Kreislauf-Versagens oder der Bildung einer Myokarditis stellt eine lebensbedrohliche Komplikation dar.

Nach offiziellen Angaben versterben in Deutschland pro Jahr zwischen 5 000 und 15 000 Menschen an den Folgen der Influenza. Hiervon sind besonders Schwangere, Kleinkinder und chronisch kranke Menschen betroffen.

Diagnostik. Die Diagnostik erfolgt über einen indirekten Erregernachweis im Blut und einen Rachenabstrich.

! Cave

IfSG

Verbot des direkten sowie indirekten Erregernachweises gemäß § 24 IfSG.

Differenzialdiagnose. Atemwegsinfekte anderer Ursache, Erkältungen („grippaler Infekt"), die durch andere Erreger übertragen werden.

Maßnahmen. Verweisen des Patienten an den Arzt oder je nach Krankheitszustand an eine Klinik.

Immunität. Das Virus besitzt eine so genannte **Antigenshift** (oder auch **Antigendrift**). D.h., es variiert von Jahr zu Jahr sein Antigen und somit sein äußeres Erscheinungsbild. Nach Durchstehen der Erkrankung oder nach Impfung besteht eine Immunität nur kurzfristig, also bis zum Auftreten der nächsten Virusvariation. Somit kann ein Mensch immer wieder an Influenza erkranken. Für folgende Personengruppen wird eine aktive Impfung von der **STIKO** empfohlen:

- Beschäftigte im Gesundheitswesen
- Beschäftigte in Einrichtungen mit hohem Publikumsverkehr
- Menschen, die älter als 60 Jahre sind
- Patienten mit Vorerkrankungen (insbesondere bei Immunschwäche, nervalen, pulmonalen und/oder kardialen Erkrankungen)
- Schwangere ab dem 2. Trimenon

Fazit – Das müssen Sie wissen

Entzündliche/infektiöse Erkrankungen

Beachten Sie bei jeder infektiösen Erkrankungen strikt eventuelle **Meldepflichten und Behandlungsverbote**.

Vor der Diagnosestellung „chronische Bronchitis" sollte ein **Karzinom** sorgfältig ausgeschlossen werden.

Unterscheiden Sie anhand von Befunden und Symptomen sicher zwischen einer **klassischen** und einer **atypischen** Pneumonie. Der wichtigste Unterschied liegt im klinischen Bild: Die atypische Pneumonie verläuft sehr symptom- und befundarm, wogegen die klassische Pneumonie meist mit Fieber, Husten und Auswurf einhergeht und auffällige Untersuchungsbefunde, wie z. B. Atemnebengeräusche, verstärkten Stimmfremitus, abgeschwächten Klopfschall und verändertes Röntgenbild, zeigt.

Schwere **COVID-19** Verläufe mit Atemnot, Pneumonie und Lungenversagen sind eher selten. Die Behandlung richtet sich nach dem Schweregrad der Erkrankung, es kann eine intensivmedizinische Überwachung und der Einsatz eines Beatmungsgerätes erforderlich sein.

Tuberkulose zählt weltweit zu den häufigsten bakteriellen Infektionen. Symptome der Tbc: meist sehr individuell ausgeprägt, Husten mit oder ohne Auswurf, evtl. blutig, teils Fieber und Gewichtsverlust.

3.3 Erkrankungen der Pleura

3.3.1 Pleuritis (Brustfellentzündung)

Definition

Pleuritis

Bei der Pleuritis handelt es sich um eine Entzündung des Brustfells.

Ursachen. Eine Pleuritis entsteht meist aufgrund einer vorangegangenen **entzündlichen Erkrankung** der benachbarten Strukturen, wie z. B. nach einer Lungenentzündung, einer Lungen-Tbc, einer Herzbeutelentzündung, einer Bauchspeicheldrüsenentzündung oder aufgrund **anderer nicht entzündlicher Erkrankungen** der nahegelegenen Strukturen wie z. B. Herzinfarkt, Lungenembolie, Linksherzinsuffizienz oder Tumorgeschehen. Auch im Rahmen einer **Überwässerung** (bei Nierenerkrankungen) oder durch einen zu **geringen onkotischen/kolloidosmotischen Druck** (z. B. Leberzirrhose, nephrotisches Syndrom) kann es zu einem Pleuraerguss mit nachfolgender Pleuritis kommen.

Verlauf. Anfänglich besteht meist eine **Pleuritis sicca**, also eine trockene Pleuritis, bei der sich noch kein Erguss innerhalb des Pleuraspalts gebildet hat. Schreitet die Erkrankung weiter fort, so kommt es schließlich zu einer Ergussbildung, man spricht von einer **Pleuritis exsudativa** (feuchte Pleuritis).

Bei der Pleuritis exsudativa kann bei einem vorhandenen Erguss zwischen einem Exsudat und einem Transsudat unterschieden werden. Diese Unterscheidung ist für die Differenzialdiagnose sehr wichtig.

- Ein **Transsudat** ist ein durch veränderte Druckverhältnisse aus der Blutbahn ausgepresster Erguss. Beispielsweise kann es bei einer Linksherzinsuffizienz aufgrund des Rückstaus in die Lunge zu einem Transsudat kommen, da die Lunge vermehrt Flüssigkeit aufweist. Auch im Rahmen einer chronischen Niereninsuffizienz, bei der sich zu viel Flüssigkeit im Körper anstaut, kann dies der Fall sein. In einem Transsudat sind nur sehr geringe Mengen an Bestandteilen des Abwehrsystems sowie sehr geringe Mengen an Eiweiß vorhanden. Diese Flüssigkeit ist hell und klar.
- Anders beim **Exsudat**: Hier handelt es sich um einen Erguss aufgrund eines entzündlichen Prozesses, in dem sich viele Blutzellen und große Mengen an Eiweißen und Abwehrzellen befinden. Diese Flüssigkeit ist eher dunkel und trüb bis blutig. Im Vergleich dazu weist die physiologische Flüssigkeit im Pleuraspalt eine ähnliche Zusammensetzung wie das Blutplasma auf.

! Cave

Tumor

In ca. 50 % der Fälle ist ein Pleuraerguss durch ein Tumorgeschehen verursacht. Vor allem ein blutiger Erguss ist grundsätzlich tumorverdächtig. Deshalb sollte sich an die Diagnose eines Pleuraergusses immer die Suche nach einem Primärkarzinomherd anschließen.

Symptome. Die atemabhängigen Thoraxschmerzen bestehen bei einer Pleuritis sicca und nehmen mit vermehrter Ergussbildung an Intensität ab. Ist noch kein Erguss vorhanden, so reiben die beiden entzündeten Pleurablätter gegeneinander, was neben den Schmerzen auch ein auskultierbares **Reibegeräusch (Lederknarren, Pleurareiben)** verursacht. Schreitet die Erkrankung fort, kann das physiologische Atemgeräusch bei der Auskultation abgeschwächt bis aufgehoben sein, da der Erguss die Atemgeräusche abschirmt. Außerdem kann evtl. ein Nachschleppen der erkrankten Brustkorbhälfte festgestellt werden.

! Cave

Abnehmende Schmerzen

Nehmen die Schmerzen bei einer bestehenden Pleuritis ab, muss dies nicht immer Zeichen einer Heilung sein. Üblicherweise werden die Schmerzen durch einen Pleuraerguss gemildert, da durch den Erguss die entzündeten Pleurablätter nicht mehr aneinanderreiben können. Dies stellt jedoch eine Verschlechterung des Krankheitsverlaufs dar.

Diagnostik. Durch einen Erguss bei der Pleuritis exsudativa ist der **Stimmfremitus** über dem erkrankten Bereich **aufgehoben**, da der Erguss die Vibrationen des Lungengewebes dämpft. Die Perkussion ergibt in diesem Bereich einen gedämpften, hyposonoren Klopfschall.

Der Patient nimmt instinktiv eine Schonhaltung ein, um den betroffenen Thoraxbereich zu schützen. Zusätzlich können sich Atemnot und ein Druckgefühl ausbilden.

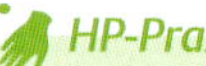

Arzt oder Klinik

Verweisen Sie den Patienten bei Verdacht auf Pleuritis an den Arzt oder an eine Klinik!

Mögliche Komplikation. Ausbildung einer **Pleuraschwarte**. Dies ist eine Verwachsung und darauffolgende Verdickung der beiden Pleurablätter, wodurch die flexible Beweglichkeit der Lunge bei den Atembewegungen sehr eingeschränkt wird. Dies zählt wiederum zu den restriktiven Lungenerkrankungen (z. B. Fibrosen). Bei der Auskultation über einer Pleuraschwarte fehlt meist das Vesikuläratmen. Die Perkussion ist zusätzlich meist gedämpft.

3.3.2 Pneumothorax

Definition

Pneumothorax

Bei einem Pneumothorax tritt Luft in den Pleuraspalt ein und hebt somit den herrschenden Unterdruck des Pleuraspalts auf. Der betroffene Lungenflügel (in manchen Fällen auch nur ein kleinerer Bereich eines Lungenflügels) wird damit nicht mehr an der Brustwand fixiert und sinkt in sich zusammen (kollabiert). Dadurch kann der betroffene Lungenflügel nicht mehr am Gasaustausch teilnehmen.

Bezüglich der Ursache und des Verlaufs eines Pneumothorax unterscheidet man verschiedene **Formen**:

- **Spontanpneumothorax**: Dies ist die am häufigsten auftretende Form des Pneumothorax. Hiervon sind v. a. schlanke Männer zwischen dem 20. und dem 40. Lebensjahr betroffen. Vorerkrankungen bestehen hierbei meist nicht. Die Ursache ist meist unbekannt (idiopathisch). Eine weitere Ursache liegt, ebenfalls ohne äußere Einwirkung, in einer Ruptur (= Einriss) einer Emphysemblase (Kap. 3.1.2), die dicht an der Oberfläche zum Lungenfell anliegt. Dadurch zerreißt das innere Blatt der Pleura, dadurch dringt aus den Atemwegen Luft in den Pleuraspalt, und die Lunge kollabiert.
- **traumatischer, offener Pneumothorax**: Hierbei kommt es durch ein traumatisches Geschehen zu einer abnormen Verbindung des Pleuraspalts mit der Außenwelt. Somit dringt von außen (z. B. durch eine Stichverletzung) Luft in den Pleuraspalt ein, die Lunge kollabiert wiederum.
- **traumatischer, geschlossener Pneumothorax**: Es kommt hierbei zwar durch ein traumatisches Geschehen zu einem Pneumothorax, allerdings besteht dabei keine offene Verbindung zur Außenwelt. Beispielsweise kann eine gebrochene Rippe ohne äußere Verletzung in die Lunge einspießen und somit eine Verbindung des Lungengewebes mit dem Pleuraspalt

herstellen. Dadurch dringt Luft von den Atemwegen in die Pleura. Dadurch fällt, wie beim offenen Pneumothorax, die betroffene Lungenseite in sich zusammen.

! Cave

Akupunktur und Neuraltherapie

Im Rahmen einer Akupunkturbehandlung oder einer Neuraltherapie kann auch in der Heilpraktikerpraxis ein offener Pneumothorax hervorgerufen werden. Achten Sie im Bereich des Thorax deshalb sehr sorgfältig auf den Ort sowie die Tiefe der Injektion bzw. der Akupunkturbehandlung. Insbesondere im Bereich der beiden Lungenspitzen liegt die Pleura sehr oberflächlich und kann dadurch relativ schnell angestochen werden.

Die 3 bisher genannten Pneumothoraxarten können sich allerdings noch um eine Stufe verschlimmern: Ganz egal, ob es sich um einen Spontanpneumothorax, einen traumatischen offenen oder einen traumatisch geschlossenen Pneumothorax handelt, es kann noch ein zusätzlicher Vorgang hinzutreten:

Die (innere oder äußere) Verletzung der Pleurawand kann z. B. durch einen Hautlappen derart verschlossen werden, dass zwar Luft in den Pleuraspalt eintreten, aber nicht mehr entweichen kann. Diese Form des Pneumothorax nennt man **Spannungspneumothorax oder Ventilpneumothorax**.

Bei den 3 oben beschriebenen Formen des Pneumothorax kommt es „nur“ zum Zusammenfallen eines Lungenflügels, der dann nicht mehr am Gasaustausch beteiligt ist. Dies wäre alleine schon genug Einschränkung, da akut 50 % des Lungenvolumens fehlen. Beim Spannungs- oder Ventilpneumothorax kommt es allerdings durch den sich immer mehr aufbauenden Überdruck zusätzlich noch zur Verdrängung des Herzens und der gesunden Lungenhälfte in Richtung der gesunden Lunge. Dies ist akut **lebensbedrohlich**!

Lerntipps – Mündliche Prüfung

Sprachgebrauch

Übrigens wird der Pneumothorax im medizinischen Sprachgebrauch häufig nur als „Pneu“ bezeichnet. In der Prüfung sollten Sie sich allerdings immer korrekt ausdrücken und deshalb auch hier die Langform „Pneumothorax“ verwenden.

Symptome. Bei jeder Pneumothoraxform bestehen akute Atemnot mit atemabhängigen, meist stechenden Thoraxschmerzen sowie Husten. Vor allem beim Spannungs- oder Ventilpneumothorax kommt es zu einem akut lebensbedrohlichen Zustand meist mit zunehmender Schocksymptomatik.

Diagnostik. Über der betroffenen Lungenhälfte sind bei allen Pneumothoraxarten die Atemgeräusche abgeschwächt bis nicht mehr hörbar. Die Perkussion ist hypersonor. Es kommt zu einem **abgeschwächten Stimmfremitus.** Achtung: Auch bei normalen Atemgeräuschen kann ein Pneumothorax vorliegen.

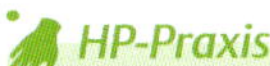
HP-Praxis

Kleiner Pneumothorax

Handelt es sich um einen kleinen Pneumothorax, bei dem kein ganzer Lungenflügel, sondern nur ein kleiner Bereich der Lunge betroffen ist, kann das Atemgeräusch bei der Auskultation physiologisch vorhanden sein. Somit kann ein kleinerer Pneumothorax mithilfe der Auskultation nicht sicher ausgeschlossen werden. Deshalb sollte in dieser Situation grundsätzlich ein Röntgenbild angefertigt werden.

Maßnahmen. Da es sich um einen Notfall handelt, müssen Notfallmaßnahmen erfolgen Diese werden im Lernmodul 18: „Notfälle und kritische Situationen“ behandelt.

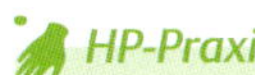
HP-Praxis

Perforierte Thoraxwunde richtig versorgen

Bei den Notfallmaßnahmen zum Pneumothorax wird teilweise falsch darauf verwiesen, die äußere Wunde (z. B. bei einer Stichverletzung) luftdicht abzuschließen. Dadurch soll verhindert werden, dass noch mehr Luft von außen in den Pleuraspalt eindringt. Das ist im Grunde richtig, allerdings besteht hierbei auch ein großes Risiko: wenn die äußere Verletzung so tiefgehend ist, dass der Stichkanal (z. B. bei einem Messerstich) von außen über die Pleura bis in das Lungenparenchym reicht. In diesem Falle dringt bei der Einatmung Luft über die Lunge in die Pleura und zusätzlich durch den Stichkanal von außen. Wenn nun die äußere Wunde luftdicht verschlossen würde, käme es zu einem künstlich hervorgerufenen Spannungspneumothorax. Die Einatemluft dränge dabei in den Pleuraspalt ein, könnte aber nicht mehr nach außen entweichen. Da es von außen in der Notfallsituation nicht ersichtlich ist, wie tief die Wunde reicht, sollte auf einen **luftdichten Abschluss verzichtet** und die Wunde nur steril (evtl. um den Fremdkörper herum) abgedeckt werden.

Fazit – Das müssen Sie wissen

Erkrankungen der Pleura

Pleuritis: Ursachen einer Pleuritis können ein infektiöses/entzündliches Geschehen oder andere Grunderkrankungen, wie z. B. Tumorerkrankungen, sein.

Pleuraerguss: Man unterscheidet einen Erguss mit Exsudat oder mit Transsudat. Ein vorhandener Pleuraerguss dämpft bei der Auskultation das Vesikuläratmen sowie Atemnebengeräusche, sodass Atemgeräusche sogar komplett fehlen können. Die Perkussion über einem Pleuraerguss klingt hyposonor.

Pneumothorax: Diese Erkrankung ist ein Notfall. Bei einem Ventilpneumothorax besteht unmittelbare Lebensgefahr durch die zunehmende Verdrängung des Herzens und der gesunden Lungenhälfte. Ausschließen lässt sich ein Pneumothorax nur durch ein Röntgenbild.

3.4 Lungenfibrosen

Definition

Lungenfibrose

Lungenfibrosen stellen einen entzündlichen, aber nichtinfektiösen bindegewebeartigen Umbau des Lungeninterstitiums durch Ablagerung von kollagenem Bindegewebe dar. Dieser Umbau des Lungengewebes entsteht auf dem Boden einer chronischen Lungenschädigung, meist durch die anhaltende Inhalation anorganischer oder organischer Stäube, Dämpfe oder Gase oder durch Strahlen.

Ursachen. Teilweise sind die Ursachen unbekannt (idiopathische Form) oder es kommt im Rahmen einer bestehenden Systemerkrankung (wie z. B. rheumatoider Arthritis, Kollagenosen, Vaskulitiden) sekundär zu einer Lungenfibrose.

Durch den bindegewebigen Umbau nimmt die Dehnbarkeit der Lunge (Compliance) nach und nach immer mehr ab. Lange Zeit besteht Beschwerdefreiheit. Die Symptome der verschiedenen Arten einer Lungenfibrose sind dabei oft ähnlich: trockener Reizhusten, Atemnot, Tachypnoe, Thoraxschmerzen.

Anamnese. Bei der **Anamnese** sollte insbesondere eine mögliche (berufliche) Exposition gegenüber Noxen erfragt werden.

Formen. Verschiedene **Arten** (und verschiedene Bezeichnungen) der Lungenfibrosen sind z. B.:

- Silikose (Quarzstaublunge)
- Asbestose (Asbeststaublunge)
- Sarkoidose (Morbus Boeck)
- Vogelhalterlunge
- Farmerlunge
- Pilzzüchterlunge

Nachfolgend werden die Asbestose und die Sarkoidose näher erläutert, da sie die gängigsten Formen darstellen und sich die Symptome der weiteren Formen im Grunde nicht unterscheiden.

3.4.1 Asbestose

Definition

Asbestose

Die Asbestose wird durch die (meist im Rahmen der beruflichen Tätigkeit stattfindende) Einatmung von kleinsten Asbestfäden verursacht. Diese Asbestfäden können sich im Lungengewebe festsetzen, denn sie können durch das Immunsystem nicht bekämpft und somit nicht eliminiert werden. Letztlich bleibt dem Organismus nur noch die Einkapselung der Asbestfäden in das Bindegewebe.

! Cave

Präkanzerose

Eine Asbestose gilt als **Präkanzerose**! Ca. 50 % der Patienten, die an einer Asbestose leiden, entwickeln schließlich ein Lungenkarzinom!

In Deutschland wurde die Verarbeitung von Asbest 1993 verboten (in der restlichen EU erst 2005). Nach Asbest-Exposition werden Patienten wegen einer sehr langen symptomfreien Zeit (15–50 Jahre) erst sehr spät diagnostiziert.

3.4.2 Sarkoidose

Definition

Sarkoidose (Morbus Boeck, sprich: „Morbus Buhk“)

Bei der Sarkoidose kommt es aus unbekannter Ursache zu einem gutartigen Befall der Lymphknoten der Lunge, meist direkt am Lungenhilus. Zusätzlich dazu bilden sich im Lungengewebe kleine Granulome. Dies sind meist gutartige, knotige Gewebewucherungen.

Von dieser Krankheit sind überwiegend junge Erwachsene zwischen 20 und 40 Jahren betroffen.

Neben der chronischen Verlaufsform der Sarkoidose ist eine akute Form bekannt, die **Löfgren-Syndrom** genannt wird.

Symptome. Beide Formen entwickeln Fieber, Husten, Atembeschwerden sowie **Gelenk- und Muskelschmerzen**, typischerweise in beiden **Sprunggelenken**. Ein weiterer typischer Befund ist das Auftreten rotblauer, schmerzhafter Knoten an der Streckseite der Unterschenkel (ähnliches Bild wie bei mehreren Hämatomen an den Schienbeinen). Diese werden **Erythema nodosum** genannt.

Fazit – Das müssen Sie wissen

Lungenfibrose

Bei Lungenfibrosen findet ein bindegewebsartiger Umbau des Lungengewebes statt. Dies kann idiopathisch oder autoimmunologisch bedingt sein oder durch Ablagerung von Fremdkörpern entstehen. Eine Asbestose ist sehr gefürchtet, sie zählt zu den Präkanzerosen.

3.5 Erkrankungen in Verbindung mit dem Lungenkreislauf

3.5.1 Lungenödem

Definition

Lungenödem

Das Lungeninterstitium sowie das gesamte Lungengewebe und insbesondere die Alveolen füllen sich hierbei pathologisch mit Flüssigkeit, die aus den Lungenkapillaren austritt. Die Folge davon ist, dass immer weniger Lungengewebe am Gasaustausch teilnehmen kann. Es kommt zu einer lebensbedrohlichen Atemstörung.

Ursachen. Meist entwickelt sich ein Lungenödem aufgrund einer **Linksherzinsuffizienz**, bei der sich das Blut aus dem linken Herzen in den Lungenkreislauf zurückstaut. Dadurch wird der hydrostatische Druck im Lungenkreislauf erhöht und es kommt zum Kapillaraustritt von Blutplasma. Der Volksmund sagt dazu „Wasser in/auf der Lunge“.

Eine weitere Ursache kann z. B. in einer **Überwässerung** des Körpers aufgrund einer Anurie bei einer Nierenerkrankung liegen. Zusätzlich kann es durch eine Verringerung des kolloidosmotischen/onkotischen Drucks (z. B. beim nephrotischen Syndrom) zum Austritt von Flüssigkeit aus der Blutbahn kommen. Auch kann im Rahmen eines anaphylaktischen Schocks eine massive Histaminausschüttung zu einer gesteigerten Durchlässigkeit der Lungenkapillaren führen.

Sonderformen. Eine Sonderform des Lungenödems ist die **Rauchgasvergiftung** (akute inhalative Intoxikation, im Volksmund: „Rauchvergiftung“). Hierbei kommt es bei einem Brandereignis zum Einatmen von giftigen Dämpfen. Diese bewirken zusammen mit der thermischen Schädigung an den Lungenkapillaren eine erhöhte Durchlässigkeit, die zum Lungenödem führt.

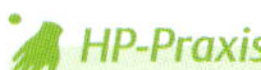

HP-Praxis

Beschwerdefreie Zeiten

Häufig gibt es hierbei eine beschwerdefreie Zeit (zwischen einigen Stunden und ca. 2 Tagen), in denen kein Husten auftritt. Erst nach diesem Intervall entwickelt sich das Lungenödem. Deshalb ist es wichtig, dass ein Patient bei einem Brandereignis mit Verdacht auf Rauchgasvergiftung in die Klinik eingeliefert wird, auch wenn (noch) keine Symptome vorhanden sind.

Eine weitere Sonderform ist das **Höhenlungenödem**. Hierbei kommt es im Hochgebirge (Höhen ab ca. 2 500 Metern) bei einem zu schnellen Aufstieg durch den geringeren Sauerstoffpartialdruck der Umgebungsluft zu einem Flüssigkeitsaustritt aus den Lungenkapillaren. Der genaue Mechanismus ist allerdings noch nicht vollständig erforscht.

Symptome. Es entwickelt sich rasch ein lebensbedrohlicher Zustand mit schwerster Atemnot, Orthopnoe (Atemnot im Liegen), Schaum vor dem Mund, schaumigem und hellrotem blutigem Auswurf, Tachypnoe, Angstzuständen, Zyanose und Schockzeichen. Die Symptomatik des Lungenödems aufgrund einer vorhandenen Linksherzinsuffizienz wird als **Asthma cardiale** bezeichnet.

Diagnostik. Feuchte mittel- bis grobblasige Rasselgeräusche sind bereits ohne Stethoskop hörbar (sog. Distanzrasseln).

Maßnahmen. Da sich das Lungenödem schnell zu einem lebensbedrohlichen Geschehen entwickeln kann, sind Notfallmaßnahmen durchzuführen. Die Notfallmaßnahmen werden im Lernmodul 18: „Notfälle und kritische Situationen“ erklärt.

3.5.2 Lungenembolie

Definition

Lungenembolie

Hierunter versteht man einen potenziell lebensbedrohlichen hochakuten Verschluss einer Lungenarterie, meist verursacht durch das Einschwemmen eines venösen Thrombus.

Lerntipps

Denkfehler

Hier gibt es beim Lernen einen sehr häufigen Denkfehler: Halten Sie gedanklich Blutgefäße und Atemwege strikt auseinander! Die Embolie betrifft zunächst einen Verschluss in den Blutgefäßen der Lunge, was wiederum eine Einschränkung der Atmung zur Folge hat. Allerdings sind hierbei **nicht** die Atemwege verlegt!

Ursache und Physiologie. Nachdem sich ein Thrombus in einer venösen Blutbahn (meist aufgrund einer tiefen Bein- oder Beckenvenenthrombose) gebildet und sich von den Gefäßwänden abgelöst hat, kommt es durch diesen Embolus zu einem Verschluss der Lungenarterie oder ihrer weiteren Äste.

Betrifft dies einen größeren Abschnitt der Lungenarterie, wird dieser Bereich nur noch vermindert oder gar nicht mehr durchblutet. Dies hat wiederum 2 Folgen:

- Da nun das Blut in der Lunge nicht mehr entsprechend mit Sauerstoff beladen werden kann, kommt es zu einem Sauerstoffmangel im ganzen Körper. So wird auch das linke Herz nur noch unzureichend mit Sauerstoff versorgt, es kommt zur Ischämie in den Koronararterien.
- Gleichzeitig kommt es zu einer akuten Druckbelastung des rechten Herzens, das nun verstärkt gegen den Lungenwiderstand in den Lungenblutgefäßen anpumpen muss. Es tritt eine **pulmonale Hypertonie** (vor dem Embolus) auf. Die Folge ist häufig eine akute Rechtsherzinsuffizienz (akutes Cor pulmonale).

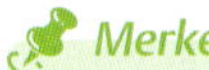

Merke

Tödliche Lungenembolien

Bis zu ca. 8 % aller Lungenembolien verlaufen tödlich.

Das Herz sollte in dieser Situation mehr leisten (gegen den Lungenwiderstand anpumpen), bekommt aber selbst zu wenig Sauerstoff. Diese Kombination aus Ischämie und gleichzeitiger akuter Rechtsherzinsuffizienz kann im schlimmsten Falle zum Herz-Kreislauf-Stillstand führen.

Oft ist eine Lungenembolie rezidivierend und kann auch (fast) unbemerkt passieren. Bei ca. einem Drittel der überlebenden Patienten kommt es (vermutlich aufgrund weiterhin vorhandener Thrombose-Risikofaktoren) zu Rezidiven einer Beinvenenthrombose bzw. einer Lungenembolie.

Kleinere Embolien verlaufen häufig unbemerkt oder mit vorübergehenden Symptomen, denen der Patient keine Bedeutung zumisst. Je nach Größe des Embolus kann die Embolie jedoch unterschiedlich verlaufen und verschiedene Symptome zeigen.

Symptome.
- plötzlich einsetzende Atemnot mit Husten und evtl. blutdurchsetztem Auswurf
- Tachypnoe
- akute Verschlechterung des Allgemeinzustandes
- atemabhängige Schmerzen
- Zyanose
- Angstzustände, Unruhe
- Herzrhythmusstörungen
- Tachykardie
- Hypotonie
- Zeichen der Rechtsherzinsuffizienz
- evtl. Zeichen einer Sauerstoffminderversorgung des Gehirns mit Verwirrungszuständen bis hin zur Bewusstlosigkeit
- evtl. Herz-Kreislauf-Stillstand

Maßnahmen. Da es sich bei einer Lungenembolie immer um einen Notfall handelt, müssen Notfallmaßnahmen erfolgen. Diese werden im Lernmodul 18: „Notfälle und kritische Situationen" behandelt.

! Cave

i. m.-Injektion

Keine i. m.-Injektionen vornehmen, da dadurch eine nachfolgende Lysetherapie (Auflösung des Embolus, sog. Fibrinolyse) wegen einer verstärkten Blutungsgefahr nicht mehr durchgeführt werden kann!

! Cave

Karzinome

Insbesondere ein Karzinomgeschehen kann aufgrund der veränderten Blutzusammensetzung eine tiefe Venenthrombose und somit nachfolgend eine Lungenembolie verursachen. Nach dem Überstehen einer Lungenembolie sollte grundsätzlich nach einem Karzinom gesucht werden.

 *Transferbeispiel*

Unerwarteter Tod

Eine Patientin erzählt: „Letzte Nacht ist meine Oma gestorben. Ich bin voll traurig. Dabei hat alles so harmlos angefangen und keiner von uns hätte gedacht, dass sie sterben könnte. Sie ist vor ein paar Tagen operiert worden, hat eine neue Hüfte bekommen. Das ist alles super verlaufen. Sie war am gleichen Tag, an dem sie operiert wurde, schon wieder auf den Beinen. Meine Oma halt! Und logisch, dass sie dann auch gleich heim wollte und das auch beim Stationsarzt durchgeboxt hat. Gymnastik kann sie auch daheim machen, hat sie gesagt. Und weil sie nur einen „Krückenwurf" von der Charité entfernt wohnt, wie sie immer sagt, kann sie ja jederzeit ins Krankenhaus kommen, wenn irgendwas ist. „Ich möchte daheim sterben", sagte sie. Wie wenn sie es geahnt hätte!
Dabei ist die OP so gut verlaufen. Die Chirurgen waren ganz begeistert von ihr. Ich versteh das nicht! Letzte Nacht hat sie auf einmal nach uns gerufen, sie wohnt bei uns im Haus. Sie hat ziemlich gekeucht, keine Luft bekommen und gehustet hat sie. Wir dachten schon, sie habe einen Asthmaanfall, so wie unser Nachbar, und haben die 112 gewählt. Als der Notarzt da war, ist es ihr immer schlechter gegangen. Ich habe es wohl nicht richtig verstanden, es kann sein, dass es irgendetwas mit dem Herzen war, wegen des niedrigen Blutdrucks, obwohl die Sanis von einer Lungenembolie gesprochen haben. Sie hatte auch Schmerzen in der Brust. Also vielleicht doch ein Herzinfarkt? Ich kenn mich einfach nicht aus. Und dann zeigte das EKG des Notarztes nur noch die Nulllinie an. Das kennt man ja aus dem Fernsehen. Die Sanis überlegten noch, ob sie die Herzdruckmassage machen sollten. Aber wegen ihrer 94 Jahre haben sie es dann doch nicht gemacht. Ich wünsch dir alles Gute, liebe Oma, wo du jetzt bist. Ich vermisse dich!"

Eventuelle personenbezogene Daten fiktiv, Fallbeispiel frei erfunden.

Fazit – Das müssen Sie wissen

Erkrankungen in Verbindung mit dem Lungenkreislauf

Hauptursache für ein **Lungenödem** ist eine Linksherzinsuffizienz. Typischer Auskultationsbefund bei Lungenödem sind feuchte, grobblasige Rasselgeräusche, meist bereits mit bloßem Ohr zu hören (Distanzrasseln).
Bei einer **Lungenembolie** kann es durch die steigende Druckbelastung des rechten Herzens zu einer akuten Rechtsherzinsuffizienz mit Todesfolge kommen. Führen Sie bei einer Lungenembolie unbedingt Notfallmaßnahmen durch!

3.6 Tumoren der Atemwege

Bei den Tumoren, die die Lunge und die Atemwege befallen können, sind vor allem folgende Arten von Bedeutung:
- primäres Bronchialkarzinom
- sekundäre Lungenmetastasierung
- Kehlkopfkarzinom

3.6.1 Primäres Bronchialkarzinom

Definition

Bronchialkarzinom

Dies ist ein bösartiger Tumor, der aus dem Lungengewebe selbst entsteht und meist die Alveolen und/oder die Bronchien betrifft.

Das Lungenkarzinom stellt beim männlichen Geschlecht den am häufigsten auftretenden Tumor dar. Bei Frauen ist es der dritthäufigste Tumor.

Ursachen. Risikofaktoren sind, neben einer familiären Häufung, v. a. das Rauchen (85 %). Das Risiko ist vergrößert, je mehr und je länger ein Patient raucht und je früher er mit dem Rauchen begonnen hat. Auch andere krebserregende Stoffe, wie z. B. Asbest, können ein Bronchialkarzinom auslösen.

Symptome. Meist tritt ein trockener Husten auf (bzw. der bestehende Raucherhusten wird allmählich hartnäckiger). Blutiger Auswurf (Hämoptoe oder Hämoptyse), Atemnot oder Thoraxschmerzen sind weitere mögliche Anzeichen. Außerdem können weitere Atemwegserkrankungen (z. B. Bronchitiden, Pneumonien) rezidivierend auftreten.

Schreitet die Erkrankung fort, kommt es evtl. zur B-Symptomatik (Gewichtsabnahme, Nachtschweiß, subfebrile Temperaturen) und der Ausbildung von terminalen Symptomen, wie z. B. Kehlkopflähmung oder Zwerchfelllähmung (beides durch eine Nervenschädigung bedingt). Auch können die supraklavikulären (oberhalb der Schlüsselbeine gelegenen) Lymphknoten vergrößert sein.

Untersucht man das Sputum, können unter anderem Blut und evtl. Tumorzellen gefunden werden.

! Cave

Spätsymptome

Bei einem Bronchial-Ca auftretende Symptome sind meistens Spätsymptome! Bei bestehendem Husten (länger als 4 Wochen), einer chronischen Bronchitis, rezidivierenden Pneumonien, immer wiederkehrender Infektanfälligkeit oder anderen Lungenerkrankungen, insbesondere bei Patienten über 40 Jahre, immer an ein mögliches Tumorgeschehen denken!

Formen. Bezüglich des histologischen Befundes (histologisch = die einzelne Gewebeart betreffend) sowie der davon abhängigen Prognose und der jeweiligen Behandlung unterscheidet man 2 Arten des Bronchialkarzinoms:

- **großzelliges Karzinom** (eher bessere Prognose): Bestimmte Formen davon werden auch als **Plattenepithelkarzinom** bezeichnet.
- **kleinzelliges Karzinom** (sehr schlechte Prognose): Meist bestehen bei Diagnosestellung bereits Metastasen.

Darüber hinaus gibt es noch 2 **Bronchialkarzinomarten**, die erwähnenswert sind:

- Der **Pancoast-Tumor** bildet sich ausschließlich in der Lungenspitze und verursacht eine Verwachsung mit der Thoraxwand und den umliegenden anatomischen Strukturen. Dadurch kommt es meist zu starken Thoraxschmerzen.
- Bei einem **paraneoplastischen Syndrom** bildet ein vorhandenes (Bronchial-)Karzinom hormonähnliche Substanzen. Diese Substanzen wirken auf das Hormonsystem des Organismus ein und können dadurch vom Tumorgeschehen völlig unabhängige Beschwerden verursachen. Häufig kommt es dadurch zum Cushing-Syndrom.

Komplikationen. Werden Metastasen gebildet, streuen diese bei einem Bronchialkarzinom überwiegend in Gehirn, Wirbelsäule, Leber und Nebennieren. Andere primäre Karzinomherde im restlichen Körper streuen wiederum sehr häufig (in ca. der Hälfte der Fälle) in die Lunge.

Bei ca. ein Drittel aller Patienten besteht eine durch den Tumor verursachte Thrombozytose und somit Thrombosegefahr und Emboliegefahr!

Therapie. Ca. zwei Drittel aller Patienten, die mit Verdacht auf Bronchialkarzinom in einer Klinik aufgenommen werden, sind zu diesem Zeitpunkt bereits inoperabel. Deshalb ist eine möglichst frühe Diagnosestellung wichtig. Die 5-Jahres-Überlebensrate beträgt nur ca. 15 %! Schulmedizinische Behandlungsmöglichkeiten sind die Bestrahlungstherapie (Radiotherapie), die Chemotherapie sowie die chirurgische Entfernung des Karzinoms.

Prophylaxe. Wichtigste Maßnahme ist die Raucherentwöhnung. Nach ca. 15 Jahren ab Rauchverzicht sinkt das Karzinomrisiko auf Nichtraucherniveau.

Transferbeispiel

Blick auf's Leben aus dem Jenseits

Ich weiß, ich hätte das Rauchen aufhören sollen. Oder gleich gar nicht anfangen sollen damit. Und natürlich weiß ich, dass das Rauchen in ca. 80–90 % der Fälle die Ursache für ein Bronchialkarzinom darstellt. Als Raucher weiß man, dass man irgendwann daran versterben kann.

Lesen Sie den ganzen Fall nach unter https://hp-kolleg.haug-verlag.de unter Lernmodul 8.

Eventuelle personenbezogene Daten fiktiv, Fallbeispiel frei erfunden.

3.6.2 Sekundäre Lungenmetastasierung

Definition

Sekundäre Lungenmetastasierung

Hierbei handelt es sich um eine lymphogene (auf dem Lymphweg) und/oder hämatogene (auf dem Blutweg) Absiedelung von Metastasen eines Primärtumors, die aus einem anderen Organsystem (meist Prostata-, Nieren-, Mama-, Uterus- oder Pankreaskarzinom) stammen. In bis zu ca. 40 % der primären metastasierenden Karzinomherde finden sich dabei Metastasen in der Lunge.

Häufig wird in der Praxis sogar zunächst die Lungenmetastasierung entdeckt, ohne dass dem Therapeuten oder Patienten das Vorhandensein des primären Tumorgeschehens bekannt wäre. Anschließend sollte sorgfältig nach dem Primärherd gesucht werden.

Symptome. Ebenso wie beim oben beschriebenen Bronchialkarzinom ist das klinische Bild einer sekundären Lungenmetastasierung leider meist sehr dezent vorhanden. Achten Sie deshalb sehr sorgfältig auf mögliche Hinweise auf eine Karzinomerkrankung: anhaltenden hartnäckigen Husten, Veränderungen des bisher vorhandenen Hustens, (blutigen) Auswurf, Brustschmerzen, B-Symptomatik.

3.6.3 Kehlkopfkarzinom

Definition

Kehlkopfkarzinom

Beim Kehlkopfkarzinom, auch als Larynxkarzinom bezeichnet, handelt es sich um einen malignen (bösartigen) Primärtumor, der sich in sämtlichen Bereichen des Kehlkopfes bilden kann. So können z. B. der Kehldeckel, die Stimmbänder oder auch der gesamte Kehlkopf davon betroffen sein.

Ursache. Hauptrisikofaktoren sind das Rauchen und ausschweifender Alkoholkonsum. Statistisch gesehen sind wesentlich mehr Männer von diesem Karzinomgeschehen betroffen.

Symptome. Denken Sie insbesondere bei (anhaltender) Heiserkeit, Räusperzwang oder Kloßgefühl im Hals an diesen Hintergrund. Im fortgeschrittenen Stadium können dann Dyspnoe und blutiger Auswurf hinzutreten.

! Cave

Schulmedizinische Abklärung

Da bei diesem Krankheitsbild eine sorgfältige schulmedizinische Abklärung sowie eine entsprechende Therapie erforderlich sind, ist es unbedingt notwendig, den Patienten an einen Arzt oder eine Klinik zu verweisen.

Fazit – Das müssen Sie wissen

Tumoren der Atemwege

Wichtigste Differenzialdiagnose bei allen Erkrankungen des Atmungssystems ist ein Karzinom. Achten Sie auf kleinste Hinweise: z. B. vorhandene B-Symptomatik (auch nur einzelne Faktoren davon), Änderung der Husten- und/oder Auswurfgewohnheiten. Blutiger Auswurf ist immer karzinomverdächtig!
Wahrnehmbare (auftretende) Symptome eines Karzinoms sind meist Spätsymptome.

3.7 Sonstige Lungenerkrankungen

3.7.1 Fremdkörperaspiration

Definition

Fremdkörperaspiration

Hierunter versteht man ein unbeabsichtigtes Anatmen und somit Eindringen von Fremdkörpern in die Atemwege.

! Cave

Notfall

Wegen der drohenden Erstickungsgefahr stellt eine Fremdkörperaspiration meist einen lebensbedrohlichen Notfall dar. (Siehe auch Lernmodul 18: „Notfälle und kritische Situationen“.)

Ursache. Vor allem bei kleineren Kindern, aber auch bei älteren Menschen sowie bei Bewusstlosen kommen Fremdkörperaspirationen häufig vor. Meist werden dabei z. B. kleine Spielzeugteile, Erdnüsse, Münzen, aber auch Nahrungsbrocken oder Teile von Zahnprothesen angeatmet. Bei bewusstseinseingeschränkten Patienten wird oft das eigene Erbrochene angeatmet. Grundsätzlich besteht bei einer Fremdkörperaspiration die Gefahr, dass der Fremdkörper die Atemwege teilweise oder komplett verlegt. Somit werden Teile der Lunge oder die gesamte Lunge nicht mehr belüftet. Es kommt zum Ersticken.

Symptome. Die Symptome treten hochakut und heftig auf: Hauptsymptom ist die plötzlich einsetzende Atemnot ohne vorangegangene Lungenerkrankung. Husten kann auftreten, ebenso ein in- oder exspiratorischer Stridor sowie eine Zyanose. Der betroffene Patient (sowie meist auch andere beteiligte Personen) sind sehr ängstlich (Todesangst) und unruhig. Im schlimmsten Fall kommt es zur inversen Atmung (Umkehrung der normalen Atmungsbewegungen) und nachfolgend zum Atemstillstand.

Maßnahmen. Falls möglich, sollte der Fremdkörper so schnell wie möglich entfernt werden. Weitere Erklärungen finden Sie im Lernmodul 18: „Notfälle und kritische Situationen“. Da es sich um einen Notfall handelt, sollte auch grundsätzlich der Notruf erfolgen.

- Nicht jede Fremdkörperaspiration ist hoch dramatisch und akut lebensgefährlich. Allerdings kann sich daraus eine weitere Komplikation entwickeln: die sog. Aspirationspneumonie (siehe entzündliche Lungenerkrankungen (S. 33)).

Lerntipps

An Fremdkörper denken

Werden Sie hellhörig und denken Sie an einen möglicherweise verbliebenen Fremdkörper in den Atemwegen bei folgendem Symptombild: Patient mit rezidivierendem Fieber, lang anhaltender hartnäckiger Husten, immer wieder auftretende Bronchitiden (Einzahl: Bronchitis) bis hin zu Pneumonien trotz eines vollständigen Impfstatus, Antibiotika bleiben meist wirkungslos, bei den Patienten handelt es sich zumeist um Kinder bzw. jüngere Patienten, sehr unklares Bild.

3.7.2 Hyperventilation

Definition

Hyperventilation

Unter einer Hyperventilation versteht man eine gesteigerte Atemtätigkeit, durch die zu viel Sauerstoff und zu wenig Kohlendioxid (Hypokapnie) im Körper vorhanden sind.

Ursachen. Eine Hyperventilation kann vielfältige Ursachen haben:

- Meist spielt die psychische Situation des Patienten eine Rolle: Dann spricht man von einer **psychogenen Hyperventilation**, ggf. mit resultierenden Muskelkrämpfen („Tetanie“).
- **Stoffwechselentgleisungen**, aufgrund einer Leber- oder Nierenschädigung oder bei Diabetes mellitus

- traumatische Schädigung des ZNS (Schädel-Hirn-Verletzungen)
- kompensatorisch aufgrund eines **Sauerstoffmangels**

Physiologie. Bei der Hyperventilation kommt es zu einer Verschiebung des pH-Wertes im Blut. Es entwickelt sich eine sog. **respiratorische Alkalose**, also ein atembedingtes Überwiegen der basischen Komponente des Säure-Basen-Haushalts. Da mit dem vermehrten Abatmen von Kohlendioxid (dies ist eine Säure) Säure verloren geht, bewegt sich der pH-Wert in Richtung Alkalose.

Durch diese respiratorische Alkalose geht wiederum **ionisiertes Kalzium** verloren **(Hypokalzämie)**. Bei einer Alkalose gehen bestimmte Bluteiweiße eine verstärkte Bindung mit **freiem** Kalzium in der Blutbahn ein, das dadurch vom Organismus nicht mehr verwendet werden kann. Dadurch wird die Menge des freien Kalziums im Blut reduziert. Man spricht dabei von einem **relativen** Kalziummangel.

Symptome. Durch diesen verminderten Kalziumgehalt im Körper entstehen typische Symptome:

- Muskelkrämpfe, insbesondere der Hände, dabei spricht man von einer **Pfötchenstellung.**
- Missempfindungen **(Parästhesien)**, wie z. B. Ameisenlaufen, Kribbeln
- Unruhe und Ängstlichkeit

! Cave

Kalziumgabe

Wenn man Kalzium als Notfallmaßnahme z. B. intravenös infundierte, würde das zusätzliche Kalzium sofort an die Bluteiweiße gebunden. Diese Maßnahme ist somit nicht sinnvoll und sollte nicht durchgeführt werden!

Maßnahmen. Patienten beruhigen und abschirmen, jede Aufregung vermeiden. Bei der psychogenen Hyperventilationstetanie kann die sog. Beutelrückatmung angewendet werden: Der Patient soll einige Male vorsichtig in eine Plastiktüte ausatmen und diese Luft anschließend wieder einatmen. Dadurch vermindert sich der Sauerstoffgehalt in der Beutelluft, der Kohlendioxidgehalt steigt dadurch, die Atemtätigkeit normalisiert sich wieder. Außerdem ist die Hyperventilation immer als **Notfall** anzusehen und somit sind Notfallmaßnahmen durchzuführen. Diese werden im Lernmodul 18: „Notfälle und kritische Situationen" behandelt.

Transferbeispiel

Panik in der Prüfung

„Aufregung! Ich sitze gerade in der mündlichen Heilpraktikerprüfung und bin total aufgeregt! Nur noch ein einziges Nervenbündel. Dabei bin ich wirklich gut vorbereitet, anders sollte man ja auch gar nicht in die Prüfung gehen! Was hat der Amtsarzt jetzt gerade gesagt? Wo sind nur meine Gedanken. Ich frage zaghaft nach …"

Lesen Sie die ganze Geschichte unter https://hp-kolleg.haug-verlag.de unter Lernmodul 8 nach.

Eventuelle personenbezogene Daten fiktiv, Fallbeispiel frei erfunden.

3.7.3 Atelektase

Definition

Atelektase

Eine Atelektase ist ein nicht belüfteter Lungenbereich, der aufgrund einer mechanischen Verlegung eines Teils des Bronchialbaums von der Atemluft abgeschlossen wird und dadurch nicht mehr am Gasaustausch teilnimmt.

Ursache. Dies kann z. B. der Fall sein bei einer Verlegung der Atemwege durch einen zähen Schleimpfropfen bei Mukoviszidose, bei Einwachsen eines Bronchialkarzinoms in einen Bronchus oder z. B. durch Aspiration eines Fremdkörpers (Legosteine, Münzen, Erdnüsse, sonstige Kleinteile, Gebissteile, Speisebrei oder Erbrochenes). Eine weitere Ursache kann die Kompression eines Lungenanteils von außen durch einen Pleuraerguss darstellen.

Dadurch wird nach und nach über den Blutweg die verbleibende Restluft aus dem betroffenen Teil der Lunge resorbiert. Es entsteht ein Unterdruck in diesem Bereich der Lunge mit der Folge, dass die Alveolen in diesem Bereich in sich zusammenfallen.

Symptome. Abhängig von der Größe des betroffenen Lungenbereichs kommt es zu Symptomen wie Thoraxschmerzen, Atemnot, Erstickungsgefühl, Tachypnoe, Zyanose, Ischämie, Atem- und Herzkreislaufstillstand.

Diagnostik. Durch die Auskultation kann über dem betroffenen Lungenbereich ein abgeschwächtes oder fehlendes Atemgeräusch festgestellt werden. Außerdem ist der Stimmfremitus abgeschwächt und ein hyposonorer Klopfschall feststellbar.

Maßnahmen. Je nach Schweregrad und/oder Ursache Verweisen des Patienten an den Arzt bzw. eine Klinik.

3.7.4 Bronchiektasen

Definition

Bronchiektasen

Bronchiektasen sind irreversible Erweiterungen des Lumens eines Bronchus meist in den unteren Atemwegen.

Ursache. Bronchiektasen können angeboren oder auch durch wiederkehrende chronisch-rezidivierende Lungenerkrankungen (meist aufgrund Entzündungen und Infektionen) erworben sein. In den gebildeten Aussackungen der Bronchien sammelt sich vermehrt Sekret, es kommt nachfolgend zur sekundären Infektion dieser Lungenabschnitte mit Bakterien und Pilzen und zur Behinderung der Ventilation bis hin zur Atelektasebildung.

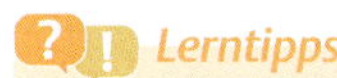

Lerntipps

Begrifflichkeiten

Was ein Aneurysma im Gefäßsystem darstellt, wird an den Bronchien als Bronchiektase bezeichnet.

Symptome. Typische Erscheinung: maulvolle Expektorationen, besonders am Morgen. Expektorationen sind große Mengen an Auswurf. Dabei ist das Sputum oft dreischichtig: Schaum, Schleim und Eiter. In einem (diagnostischen) Spitzglas können sich diese 3 Faktoren des Sputums allmählich sichtbar in der oben genannten Reihenfolge (von oben nach unten) absetzen.

Zusätzlich riecht das Sputum meist süßlich fade. Häufig wird darüber hinaus blutiges Sputum ausgeworfen.

Diagnostik. Über den betroffenen Lungenbereichen (meist über der Lungenbasis) können evtl. **feuchte grobblasige Rasselgeräusche** auskultiert werden.

3.7.5 Obstruktives Schlafapnoesyndrom

Definition

Schlafapnoe

Hierunter versteht man häufig auftretende kurzzeitige Atemstillstände **(Apnoe)** während des Schlafens. Überwiegend sind hiervon Männer ab dem 40. Lebensjahr betroffen.

Ursachen. Die Ursache dieser Erscheinung liegt in einer vorübergehenden Verlegung der oberen Atemwege im Bereich des Rachens. Meist sind verschiedene Ursachen in einer Vergrößerung anatomischer Strukturen zu finden, wie z. B.:

- Gaumenmandeln – überwiegend bei Kindern
- Rachenmandel (sog. Polypen) – überwiegend bei Kindern
- Nasenseptumdeviation (Verbiegung der Nasenscheidewand)
- Nasenmuscheln
- Uvula (Zäpfchen)
- Übergewicht (ca. 80 % aller betroffenen Patienten sind übergewichtig)

Insbesondere in Rückenlage werden durch diese Strukturen die oberen Luftwege verlegt (= Obstruktion). Die Atembewegungen des Zwerchfells und der Atemmuskulatur werden jedoch gleichzeitig, aber erfolglos fortgeführt.

Es kommt zu einem kurzzeitig auftretenden Atemstillstand, der definitionsgemäß mindestens 10 Sekunden anhält. Durch die verminderte Sauerstoffversorgung kommt es zu einer automatischen Erweckungsfunktion, sodass sich die Muskelspannung im Rachen wieder normalisiert und die Atemfunktion wieder gewährleistet ist.

Symptome. Sehr häufig ist lautes und meist unregelmäßiges Schnarchen (als Symptom) anzutreffen. Die Atempausen selbst werden vom betroffenen Patienten meist nicht wahrgenommen.

Da dies während des Schlafens mehrmals (gemäß Definition: pro Stunde mindestens 5-mal) auftritt, nimmt der Tiefschlaf und der Traumschlaf immer weiter ab und es kommt nachfolgend sehr oft zur Tagesmüdigkeit mit Einschlafneigungen, Konzentrationsstörungen, Leistungsminderung und Unfallneigung. Oft treten gleichzeitig Hörstörungen auf.

Zusätzlich dazu kann sich aufgrund der zu geringen Sauerstoffversorgung eine **Polyglobulie** entwickeln und der Blutdruck kann ansteigen und somit dauerhaft zu einer Hypertonie führen. Das Schlafapnoesyndrom ist eine sehr häufige Ursache einer sekundären Hypertonie! Außerdem besteht dadurch eine erhöhte Gefahr von Apoplex und Herzinfarkt. Zusätzlich dazu können sich Herzrhythmusstörungen entwickeln, die überwiegend nachts auftreten.

Maßnahmen. Die wichtigsten Therapiemaßnahmen sind hauptsächlich: Reduzierung des Übergewichts und Verbesserung der **Schlafhygiene** (= optimale Rahmenbedingungen für einen erholsamen Schlaf). Insbesondere sollten Patienten mit Schlafapnoe die **Rückenlage meiden**. Außerdem sollte auf Nikotin und Alkohol sowie auf bestimmte Arzneimittel verzichtet werden, die die Apnoeneigung verstärken würden.

3.7.6 Kohlenmonoxidvergiftung

Definition

Kohlenmonoxidvergiftung

Hierbei handelt es sich um eine Intoxikation mit Kohlenmonoxid (CO).

! Cave

Notfall

Eine Kohlenmonoxidvergiftung stellt einen **akuten Notfall** dar (siehe auch Lernmodul 18: „Notfälle und kritische Situationen“)!

Ursache. Kohlenmonoxid entsteht bei Verbrennungsvorgängen ohne ausreichenden Sauerstoff, wie z. B. durch defekte Öfen, bei (Schwel-)Bränden in geschlossenen Räumen oder auch durch den Kfz-Verbrennungsmotor (Autoabgase). Insbesondere durch Autoabgase kann eine Kohlenmonoxidvergiftung in suizidaler Absicht hervorgerufen werden.

Das CO bindet wesentlich schneller als Sauerstoff an die Erythrozyten und besetzt diese. Dadurch kann der vorhandene Sauerstoff nicht mehr von den Erythrozyten transportiert werden. Die darauffolgende Hypoxie bewirkt je nach CO-Konzentration der Atemluft Bewusstlosigkeit und führt schließlich zum Tod.

! Cave

Unbemerkte Gefahr

Kohlenmonoxid (CO) ist geruchs-, geschmacks- und farblos und stellt deshalb eine unbemerkte Gefährdung dar!

Symptome. Erste Symptome sind Dyspnoe, Übelkeit und Kopfschmerzen. Es bildet sich keine Zyanose. Stattdessen ist für eine Kohlenmonoxidvergiftung eine **rosa Hautfarbe** charakteristisch, die den Patienten fast schon vital erscheinen lässt. Die chemische Verbindung von CO und Hämoglobin bewirkt diese rosa Färbung der Haut.

Notfallmaßnahmen. Da es sich bei einer Kohlenmonoxidvergiftung um einen Notfall handelt, müssen Notfallmaßnahmen erfolgen. Diese werden im Lernmodul 18: „Notfälle und kritische Situationen" erklärt.

Fazit – Das müssen Sie wissen

Sonstige Lungenerkrankungen

Denken Sie bei unklaren Atembeschwerden auch an eine **Fremdkörperaspiration**, insbesondere bei Kindern.

Bei einer **Hyperventilation** verschiebt sich der pH-Wert in den basischen Bereich. Führen Sie bei einer psychogenen Hyperventilation eine Beutelrückatmung durch.

Typische Befunde über einer **Atelektase**: abgeschwächtes oder aufgehobenes Atemgeräusch, hyposonorer Klopfschall und abgeschwächter Stimmfremitus.

Typische Erscheinungen bei **Bronchiektasen**: große Mengen an dreischichtigem, süßlich fade riechendem, evtl. blutigem Sputum.

Ein **Schlafapnoesyndrom** tritt sehr häufig bei übergewichtigen Menschen mit lautem Schnarchen, Konzentrationsstörungen und Tagesmüdigkeit auf.

3.8 Vertiefungsfragen zu Erkrankungen des Atmungssystems

Vertiefungsfragen

Frage 1

Welche Krankheit wird mit folgenden Stichpunkten beschrieben: meist asymptomatischer Verlauf, Vorerkrankte zählen zu den Risikogruppen, keine Immunisierung möglich, Hotelaufenthalt, Durchfälle können auftreten, Bakterien, Behandlungsverbot für Heilpraktiker gemäß § 24 in Verbindung mit § 7 IfSG, symptomarme Pneumonie, Letalität in ca. 20 % der Fälle?

Musterlösung:

Mit diesen Stichpunkten ist die Legionärskrankheit beschrieben. Denken Sie insbesondere auch bei Auslandsaufenthalten an diese Erkrankung. Und bitte beachten: Es besteht Behandlungsverbot für den Heilpraktiker gemäß § 24 in Verbindung mit § 7 IfSG!

Frage 2

Erklären Sie, warum es bei Asthma bronchiale zu einem exspiratorischen Stridor kommt.

Musterlösung:

Ein hörbares Atemgeräusch (Stridor) ergibt sich aufgrund der Verlegung der Atemwege während eines akuten Asthma-bronchiale-Anfalls. Allerdings kann Luft gegen die Verengung aufgrund der eingesetzten Muskelkraft noch eingeatmet werden. Die Ausatmung erfolgt dagegen passiv, indem sich der Thorax elastisch in seine Ausgangsposition zurückbewegt. Diese passive Bewegung kommt dabei meist nicht mehr gegen den Atemwegswiderstand der Bronchien an. Dadurch ergibt sich der Stridor bei der Ausatmung.

Frage 3

Wäre es sinnvoll, bei Verdacht auf Bronchiektasen das Sputum auf Erreger zu untersuchen?

Musterlösung:

Vorsicht, Fangfrage! Selbstverständlich wäre es sinnvoll, das Sputum im Labor zu untersuchen und vorhandene Krankheitserreger zu identifizieren, um dann eine entsprechende Therapie, meist mit Antibiotika, einzuleiten. Allerdings ist es dem Heilpraktiker verboten, in diesem Fall den Auswurf zu untersuchen (oder untersuchen zu lassen), da dabei § 44 IfSG gilt! Dieser Paragraf verbietet jede Tätigkeit mit Krankheitserregern! Nachdem wir bei Bronchiektasen auch bereits vor dem Erregernachweis davon ausgehen müssen, dass das Sputum erregerhaltig ist, muss der Heilpraktiker hiervon strikt die Finger lassen!

Frage 4

Ihr Patient ist 72 Jahre alt, männlich, Nichtraucher (Größe: 1,77 m; Gewicht derzeit: 68 kg) und leidet seit einigen Monaten an Husten. Auf Nachfrage äußert er, im letzten Jahr insg. ca. 10 Kilogramm abgenommen zu haben. An welche Differenzialdiagnosen im Bereich der Atmung sollten Sie hierbei denken?

Eventuelle personenbezogene Daten fiktiv, Fallbeispiel frei erfunden.

Musterlösung:

Bei der Aussage, der Patient leide „seit einigen Monaten an Husten", müssten bei Ihnen alle Alarmglocken bimmeln: Verdacht auf Bronchialkarzinom! Insbesondere mit einem Anteil der B-Symptomatik, der Gewichtsabnahme, bei diesem Patienten. In solchen Situationen dann bitte immer gleich einen Schritt weiterdenken und dies in der mündlichen Prüfung auch aussprechen: Der Patient gehört zum Arzt, damit dieser anschließend mit bildgebenden Verfahren bestenfalls den Verdacht ausschließen oder (leider) bestätigen kann. Zusätzlich zum Karzinomverdacht käme differenzialdiagnostisch im Bereich der Atemwegserkrankungen aber auch noch die Tuberkulose sowie evtl. die Sarkoidose in Betracht.

Frage 5

Überlegen Sie bitte, welche Erkrankungen im Bereich der Atmung bei einem bettlägerigen Patienten am ehesten auftreten können.

Musterlösung:

Bei einem bettlägerigen Patienten ist die Atmung, insbesondere an der Lungenbasis, meist eingeschränkt. Die Atmung ist dabei eher flach und erreicht meist nur die hilusnahen Lungenbereiche. Dies ist die optimale Voraussetzung für eine Ansiedelung mit Krankheitserregern in der Lunge. Deshalb ist eine Pneumonie in dieser Situation eine häufige Komplikation. In Verbindung mit Aufenthalten in Kliniken und/oder Pflegeheimen muss bei einer Pneumonie auch zusätzlich an eine nosokomiale MRSA-Infektion gedacht werden. Neben der drohenden Pneumoniegefahr gibt es noch eine zusätzliche Gefährdung für den Patienten: Es könnte eine Lungenembolie auftreten. Ausgehend von einer meist tiefen Bein- oder Beckenvenenthrombose, die sich aufgrund der Immobilität (Bettlägerigkeit) des Patienten entwickelt, kann sich der Thrombus loslösen und dringt dann zwingend in die Lungengefäße ein.

 *Transferbeispiel*

Mündliche Prüfung: Thema Lungenerkrankungen

Lesen Sie den Fall unter https://hp-kolleg.haug-verlag.de unter Lernmodul 8.
Eventuelle personenbezogene Daten fiktiv, Fallbeispiel frei erfunden.

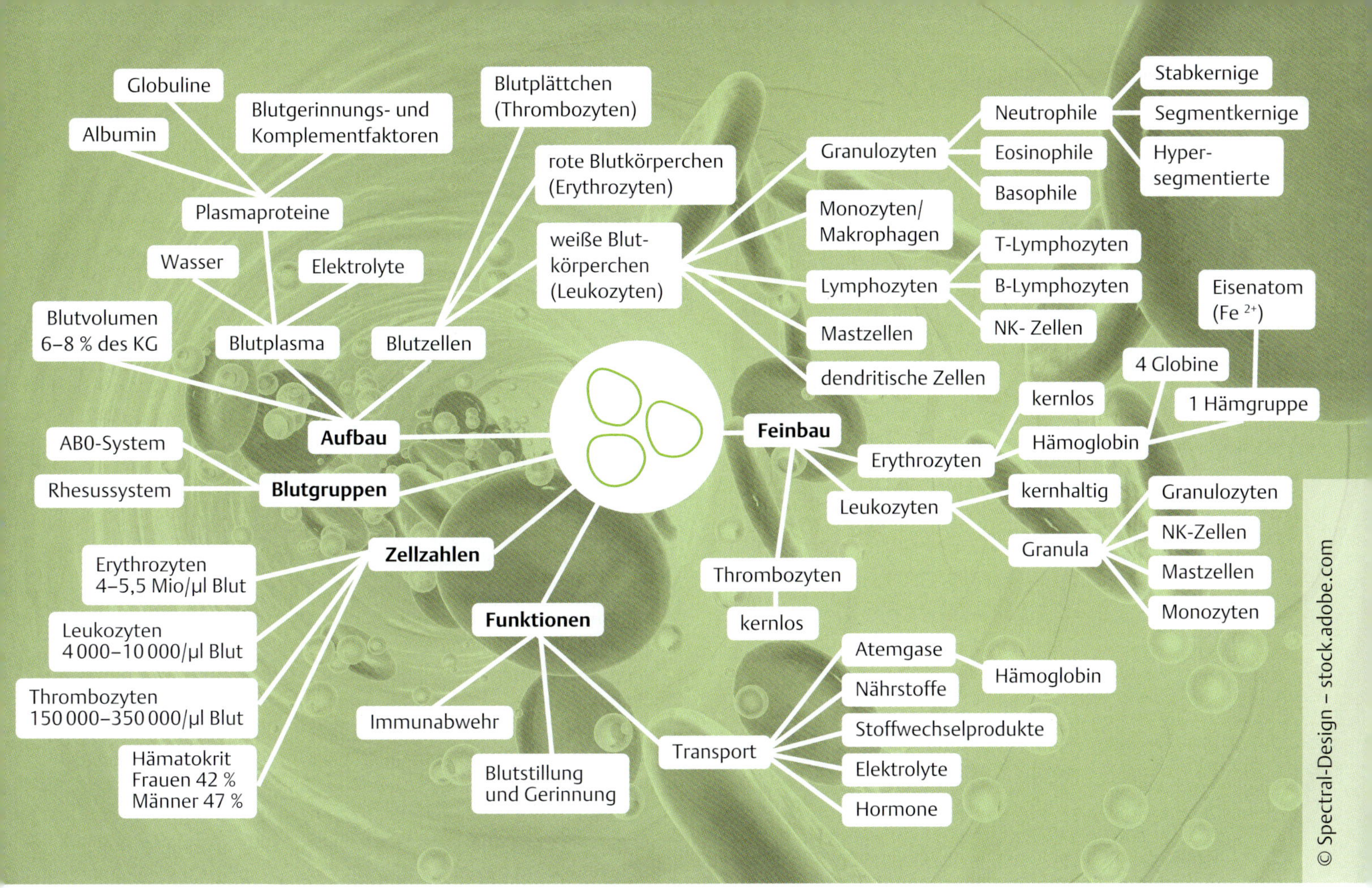

- **Aufbau**
  - Blutvolumen 6–8 % des KG
  - Blutplasma
    - Wasser
    - Elektrolyte
    - Plasmaproteine
      - Globuline
      - Albumin
      - Blutgerinnungs- und Komplementfaktoren
  - Blutzellen
    - Blutplättchen (Thrombozyten)
    - rote Blutkörperchen (Erythrozyten)
    - weiße Blutkörperchen (Leukozyten)
      - Granulozyten
        - Neutrophile
          - Stabkernige
          - Segmentkernige
          - Hypersegmentierte
        - Eosinophile
        - Basophile
      - Monozyten/Makrophagen
      - Lymphozyten
        - T-Lymphozyten
        - B-Lymphozyten
        - NK- Zellen
      - Mastzellen
      - dendritische Zellen
- **Blutgruppen**
  - AB0-System
  - Rhesussystem
- **Zellzahlen**
  - Erythrozyten 4–5,5 Mio/µl Blut
  - Leukozyten 4 000–10 000/µl Blut
  - Thrombozyten 150 000–350 000/µl Blut
  - Hämatokrit Frauen 42 % Männer 47 %
- **Funktionen**
  - Immunabwehr
  - Blutstillung und Gerinnung
  - Transport
    - Atemgase
      - Hämoglobin
    - Nährstoffe
    - Stoffwechselprodukte
    - Elektrolyte
    - Hormone
- **Feinbau**
  - Erythrozyten
    - kernlos
    - Hämoglobin
      - 4 Globine
      - 1 Hämgruppe
        - Eisenatom (Fe^{2+})
  - Leukozyten
    - kernhaltig
    - Granula
      - Granulozyten
      - NK-Zellen
      - Mastzellen
      - Monozyten
  - Thrombozyten
    - kernlos

4 Blut – Anatomie und Physiologie

Aufgaben. Unser Blut übernimmt im Körper 4 wesentliche Aufgaben:

- **Transport**: Über das Blut gelangen Sauerstoff und Kohlendioxid, Nährstoffe, Stoffwechselprodukte, Elektrolyte und Hormone an ihre Zielorte. Außerdem dient es dem Wärmetransport.
- **Blutstillung**: Blut kann mithilfe der Gerinnungsfaktoren und der Thrombozyten die Gefäßwand bei kleineren Verletzungen abdichten und somit einen Blutverlust stoppen.
- **Erregerabwehr**: Leukozyten und andere Blutbestandteile sind Teil des Immunsystems. Sie sind in der Lage, Krankheitserreger unschädlich zu machen, die in den Körper eingedrungen sind.
- **pH-Wert-Regulierung**: Die im Blut vorhandenen Eiweiße können Wasserstoffionen binden und nehmen dadurch teil an der Konstanthaltung des pH-Werts. Man spricht in diesem Zusammenhang davon, dass das **innere Milieu** aufrecht erhalten bleibt (= **Homöostase**).

Blutvolumen. Unter Blutvolumen versteht man die Gesamtmenge an Blut, die sich im Körper befindet. Sie beträgt bei einem Erwachsenen ca. 6–8 % des Körpergewichts, d. h., bei einem Körpergewicht von 70 kg besitzt man etwa 5 l Blut. Diese Werte gelten für Menschen mit einem normalen Fettanteil. Da Fettgewebe nur wenig durchblutet ist, liegt der Anteil des Blutes am Körpergewicht bei stark Übergewichtigen niedriger.

Männer haben im Verhältnis zu ihrem Körpergewicht ein größeres Blutvolumen als Frauen. Neben dem Geschlecht spielt auch das Alter eine Rolle.

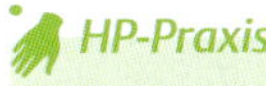

HP-Praxis

Blutverlust

Geringe Blutverluste, z. B. eine Blutspende von 450 ml, kann der Körper ohne Schwierigkeiten oder klinische Symptome ausgleichen. Problematisch wird es ab einem Verlust von ca. 30 % des Gesamtvolumens.

4.1 Zusammensetzung

Blut besteht zu etwa 55 % aus Blutplasma und zu etwa 45 % aus sog. festen Bestandteilen, den Blutzellen (▶ **Abb. 4.1**). Zu den Blutzellen zählen 3 Zellarten:

- Erythrozyten (rote Blutkörperchen)
- Leukozyten (weiße Blutkörperchen)
- Thrombozyten (Blutplättchen)

Zwischen diesen festen Blutbestandteilen bestehen verschiedene grundlegende Unterschiede:

- Die **Leukozyten** (Kap. 4.2.3) besitzen einen Zellkern und sind damit Zellen im engeren Sinne. Außerdem sind sie in der Lage, das Blutgefäß zu verlassen und ins umliegende Gewebe überzutreten.

Abb. 4.1 Die verschiedenen Bestandteile des Blutes.

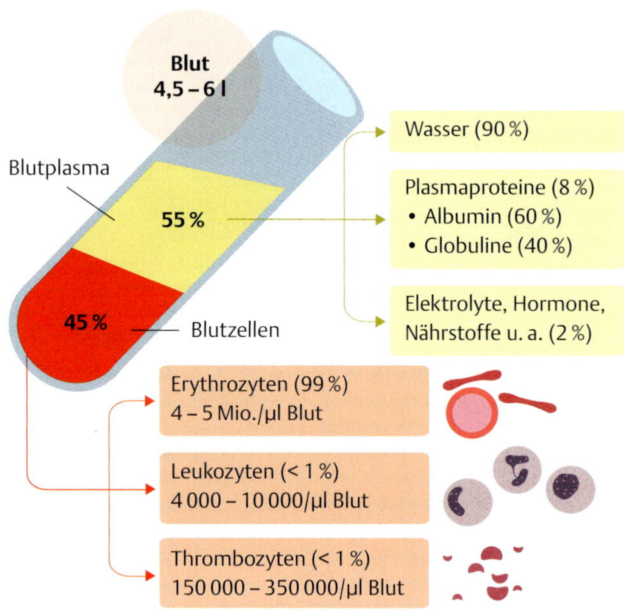

Abb. aus: I care Anatomie, Physiologie. 2. Auflage. Thieme; 2020

- Die **Erythrozyten** (Kap. 4.2.2) verlieren in ihrer Entwicklung den Zellkern und sind damit streng genommen keine echten Zellen mehr. Ihre Funktion kann man sich vorstellen wie die eines Transportmediums: Sie bieten Stoffen, die nicht oder nur schlecht im Plasma transportiert werden können (in erster Linie Sauerstoff und Kohlendioxid), die Möglichkeit, ihren Zielort zu erreichen. Erythrozyten können unter physiologischen Umständen das Blutgefäß nicht verlassen.
- Auch die **Thrombozyten** (Kap. 4.2.6) besitzen keinen Zellkern mehr. Genaugenommen sind Thrombozyten keine Zellen, sondern bestehen nur noch aus zerfallenen Zellen.

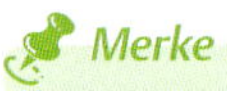
Merke

Zellzahlen

Die Erythrozyten machen nicht nur volumenmäßig den größten Anteil der Blutzellen aus, sondern auch hinsichtlich ihrer Anzahl. Die Zellzahlen liegen beim Gesunden pro Mikroliter (µl) Blut bei:

- 4–5,5 Mio. Erythrozyten
- 4 000–10 000 Leukozyten
- 150 000–350 000 Thrombozyten

Blutplasma. Entfernt man die Blutzellen aus dem Blut, bleibt das **Blutplasma**, also die sog. **flüssige Komponente** des Blutes, übrig. Im Normalfall ist es klar und von goldgelber Farbe. Seine Gesamtmenge liegt bei 2,5–3,0 l.

Das Blutplasma besteht zu etwa 90 % aus Wasser sowie aus sonstigen Stoffen, wie z. B. verschiedenen Bluteiweißen (Plasmaproteine), Enzymen, Hormonen, Elektrolyten, Stoffwechselendprodukten und Nährstoffen. Obwohl diese Stoffe natürlich für sich genommen nicht flüssig sind, zählt man sie in der Medizin trotzdem zum Blutplasma, also zu den **flüssigen** Bestandteilen des Blutes.

4.1.1 Plasmaproteine

Plasmaproteine, also sog. Bluteiweiße, bilden unter den sonstigen Stoffen wiederum die größte Gruppe. Viele Plasmaproteine werden in der Leber hergestellt. Hierbei gibt es verschiedene Unterarten mit jeweils unterschiedlichen Funktionen.

Albumine. Sie erfüllen im Blutplasma im Wesentlichen 2 Aufgaben: Albumin dient als Transportprotein für Stoffe, die nicht wasserlöslich sind (wie z. B. indirektes Bilirubin), und ist hauptverantwortlich für die Aufrechterhaltung des **kolloidosmotischen Drucks**. Der kolloidosmotische Druck ist wichtig für die Mikrozirkulation, also den Flüssigkeitsaustausch im Kapillargebiet. Man spricht beim kolloidosmotischen Druck auch vom Wasserbindungsdruck. Albumine sind Plasmaproteine und in der Lage, Blutplasma wie ein Schwamm an sich zu binden, und halten somit das Plasma in der Blutbahn. Je mehr Albumine sich im Blut befinden, desto weniger Plasma kann an den Kapillaren ins umliegende Gewebe austreten. Und auch der umgekehrte Fall hat Bedeutung: Je weniger Albumine (z. B. aufgrund eines pathologischen Albuminmangels) sich im Blut befinden, umso mehr Flüssigkeit tritt an den Kapillaren ins Interstitium aus. Darüber hinaus ist Albumin als Teil des Proteinpuffers auch an der Regulation des Blut-pH-Wertes beteiligt. Hierbei spielt allerdings das Hämoglobin der Erythrozyten eine größere Rolle. Albumin kommt im Blutplasma in einer Konzentration von 40–60 g/l vor.

Folgen eines Albuminmangels. Enthält das Blutplasma zu wenig Albumin, spricht man von einer **Hypoalbuminämie**. Sie führt dazu, dass der kolloidosmotische Druck im Gefäß unter den Druck sinkt, der im Gewebe herrscht. Dadurch tritt vermehrt Wasser ins Gewebe über, und es bilden sich Ödeme. Sammelt sich die Flüssigkeit in der Bauchhöhle, spricht man von einem Aszites. Ein Albuminmangel kann zum Beispiel bei Erkrankungen der Leber, bei Unterernährung oder bei großflächigen Verbrennungen entstehen.

Globuline. Sie kommen im Blutplasma in einer Konzentration von 25–30 g/l vor und werden wiederum in 4 Gruppen eingeteilt:

- α_1-Globuline
- α_2-Globuline
- β-Globuline
- γ-Globuline

Jede dieser Gruppen besteht wiederum aus mehreren verschiedenen Globulinen. Viele der α_1-, α_2- und β-Globuline sind wie Albumine Transportproteine (z. B. Lipoproteine oder Transferrin), einige sind Teil des Blutgerinnungssystems. Die sog. Akute-Phase-Proteine (Hauptvertreter: CRP) zählen als Entzündungsmarker zu den β-Globulinen. Auch die Globuline sind an der Aufrechterhaltung des kolloidosmotischen Drucks beteiligt, spielen dabei aber eine geringere Rolle als das Albumin.

Eine Sonderstellung nehmen die γ-Globuline ein: Sie werden auch als Immunglobuline (Ig) bezeichnet und sind als Antikörper Teil des Immunsystems. Sie werden nicht in der Leber gebildet, sondern von Plasmazellen, einer Form der B-Lymphozyten. Die B-Lymphozyten gehören zu den Leukozyten.

Weitere Plasmaproteine. Neben Albuminen und den Globulinen befinden sich noch weitere Proteine im Blutplasma, allerdings in wesentlich geringeren Mengen. Dazu gehören

- die Faktoren des Komplementsystems, die zum Immunsystem zählen, und
- diejenigen Gerinnungsfaktoren und Gerinnungshemmer, die nicht zu den Globulinen zählen, wie z. B. Fibrinogen oder Antithrombin III.

Entfernt man die Gerinnungsfaktoren aus dem Blutplasma, bleibt das sog. **Blutserum** zurück.

4.1.2 Elektrolyte

Nach den Plasmaproteinen stellen die Elektrolyte die zweitgrößte Gruppe der sonstigen Bestandteile des Blutplasmas dar. In erster Linie handelt es sich hierbei um Natrium, Kalium, Kalzium, Magnesium, Chlorid, Bikarbonat und Phosphat. Im Gegensatz zu den Plasmaproteinen können die Elektrolyte aus dem Blutgefäß ins Interstitium übertreten und umgekehrt. Damit ist gewährleistet, dass im gesamten Extrazellularraum – also in den Gefäßen und im Interstitium – nahezu dieselbe Elektrolytkonzentration herrscht.

Die Bikarbonat-Ionen (HCO^-) des Blutplasmas bilden den Bikarbonatpuffer und damit das wichtigste Puffersystem zur Regulation des Blut-pH-Wertes. Das Bikarbonat entsteht größtenteils in den Erythrozyten, die es aus Kohlendioxid bilden. Seine Konzentration wird von der Niere und der Lunge geregelt.

4.1.3 Hormone und Enzyme

Hormone sind Botenstoffe, die von verschiedenen Hormondrüsen synthetisiert und ans Blut abgegeben werden. Enzyme bestehen aus verschiedenen Eiweißen und sind wichtige Anteile des Stoffwechsels. Hormone (ausschließlich) und Enzyme (zum Teil) nutzen als Transportweg das Blut und werden von ihm an ihre Zielorte transportiert.

4.1.4 Nährstoffe

Die Leber, das größte und wichtigste Organ des Stoffwechsels, gibt verschiedene Nährstoffe ans Blut ab, mit dem sie zu ihren jeweiligen Zielzellen gelangen. So ist die Versorgung jeder einzelnen Zelle mit allen Nährstoffen jederzeit gewährleistet. Insbesondere **Glukose**, die für die Zellatmung wichtig ist, nutzt diesen Transportweg. Aber auch verschiedene **Fette**, **Vitamine** sowie **Aminosäuren**, die Bausteine der Eiweiße, werden so den Zellen zur Verfügung gestellt. Mehr dazu lesen Sie im Lernmodul 9: „Ernährung und Verdauung".

4.1.5 Stoffwechselprodukte

Zellen gehen im gesamten Organismus ununterbrochen planmäßig zugrunde. Zerfällt eine Zelle in diesem Prozess, ergeben sich daraus vielfältige Abfallstoffe. Diese Stoffe, wie z. B. Bilirubin, werden über das Blut zunächst zur Leber transportiert. Anschließend werden diese Stoffe, die teils sogar giftig für den menschlichen Körper sind, von der Leber zu harmlosen Stoffwechsel(end)produkten weiter abgebaut und teils wiederum an das Blut abgegeben. Zum Beispiel werden diese Produkte in Form der sog. harnpflichtigen Stoffe (Kreatinin, Harnstoff, Harnsäure) mit dem Blut zur Niere transportiert, wo sie dann mit dem Urin ausgeschieden werden können.

Fazit – Das müssen Sie wissen

Blut – Das ist drin

Blut besteht aus Blutplasma (55 %, flüssiger Anteil des Blutes) und festen Bestandteilen (45 %). Zu den festen Bestandteilen zählen Erythrozyten, Leukozyten und Thrombozyten. Die Normwerte der festen Bestandteile sollten Sie auswendig wissen (▶ **Abb. 4.1**). Blutplasma besteht zu ca. 90 % aus Wasser, dazu kommen weitere gelöste Bestandteile.

4.2 Blutzellen

4.2.1 Hämatokrit

Der Anteil der festen Blutbestandteile, also der Blutzellen, am Gesamtblutvolumen wird als **Hämatokrit (Hkt)** bezeichnet. Leukozyten und Thrombozyten machen zusammen nur ca. 1 % der Blutzellen aus, die Erythrozyten dagegen etwa 99 %. Deshalb kann man den Hämatokrit mit dem Anteil der Erythrozyten am Blutvolumen fast gleichsetzen. Der Hämatokrit hat Auswirkungen auf die Fließfähigkeit des Blutes, sie nimmt mit steigendem Hämatokrit immer mehr ab. Diese **„Zähigkeit" des Blutes** wird als **Viskosität** bezeichnet.

Merke

Normwerte des Hämatokrits

Der physiologische Normwert des Hämatokrits ist bei Frauen und Männern unterschiedlich. Bei Frauen beträgt der Normwert ca. 42 % und bei Männern ca. 47 % des Gesamtblutvolumens.

4.2.2 Erythrozyten

Aufgaben. Die Hauptaufgabe der Erythrozyten ist der Transport der Atemgase Sauerstoff und Kohlendioxid. Mit ihrem roten Blutfarbstoff (Hämoglobin) bilden sie außerdem den größten Teil des Proteinpuffers des Blutes, dem zweitwichtigsten Puffersystem bei der Regulation des Blut-pH-Wertes. Außerdem ist Hämoglobin in der Lage, Glukose an sich zu binden und diese dadurch zu transportieren.

Form und Größe. Unter dem Mikroskop erscheinen die Erythrozyten rund und in der Mitte beiderseits eingedellt (sog. bikonkave Form). Diese Form nehmen sie aber nur in sehr langsam fließendem oder stehendem Blut an. Da sie sich sehr leicht verformen lassen, ändern die Erythrozyten im fließenden Blut ihre Form je nach Gefäßdurchmesser und Fließgeschwindigkeit. In Blutgefäßen mit einem sehr geringen Durchmesser verändern sie ihre Form so, dass sie problemlos durchströmen können. In schnell fließendem Blut haben die Erythrozyten eher ein stromlinienförmiges, leicht dreieckiges Aussehen. Je langsamer das Blut fließt, desto mehr nähern sie sich der bikonkaven Form. Bei einer sehr geringen Fließgeschwindigkeit besteht die Gefahr, dass sich die Erythrozyten hintereinander zu Stapeln („Geldrollen") zusammenlagern.

Aufbau. Erythrozyten besitzen weder einen Zellkern noch Mitochondrien oder weitere Zellorganellen. Daher sind sie für ihren Energiegewinn auf die anaerobe Glykolyse angewiesen, d. h., sie benötigen zum Überleben Glukose. Die Lebensdauer eines Erythrozyten beträgt etwa 120 Tage.

Wichtigster und fast ausschließlicher Bestandteil der Erythrozyten ist das **Hämoglobin** (roter Blutfarbstoff, **Hb**). Es ist Voraussetzung dafür, dass die Erythrozyten überhaupt Sauerstoff transportieren können.

Hämoglobin und Sauerstofftransport

Der Name des roten Blutfarbstoffs Hämoglobin (Hb) setzt sich aus 2 Teilen zusammen: **Häm** und **Globin**. Bei den Globinen handelt es sich um Eiweiße, die um je eine Hämgruppe angeordnet sind. Jedes Hämoglobinmolekül besitzt 4 Globine und damit auch 4 Hämgruppen. Jede Hämgruppe wiederum besteht aus einem zweiwertigen **Eisenatom** (Eisensulfat, $Fe2^+$) und einem Farbstoffmolekül (Porphyrin).

Das Eisenatom ist die Bindungsstelle für den Sauerstoff, wobei jedes Eisenatom ein Sauerstoffmolekül binden kann. Ein Hämoglobinmolekül kann also maximal 4 Sauerstoffmoleküle transportieren.

Der Sauerstoff gelangt in der Lunge über Diffusion aus den Lungenbläschen (Alveolen) in die Erythrozyten, bindet dort an das Eisen und wird so in die Kapillargebiete der Organe transportiert. Im arteriellen Blut sind im Normalfall etwa 98 % der Bindungsstellen für Sauerstoff besetzt, man spricht auch von einer Sauerstoffsättigung von 98 %. Da im Gewebe eine niedrigere Sauerstoffkonzentration herrscht als im Blut, löst sich der Sauerstoff vom Eisen. Er verlässt den Erythrozyten, gelangt ins Blut und tritt durch die Kapillarwand ins Gewebe über. Damit ist die Bindungsstelle des Hämoglobins wieder frei. Insgesamt verbraucht der Körper allerdings nur ca. 25 % des transportierten Sauerstoffs, sodass die Sauerstoffsättigung im venösen Blut noch bei etwa 75 % liegt. Je nachdem, ob das Hämoglobin Sauerstoff gebunden hat oder nicht, ändert es seine Farbe: Wenn Sauerstoff an die Eisenatome gebunden ist, wirkt es hellrot, ist kein Sauerstoff gebunden, dunkelrot.

Kohlendioxidtransport

Während nahezu der gesamte Sauerstoff an Hämoglobin gebunden transportiert wird, ist das bei Kohlendioxid anders. Pro Minute entstehen im Körper in Ruhe etwa 200 ml Kohlendioxid. Davon wird nur rund 20 % an Hämoglobin gebunden, wobei das Kohlendioxid nicht an das Eisenatom, sondern an die Aminosäureketten des Globins bindet. Etwa 10 % des Kohlendioxids werden in gelöster Form im Blutplasma transportiert. Den weitaus größten Teil (ca. 70 %) wandeln die Erythrozyten in Bikarbonat um, das sie anschließend teilweise ans Blut abgeben. Von dort gelangt es wiederum in die Alveolen der Lunge, wo es an die Ausatemluft abgegeben und abgeatmet wird.

Blutgruppensysteme

Welcher Blutgruppe man angehört, hängt davon ab, welche Strukturen auf der Oberfläche der Erythrozyten vorhanden sind (▶ **Tab. 4.1**). Bei diesen Strukturen, die genetisch von den Eltern an die Kinder weitergegeben werden, kann es sich z. B. um Proteine oder Lipidverbindungen handeln. Sie werden als **Blutgruppenantigene** bezeichnet. Die unterschiedlichen Blutgruppensysteme nutzen diese Antigene für die Einteilung in verschiedene

Tab. 4.1 Blutgruppen (AB0-System und Rhesus-System im Überblick).

Blutgruppe	A	B	AB	0	Rh-positiv	Rh-negativ
Häufigkeit in der Bevölkerung (Dtld.)	43 %	11 %	5 %	41 %	85 %	15 %
eigene Antigene auf Erythrozyten	Antigen A	Antigen B	Antigen A und Antigen B	–	Antigen D	kein Antigen D
eigene Antikörper im Serum	Anti-B	Anti-A	–	Anti-A und Anti-B	–	erst nach Kontakt mit positivem Erythrozyten Anti-D im Serum*
reagiert (agglutiniert) mit den Testseren	Anti-A, Anti-AB	Anti-B, Anti-AB	Anti-A, Anti-B und Anti-AB	–	Anti-D	–
reagiert (agglutiniert) mit den Testerythrozyten	mit Antigen B, AB	mit Antigen A, AB	–	mit Antigen A, B und AB	–	mit Antigen D

* wichtig bei der Rhesus-Prophylaxe in der Schwangerschaft (Rhesus-negative Mutter mit Rhesus-positivem Kindsvater = mögliches Rhesus-positives Kind)
Quelle: I care Anatomie, Physiologie. 2. Auflage Thieme; 2020

Blutgruppen. Die wichtigsten Blutgruppensysteme sind das **AB0-** und das **Rhesus-System**. Die Blutgruppen sind besonders bei Bluttransfusionen von Bedeutung, da bei nicht passenden Blutgruppen das Spender- und das Empfängerblut verklumpen können (sog. **Agglutination**).

AB0-System

Bei diesem Blutgruppensystem (▶ **Abb. 4.2**) liegen der Einteilung in die verschiedenen Blutgruppen bestimmte Glykolipide zugrunde, die in der Erythrozytenmembran verankert sind. Glykolipide sind Verbindungen aus einem Lipid und einem Zuckerrest. Dieser Zuckerrest stellt das Antigen dar und bestimmt damit die Blutgruppe:

- **Blutgruppe A**: Bei den Erythrozyten von Menschen der Blutgruppe A befindet sich das Antigen A auf der Oberfläche.
- **Blutgruppe B**: Bei den Erythrozyten von Menschen der Blutgruppe B befindet sich das Antigen B auf der Oberfläche.
- **Blutgruppe AB**: Bei den Erythrozyten von Menschen der Blutgruppe AB befindet sich sowohl das Antigen A als auch das Antigen B auf der Oberfläche.
- **Blutgruppe 0** („Null"): Bei den Erythrozyten von Menschen der Blutgruppe 0 befindet sich weder das Antigen A noch das Antigen B auf der Oberfläche.

Die Antigene als solche sind bei Bluttransfusionen weniger problematisch. Grund für die „Unverträglichkeit" der Blutgruppen sind vielmehr die **Antikörper**, die gegen das jeweilige Antigen gerichtet sind. Dabei handelt es sich um Plasmaproteine, genauer γ-Globuline Typ M (Immunglobulin M, kurz IgM). Sie werden in den ersten Lebenswochen gebildet (ohne dass Kontakt mit Fremdblut notwendig ist) und richten sich gegen das Antigen, das im Blut nicht vorkommt:

- Menschen mit Blutgruppe A bilden Antikörper gegen das Antigen B (sog. Anti-B-Antikörper).
- Menschen mit Blutgruppe B bilden Antikörper gegen das Antigen A (sog. Anti-A-Antikörper).
- Menschen mit Blutgruppe AB bilden keine Blutgruppenantikörper.
- Menschen mit Blutgruppe 0 bilden sowohl Anti-A- als auch Anti-B-Antikörper.

Würde nun einem Angehörigen der Blutgruppe A Erythrozyten von einem Spender mit Blutgruppe B gewaschenes Blut (also nur Erythrozyten in einer Trägerflüssigkeit ohne sonstige Bestandteile) transfundiert, würden die Anti-B-Antikörper des Empfängers nach dem Schlüssel-Schloss-Prinzip an die Antigene der Spender-Erythrozyten binden. Da ein Antikörper mehrere Antigen-Bindungsstellen besitzt, würden die Spender-Erythrozyten verklumpen.

Ähnlich verhält es sich mit Plasmaspenden: Empfängt ein Patient mit Blutgruppe A eine Plasmaspende von einem Spender mit Blutgruppe B, käme es ebenfalls zu einer Unverträglichkeitsreaktion, weil die Antikörper des Spenderplasmas die Erythrozyten des Empfängers verklumpen ließen.

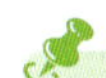

Merke

Schwangerschaft

Die Antikörper des AB0-Systems können die Plazentaschranke nicht durchdringen und sind deshalb während der Schwangerschaft, auch bei Eltern mit unterschiedlichen Blutgruppen, unproblematisch.

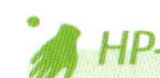

HP-Praxis

Universalspender und Universalempfänger

Im Zusammenhang mit Blutspenden und -transfusionen fallen häufiger die Begriffe „Universalspender" und „Universalempfänger". Je nach Blutprodukt gehören diese Spender oder Empfänger unterschiedlichen Blutgruppen an:

Menschen mit der **Blutgruppe 0** besitzen Erythrozyten ohne Oberflächenantigene. Deshalb sind sie:

- **Universalspender** für Erythrozyten: Ihre Erythrozyten können für Patienten aller Blutgruppen verwendet werden, weil sie nicht mit Blutgruppenantikörpern aus dem Empfängerplasma reagieren.
- **Universalempfänger** für Blutplasma: Sie können das Plasma von Angehörigen aller Blutgruppen empfangen, weil ihre Erythrozyten nicht mit den Blutgruppenantigenen des Spenderplasmas reagieren.

Bei Menschen mit der **Blutgruppe AB** kommen keine Blutgruppenantikörper im Plasma vor. Deshalb sind sie:

- **Universalspender** für Blutplasma: Da es keine Blutgruppenantikörper enthält, kann ihr Plasma für Angehörige aller Blutgruppen verwendet werden.
- **Universalempfänger** für Erythrozyten: Sie können Erythrozyten aller Blutgruppen empfangen, da ihr Plasma keine Antikörper enthält, die auf die Oberflächenantigene der Erythrozyten reagieren könnten.

Abb. 4.2 Das AB0-System.

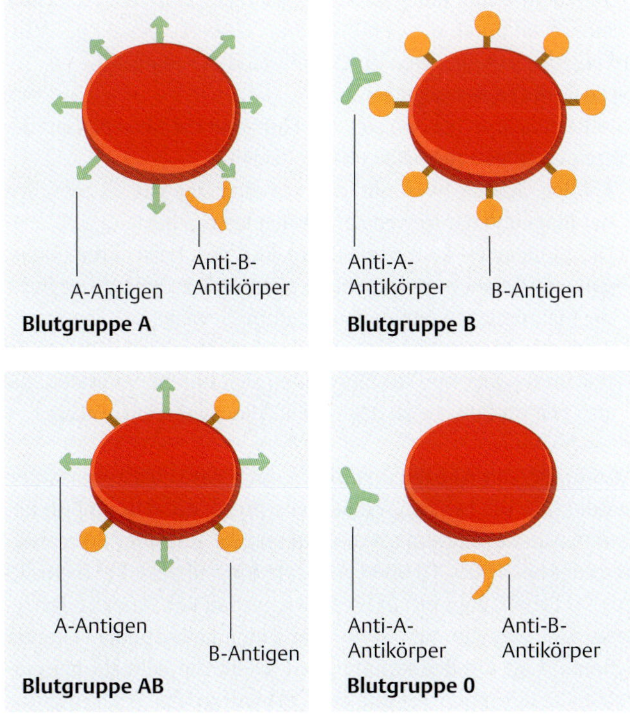

Abb. aus: I care Anatomie, Physiologie. 2. Auflage. Thieme; 2020

Rhesus-System

Bei den Merkmalen, die dem Rhesus-System zugrunde liegen, handelt es sich um verschiedene Proteinantigene auf der Oberfläche der Erythrozyten, die zusätzlich zu den Antigenen des AB0-Systems vorhanden sind. Der Name Rhesus-System rührt daher, dass die betreffenden Antigene zuerst an Rhesus-Affen erforscht wurden.

Das wichtigste Rhesus-Antigen ist das Antigen D (sog. Rhesus-Faktor). Menschen, auf deren Erythrozytenmembran dieses Merkmal ausgeprägt ist, werden als Rhesus-positiv (Rh-positiv oder Rh+) bezeichnet, diejenigen, deren Erythrozyten das Merkmal nicht besitzen, als Rhesus-negativ (Rh-negativ oder Rh–). Der Rhesus-Faktor wird dominant vererbt und kommt bei ca. 85 % der Bevölkerung vor. Bei der Angabe des Genotyps wird das Vorhanden- oder Nichtvorhandensein des Merkmals durch Groß- bzw. Kleinschreibung ausgedrückt:

- DD: Beide Eltern haben das Antigen D vererbt, die betroffene Person ist Rhesus-positiv.
- Dd: Ein Elternteil hat ein Rhesus-positives Antigen weitervererbt, der andere ein Rhesus-negatives. Da das Merkmal dominant ist, ist die betroffene Person Rhesus-positiv.
- dd: Keiner der Elternteile hat das Merkmal vererbt, die betroffene Person ist Rhesus-negativ.

Wie auch beim AB0-System sind nicht die Antigene als solche problematisch, sondern die gegen sie gerichteten Antikörper. Hier gibt es allerdings 2 grundlegende Unterschiede zu den Antikörpern des AB0-Systems:

- **Antikörperbildung**: Im Gegensatz zu den AB0-Antikörpern werden die Rhesus-Antikörper nicht ohne Kontakt mit Fremdblut gebildet. Sie entstehen erst, wenn Rhesus-negatives Blut erstmalig mit Rhesus-positivem Blut in Kontakt kommt. Die Gefahr einer Unverträglichkeit besteht deshalb erst beim Zweitkontakt, bei dem dann die Antikörper bereits vorhanden sind.
- **Plazentagängigkeit**: Die Rhesus-Antikörper durchdringen die Plazentaschranke, da sie kleiner sind als die AB0-Antikörper. Sie gehören zwar ebenfalls zu den γ-Globulinen, allerdings zum Typ G (Immunglobulin G, kurz IgG).

HP-Praxis

Rhesus-Unverträglichkeit

Bei einer Rh-negativen Mutter und einem Rh-positiven Vater besteht die Möglichkeit, dass das Kind ebenfalls Rh-positiv ist. Während der Geburt gelangen Erythrozyten des Kindes in den mütterlichen Kreislauf und lösen bei der Mutter die Bildung von Rhesus-Antikörpern aus. Beim ersten Kind ist das unproblematisch, weil die Antikörperbildung erst nach der Geburt erfolgt. Kommt es allerdings zu einer zweiten Schwangerschaft mit einem Rh-positiven Kind, sind die Antikörper von Anfang an vorhanden. Sie gelangen über die Plazenta in das kindliche Blut und binden dort an die fetalen Erythrozyten. Die so markierten Erythrozyten werden dann in der Milz des Kindes abgebaut. Werden mehr Erythrozyten abgebaut als gebildet, entwickelt das Kind schon vor der Geburt eine Anämie (Anaemia neonatorum). Durch den verstärkten Erythrozytenabbau fällt auch mehr Bilirubin an, und nach der Geburt kommt es zur Neugeborenengelbsucht (**Icterus neonatorum**).

Um die Gefährdung des zweiten Kindes auszuschließen, werden betroffenen Müttern nach der Geburt ihres ersten Kindes Anti-D-Antikörper intramuskulär verabreicht. Diese binden an die Rhesus-Antigene der kindlichen Erythrozyten im Blut der Mutter, sodass die Mutter keine eigenen Antikörper bildet. Antikörper und fetale Erythrozyten werden schließlich abgebaut. Damit sind auch bei einer erneuten Schwangerschaft keine Rhesus-Antikörper im Blut der Mutter vorhanden.

4.2.3 Leukozyten

Aufgaben. Die Leukozyten (weiße Blutkörperchen) sind ein wesentlicher Teil des Immunsystems. Sie sind an der Abwehr von Krankheitserregern und körperfremden Stoffen beteiligt, einige spielen auch bei Entzündungen eine Rolle. Wie die Funktionen der einzelnen Leukozyten innerhalb des Immunsystems ineinandergreifen, wird im Abschnitt über das Immunsystem (Kap. 5) beschrieben.

Einteilung. Im Gegensatz zu den Erythrozyten bilden die weißen Blutkörperchen keine einheitliche Zellgruppe, sondern bestehen aus mehreren Zelltypen, die sich in Gestalt und Funktion unterscheiden. Zu den Leukozyten zählen:

- Granulozyten
- Monozyten und Makrophagen
- Lymphozyten
- Mastzellen
- dendritische Zellen

Die meisten Leukozyten erfüllen ihre Abwehrfunktion nicht im Blut, sondern im Gewebe. Sie nutzen die Blutbahn nur dafür, von ihrem Entstehungsort, dem roten Knochenmark, an ihren Zielort (z. B. einem Entzündungsherd) zu gelangen. Dort angekommen, wandern sie durch die Gefäßwand ins Gewebe. Die aktive Wanderung der Lymphozyten durch die Wand der Blutgefäße ins Gewebe wird **Diapedese** genannt.

Je nach Zelltyp können sich die Blut- und die Gewebeform der einzelnen Leukozytenarten unterscheiden:

- Bei den Granulozyten und den Lymphozyten gibt es zwischen der Blut- und der Gewebeform keine Unterschiede.
- Die Monozyten kommen nur im Blut vor. Nach ihrem Übergang ins Gewebe entwickeln sie sich zu Makrophagen weiter – die Makrophagen gibt es damit nur im Gewebe.
- Auch die Mastzellen und die dendritischen Zellen kommen nur im Gewebe vor. Im Blut finden sich unreife Vorstufen, die sich erst im Gewebe zu den reifen Zellen weiterentwickeln.

Anzahl. Bei der Angabe und Beurteilung der Leukozytenzahlen werden nur die Leukozyten berücksichtigt, die sich im Blut befinden. Die Gesamtleukozytenzahl im Blut gesunder Erwachsener liegt bei 4 000–10 000 Leukozyten pro µl Blut. Bei mehr als 10 000 Leukozyten pro µl Blut spricht man von einer **Leukozytose**, bei weniger als 4 000 von einer **Leukopenie**. Diesem Schema folgt die Benennung auch, wenn die Zellzahl bei einzelnen Zellgruppen erhöht oder erniedrigt ist: Bei Erhöhung spricht man von einer **Granulozytose**, einer **Monozytose** oder einer **Lymphozytose**, bei erniedrigter Zellzahl von einer **Granulozytopenie**, **Monozytopenie** oder **Lymphozytopenie**.

Granulozyten

Die Granulozyten haben ihren Namen daher, da sie in ihrem Zytoplasma rundliche, körnchenartige Einschlüsse enthalten, die sog. Granula. Diese Granula enthalten Enzyme, Botenstoffe und andere Substanzen, ohne die die Granulozyten ihre Funktion nicht erfüllen können. Je nach der Zusammensetzung ihrer Granula kann man wiederum **3 Granulozytenarten** unterscheiden. Ihren Namen haben die einzelnen Arten davon erhalten, dass sich ihre Granula in einem bestimmten Färbeverfahren (sog. Pappenheim-Färbung mit einem basischen Farbstoff und dem Farbstoff Eosin) unterschiedlich anfärben:

- **neutrophile Granulozyten** (kurz Neutrophile): Sie färben sich mit keinem der beiden Farbstoffe stark an. Ihre Granula erscheinen unter dem Mikroskop nach Anfärbung rosa bis fliederfarben.
- **eosinophile Granulozyten** (kurz Eosinophile): Ihre Granula nehmen durch das Eosin eine rote Färbung an.
- **basophile Granulozyten** (kurz Basophile): Ihre Granula färben sich überwiegend mit dem basischen Farbstoff und erscheinen dunkelblau bis violett.

Neutrophile Granulozyten (Mikrophagen)

Die Neutrophilen sind die häufigsten Granulozyten, sie machen über 90 % aller Granulozyten aus. Sie sind die Abwehrzellen, die als erste bereitstehen, wenn bakterielle Krankheitserreger in den Körper eindringen. Sie sind vor allem in Schleimhäuten zu finden.

Nachdem sie nach ihrer Entstehung das rote Knochenmark verlassen haben, halten sich die Neutrophilen nur kurz (weniger als 10 Stunden) im Blut auf, bevor sie in das Gewebe auswandern, wo sie nach 1–3 Tagen absterben. Der Großteil der Neutrophilen befindet sich daher im Gewebe, nur etwa 10 % halten sich in den Blutgefäßen auf. Davon wiederum schwimmt nur rund die Hälfte im Blutstrom mit. Die andere Hälfte liegt an den Venenwänden und wird als randständige Granulozyten bezeichnet. Diese bilden eine Art „Bereitschaftsdienst", der sich schnell von der Gefäßwand lösen und mit dem Blut dorthin transportieren lassen kann, wo gerade viele Granulozyten benötigt werden. Dadurch kann die Zahl der Neutrophilen im Blutstrom kurzfristig stark ansteigen. Auf der anderen Seite können diese Granulozyten bei Bedarf auch schnell das Gefäßsystem verlassen und ins Gewebe übertreten.

Dass die Neutrophilen „wissen", wann und wo sie im Gewebe benötigt werden, liegt an den sog. Chemokinen. Dabei handelt es sich um Botenstoffe, die von Leukozyten freigesetzt werden, die sich bereits am Ort der Infektion befinden, oder auch von den eingedrungenen Bakterien selbst. Die Granulozyten erkennen die Chemokine und bewegen sich an deren „Spur" entlang an den Ort des Geschehens. Diese Anlockung durch Chemokine wird als Chemotaxis bezeichnet (siehe unten).

Sind die Neutrophilen beim Erreger angekommen, können sie diesen auf 2 Arten bekämpfen:

- durch **Phagozytose** oder
- durch Abgabe bakterizider Substanzen.

Phagozytose am Beispiel der neutrophilen Granulozyten. Unter **Phagozytose** versteht man die Fähigkeit einer Zelle, Fremdstoffe, Krankheitserreger oder Überreste abgestorbener Zellen aufzunehmen, sie quasi zu „fressen". Zellen, die zur Phagozytose in der Lage sind, werden als **Fresszellen** oder **Phagozyten** bezeichnet. Außer den Neutrophilen zählen dazu auch die Eosinophilen, die Monozyten, die Makrophagen und die dendritischen Zellen. Die Phagozyten besitzen **Vesikel**, die Enzyme und verschiedene Substanzen enthalten, die auf die Bakterien schädigend bis tödlich wirken (sog. bakterizide Substanzen). Alle Inhaltsstoffe zusammen sind in der Lage, den Erreger aufzulösen (**Lyse**), weshalb diese Vesikel als **Lysosomen** bezeichnet werden. Auch die Granula der Neutrophilen gehören zu den Lysosomen. Der Phagozyt „frisst" sein Zielobjekt, indem er es von allen Seiten einschließt und damit in sein Inneres schleust, wobei das phagozytierte Material mit den Inhaltsstoffen der Lysosomen in Kontakt kommt und dadurch „verdaut" wird.

Nachdem der Granulozyt mehrere Bakterien aufgenommen und vernichtet hat, sind seine Energiereserven verbraucht, und er stirbt selbst ab. Vereinzelte tote Granulozyten werden von Makrophagen aufgenommen. Gehen allerdings viele Granulozyten am selben Ort zugrunde, können sie nicht mehr auf diese Art beseitigt werden. In diesen Fällen entsteht aus den toten Granulozyten, den Zelltrümmern des umliegenden geschädigten Gewebes und der Gewebsflüssigkeit **Eiter** (**Pus**). Neben bakteriellen Erregern phagozytieren Neutrophile auch abgestorbene körpereigene Zellen und manche Viren.

Die zweite Möglichkeit der Granulozyten, die Erreger zu bekämpfen, besteht darin, den Inhalt ihrer Granula nach außen abzugeben. Auch hierbei sterben die Neutrophilen ab. Der Hauptwirkmechanismus der Neutrophilen ist aber die Phagozytose.

Eosinophile Granulozyten (Mikrophagen)

Sie machen 2–4 % Prozent der Granulozyten aus. Ihr Zellkern ist zweigelappt und unter den Granula deutlich zu erkennen. Ihre Granula enthalten Stoffe, die v. a. gegen **Parasiten** wirksam sind, weshalb die Eosinophilen besonders in der Abwehr von Wurminfektionen eine wichtige Rolle spielen. Auch bei bestimmten **allergischen Erkrankungen** kann die Zahl der eosinophilen Granulozyten erhöht sein. Die Eosinophilen sind hauptsächlich in der Schleimhaut des Verdauungstraktes und der Atemwege zu finden. Sie zählen zwar ebenfalls zu den **Phagozyten**, erfüllen ihre Funktion aber vorwiegend, indem sie den Inhalt ihrer Granula nach außen abgeben. Die Lebensdauer der Eosinophilen liegt bei 4–5 Tagen.

Basophile Granulozyten

Mit weniger als 1 % sind die Basophilen die kleinste Gruppe der Granulozyten. Auch ihr Kern ist meist zweigelappt. Wegen der dunklen Granula ist er schlecht zu sehen. Die Basophilen halten sich überwiegend im Blut auf. Welche Aufgaben sie in der Erregerabwehr erfüllen, ist heute noch relativ unklar. Wesentlich besser erforscht ist die Rolle, die sie im Rahmen von **Allergien** spielen. Die Basophilen bilden u. a. **Histamin und Prostaglandine** und damit Substanzen, die an der Auslösung allergischer Reaktionen beteiligt sind. Ihre Lebensdauer beträgt ebenfalls 4–5 Tage. Basophile ähneln in ihrer Ausstattung und Funktion den Mastzellen, die sich allerdings nicht im Blut, sondern im Gewebe befinden.

4.2.4 Makrophagen und Monozyten

Monozyten. Gut erkennt man sie im Blutbild daran, dass sie die größten Leukozyten sind und einen großen, meist nierenförmigen Kern und feine Granula besitzen. Wie auch bei den Neutrophilen befindet sich nur ein Teil der Monozyten direkt im Blutstrom, der andere Teil wird in der Milz gespeichert. Bei Bedarf setzt diese die Monozyten in den Blutkreislauf frei, wodurch die Monozytenzahl im Blutstrom schnell ansteigt. Nach maximal 3 Tagen verlassen die Monozyten das Blutgefäßsystem und wandern ins Gewebe ein. Dort entwickeln sie sich weiter zu Makrophagen.

Makrophagen. Sie zählen zu den Phagozyten. Makrophagen können wochen- und teilweise sogar monatelang im Gewebe überleben und kommen in allen Organen vor. Je nachdem, in welches Gewebe sie einwandern, entwickeln sie sich zu speziellen Zellen weiter, u. a.:

- im Bindegewebe der Organe und in den Gefäßwänden zu **Histiozyten**, auch Gewebsmakrophagen genannt
- in den Lungenbläschen zu **Alveolarmakrophagen**
- in der Leber zu **Kupffer-Zellen**
- im zentralen Nervensystem zu **Mikrogliazellen**
- in den Knochen zu **Osteoklasten**
- im Knorpel zu **Chondroklasten**
- in den Nierenkörperchen zu **Mesangiumzellen**.

Die Monozyten und alle von ihnen abstammenden Makrophagen bilden zusammen das sog. mononukleäre Phagozytensystem (MPS).

Wenn Makrophagen auf einen Erreger (Bakterien, Viren oder Parasiten), Fremdkörper oder auf abgestorbene oder veränderte körpereigene Zellen treffen, setzen sie Chemokine frei. Damit locken sie über Chemotaxis weitere Phagozyten zur Verstärkung an. Dann phagozytieren sie ihr „Fundstück". Ist dieses zu groß, um von einem einzelnen Makrophagen bewältigt zu werden, schließen sich mehrere Makrophagen zu einer einzigen Zelle, einer sog. **Fremdkörperriesenzelle**, zusammen.

Makrophagen sind außerdem in der Lage, bestimmte Teile des phagozytierten Materials, sog. Antigene, auf ihrer Oberfläche zu präsentieren. Diese sog. **Antigenpräsentation** dient dazu, die Lymphozyten darüber zu informieren, dass sich der jeweilige Erreger im Körper befindet. Die Lymphozyten ihrerseits leiten dann eine spezifische Antwort des Immunsystems ein.

Die Makrophagen spielen auch bei der Wundheilung eine Rolle. Sie setzen Wachstumsfaktoren frei, durch die z. B. Fibroblasten aktiviert werden. Diese bilden u. a. Kollagen und tragen so zur Reparatur verletzten Bindegewebes bei.

4.2.5 Lymphozyten

Die Lymphozyten lassen sich nach ihrer Größe in 2 Gruppen einteilen:

- **kleine Lymphozyten**: Sie haben einen Durchmesser von 6–8 µm und enthalten keine Granula. Ihr großer, runder Kern füllt nahezu die gesamte Zelle aus. Zu den kleinen Lymphozyten zählen die **B-Lymphozyten und die T-Lymphozyten.**
- **große Lymphozyten**: Ihr Durchmesser beträgt ca. 10 µm. Ihr Kern ist im Verhältnis zum Zytoplasma kleiner als bei den kleinen Lymphozyten. Die großen Lymphozyten werden auch als **natürliche Killerzellen (NK-Zellen)** bezeichnet.

B- und T-Lymphozyten

Die Benennung der B- und der T- Lymphozyten erfolgt nach dem Organ, in dem sie heranreifen, nachdem sie im roten Knochenmark gebildet wurden:

- Die **T-Lymphozyten** entwickeln sich im **Thymus** weiter. Sie machen ca. 75 % aller Lymphozyten aus.
- Die **B-Lymphozyten** reifen im roten Knochenmark (engl. Bone Marrow) heran. Sie haben einen Anteil von etwa 15 % an den Lymphozyten.

B- und T-Lymphozyten unterscheiden sich von den anderen Leukozyten vor allem darin, dass sie nicht auf alle eingedrungenen Erreger auf dieselbe Art reagieren. Vielmehr entwickeln sie eine jeweils maßgeschneiderte Abwehrstrategie, die sog. spezifische Immunabwehr. Wie sie dabei genau vorgehen, wird in Kap. 5.2.2 genauer beschrieben. Im Rahmen der spezifischen Immunabwehr haben die B- und die T-Lymphozyten – obwohl sie gleich aussehen – unterschiedliche Aufgaben. So bilden die B-Lymphozyten z. B. Antikörper und präsentieren Antigene auf ihrer Oberfläche, während die T-Lymphozyten das nicht tun. Die Lebensdauer der B- und T- Lymphozyten kann bis zu 10 Jahre betragen.

Bei den **T-Lymphozyten** unterscheidet man wiederum 2 Untergruppen:

- **$CD4^+$-Zellen**: Sie tragen ein bestimmtes Molekül auf ihrer Oberfläche, das sog. CD4-Molekül.
- **$CD8^+$-Zellen**: Sie tragen anstelle des CD4-Moleküls das sog. CD8-Molekül.

Die CD4+- und die CD8+-Zellen nehmen in der Immunabwehr unterschiedliche Aufgaben wahr. Die CD4+-Zellen fungieren als T-Helferzellen – unterstützen also andere Zellen in der Immunantwort. Die CD8+-Zellen werden auch als sogenannte zytotoxische T-Zellen bezeichnet. Sie attackieren also z. B. von Viren befallene Zellen direkt.

Natürliche Killerzellen (NK-Zellen)

Mit etwa 10 % bilden die NK-Zellen die dritte Gruppe der Lymphozyten. Sie sind in der Lage, solche Körperzellen zu erkennen, die mit einem Virus infiziert oder tumorartig verändert sind. Haben sie eine solche Zelle entdeckt, schütten die NK-Zellen aus ihren Granula zellschädigende Substanzen (**Zytotoxine**) aus und zerstören so die infizierte oder veränderte Körperzelle. NK-Zellen finden sich vorwiegend im Blut, in der Leber und in der Milz.

Mastzellen

Die Mastzellen haben eine ähnliche Funktion wie die basophilen Granulozyten, kommen allerdings in erster Linie im Bindegewebe vor. Sie sind etwas größer als die Basophilen und enthalten mehr Granula, die häufig im Rahmen von Entzündungen und Allergien ausgeschüttet werden. Deren Inhaltsstoffe führen dazu, dass die Gefäßwände durchlässiger werden. Die Lebensdauer der Mastzellen liegt bei Wochen bis Monaten.

Dendritische Zellen

Auch die reifen dendritischen Zellen sind nur im Gewebe anzutreffen, z. B. als **Langerhans-Zellen** in der Haut. Im Blut befinden sich nur die noch unreifen Vorläuferzellen.

Die dendritischen Zellen sind die wichtigsten Zellen für die Antigenpräsentation. Damit sie die Antigene auf ihrer Oberfläche präsentieren können, müssen die dendritischen Zellen die Erreger (Bakterien, Pilze und Viren) zunächst phagozytieren. Anders als die Makrophagen bleiben sie danach aber nicht im Gewebe, sondern wandern mit der Lymphe in den nächstgelegenen Lymphknoten. Dort treffen sie auf zahlreiche Lymphozyten, denen sie das Antigen präsentieren. Da die dendritischen Zellen lange, verzweigte Fortsätze und damit eine große Oberfläche besitzen, kommen sie leicht mit den Lymphozyten in Kontakt. So tragen die dendritischen Zellen maßgeblich dazu bei, dass eine spezifische Antwort (Kap. 5.2.2) ausgelöst wird. Dendritische Zellen sind sehr langlebig.

4.2.6 Thrombozyten

Wegen ihrer flachen Form werden die Thrombozyten auch Blutplättchen genannt. Sie sind wie die Erythrozyten kernlos, besitzen aber im Gegensatz zu den roten Blutkörperchen Mitochondrien und andere Zellorganellen. Ihr Durchmesser beträgt 1–3 µm.

Die Aufgabe der Thrombozyten ist die Blutstillung. Sie bilden bei kleineren Gefäßverletzungen einen Pfropf, der den Defekt abdichtet, und setzen die Blutgerinnung in Gang. Voraussetzung für die Pfropfbildung ist ihr starkes Zytoskelett, das es ihnen ermöglicht, sich zusammenzuziehen. Dieser Vorgang nennt sich **Thrombozytenaggregation**. Um die Blutgerinnung auszulösen, setzen die Thrombozyten verschiedene Substanzen frei, die in zahlreichen Granula in ihrem Zytoplasma gespeichert sind.

Die Thrombozytenzahl liegt bei 150 000–350 000 pro Mikroliter (µl) Blut. Sind weniger Thrombozyten vorhanden, spricht man von einer **Thrombozytopenie**, bei einer erhöhten Zahl von einer **Thrombozytose**. Die Lebensdauer der Thrombozyten beträgt 7–10 Tage.

Fazit – Das müssen Sie wissen

Blutzellen

Der Normwert des Hämatokrits liegt bei Frauen bei 42 % und bei Männern bei 47 % des Gesamtblutvolumens.

Erythrozyten besitzen eine Lebensdauer von ca. 120 Tagen und bestehen im Grunde nur aus Hämoglobin und sind für den Sauerstoff-, Kohlendioxid- und Glukosetransport zuständig.

Die Gruppe der **Leukozyten** ist an der Abwehr von Krankheitserregern und körperfremden Stoffen beteiligt und spielt auch bei Entzündungen eine Rolle. Leukozyten lassen sich in folgende Untergruppen einteilen: Granulozyten, Monozyten und Makrophagen, B- und T-Lymphozyten, Mastzellen und dendritische Zellen.

Thrombozyten wirken bei der Blutstillung mit, sie bilden bei Gefäßwandverletzungen einen Pfropf und setzen die Blutgerinnung in Gang.

Die Blutgruppe eines Menschen wird durch die vorhandenen Antigene auf der Erythrozytenoberfläche bestimmt.

4.3 Bildung und Abbau der Blutzellen

Ort der Blutbildung (**Hämatopoese**) ist das **rote Knochenmark**. Da die Blutzellen nur eine beschränkte Lebensdauer haben und immer wieder ersetzt werden müssen, dauert die Hämatopoese ein Leben lang an. Vom roten Knochenmark werden täglich gebildet:

- 200 Milliarden Erythrozyten
- 120 Milliarden Leukozyten
- 150 Milliarden Thrombozyten

Bevor das rote Knochenmark die Hämatopoese im 7. Monat der Embryonalentwicklung übernimmt, findet die Blutbildung in wechselnden Geweben statt.

Alle Blutzellen stammen von den sog. **pluripotenten hämatopoetischen Stammzellen** ab. Diese werden so bezeichnet, weil sie sich zu jedem Blutzelltyp weiterentwickeln können („pluripotent" bedeutet so viel wie „viel könnend").

Sehr wenige hämatopoetische Stammzellen befinden sich auch in der Blutbahn. Pluripotente hämatopoetische Stammzellen sind in der Lage, sich zu teilen. Dabei bleibt immer mindestens eine der beiden Tochterzellen eine Stammzelle (sog. Selbsterneuerung). Dieser Mechanismus stellt sicher, dass die Zahl der pluripotenten Stammzellen nicht abnimmt. Die andere Tochterzelle kann sich zu einer sog. Vorläufer- oder Progenitorzelle weiterentwickeln. Diese Vorläuferzellen können sich nicht mehr zu allen, sondern nur noch zu einigen Blutzelltypen weiterentwickeln. Aus der pluripotenten hämatopoetischen Stammzelle können 2 verschiedene Progenitorzellen entstehen:

- **myeloische Vorläuferzelle**: Aus ihr entwickeln sich in mehreren Teilungs- und Entwicklungsschritten die Erythrozyten, die Thrombozyten, die Monozyten und die Granulozyten (myeloische Zelllinie).
- **lymphatische Vorläuferzelle**: Sie ist die Progenitorzelle der Lymphozyten (B-Lymphozyten, T-Lymphozyten und natürliche Killerzellen; sog. lymphatische Zelllinie).

Der Abbau der Blutzellen ist von Zellart zu Zellart unterschiedlich (siehe folgende Kapitel).

4.3.1 Entwicklung und Abbau der Erythrozyten

Entwicklung. Die Erythrozyten gehören zur myeloischen Zellreihe. Ihre Bildung und Reifung (**Erythropoese**) dauert 5–7 Tage und läuft bis auf den letzten Schritt im roten Knochenmark ab.

Erythropoese. Aus der myeloischen Vorläuferzelle entwickelt sich zunächst eine weitere Vorläuferzelle, die nur noch 2 Entwicklungsmöglichkeiten hat: Entweder sie schlägt den Weg der Erythropoese ein oder sie entwickelt sich weiter zu einem Thrombozyten. Unter dem Einfluss verschiedener Zytokine und **Erythropoetin** aus der Niere entsteht aus dieser gemeinsamen Zelle ein Vorläufer des späteren Erythrozyten. Über verschiedene Entwicklungsschritte reift diese Zelle dann mehr und mehr aus und wird letztendlich zum **Retikulozyten**. Auf diesem Weg geht der Zellkern verloren.

Der **kernlose Retikulozyt** ist die direkte **Vorstufe des reifen Erythrozyten**. Er enthält noch Reste von Zellorganellen und RNA. Die Retikulozyten verlassen das rote Knochenmark und reifen innerhalb eines Tages im Blut zum Erythrozyten.

Bildung des Hämoglobins. Während der Erythropoese bildet sich auch das Hämoglobin im Erythrozyten. Dafür ist der Körper insbesondere auf **Eisen, Vitamin B_9 (Folsäure) und Vitamin B_{12} (Cobalamin)** angewiesen. Pro Tag benötigt der Körper zwischen 0,5 und 2 mg Eisen, wobei nicht das gesamte Eisen aus der Nahrung resorbiert wird. Der Eisengehalt der Nahrung sollte deshalb höher liegen.

Regulation der Erythropoese. Wenn in der **Niere** die Sauerstoffkonzentration sinkt, schüttet sie im juxtaglomerulären Apparat das Hormon **Erythropoetin** (EPO) aus, das über die Blutbahn das rote Knochenmark erreicht und dort die Erythropoese steigert. Dadurch wird erreicht, dass mehr Erythrozyten für den Sauerstofftransport zur Verfügung stehen. Dieser Mechanismus setzt auch in Höhenlagen oberhalb von ca. 2 500 m ein: In der „dünneren Luft" sinkt der Sauerstoffpartialdruck in der Atemluft, und weniger Sauerstoff gelangt in das Blut. Die Niere reagiert mit der Ausschüttung von Erythropoetin, woraufhin die Zahl der Erythrozyten steigt.

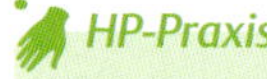

Höhentraining

Diesen Effekt machen sich Ausdauersportler bei ihrem Höhentraining zunutze: Sie trainieren über längere Zeit in Höhen oberhalb von 2 500 m, sodass die Erythrozyten in ihrem Blut an Zahl zunehmen. Kehren sie dann in ihre gewohnte Höhe zurück – in der wieder ein höherer Sauerstoffpartialdruck herrscht – kann ihr Blut mehr Sauerstoff transportieren, was sich günstig auf die Ausdauerleistung auswirkt. Der Effekt des Höhentrainings hält ca. 2–3 Wochen an, danach sind die überschüssigen Erythrozyten abgebaut.

Abbau der Erythrozyten. Die **Lebensdauer** eines Erythrozyten beträgt **ca. 120 Tage**. Alte oder nicht mehr funktionsfähige Erythrozyten werden von den Makrophagen in Milz, Leber und rotem Knochenmark erkannt, phagozytiert und abgebaut.

Dabei wird noch in den Makrophagen das Hämoglobin in seine **Bestandeile Häm und Globin** aufgespalten. Das Globin wird in seine einzelnen Aminosäuren zerlegt. Auch das Häm wird gespalten, wobei das Eisenatom frei wird. Das Eisen wird an das Plasmaprotein Transferrin gebunden, zur Leber transportiert und dort gespeichert. Bei Bedarf wird es freigesetzt und bei der Hämoglobinbildung wiederverwertet. Das verbleibende Farbstoffmolekül des Häms wird zunächst in **Bilirubin** umgewandelt und dann als **Sterkobilin und Urobilin** mit Stuhl und Harn ausgeschieden.

4.3.2 Entwicklung und Abbau der Thrombozyten

Entwicklung. Die Entwicklung der Thrombozyten (**Thrombopoese**) verläuft komplett im roten Knochenmark. Der erste Entwicklungsschritt ist dabei der gleiche wie bei den Erythrozyten: Aus der myeloischen Vorläuferzelle entsteht eine Zelle, die sich über verschiedene Entwicklungsschritte schließlich zum Thrombozyten ausbildet. Verantwortlich hierfür sind wiederum bestimmte Wachstumsfaktoren, v. a. das **Thrombopoetin**. Es wird in Leber, Niere und rotem Knochenmark gebildet. Seine Freisetzung ist abhängig von der Zahl der Thrombozyten und ihrer Vorläuferzellen: Sind viele vorhanden, wird wenig Thrombopoetin hergestellt, bei wenigen Thrombozyten wird mehr Thrombopoetin ausgeschüttet. Die Vorläuferzellen der Thrombozyten, die **Megakaryozyten**, werden auch „Knochenmarkriesenzellen" genannt. Sie sind die größten Zellen des Knochenmarks.

Abbau. Die Lebensdauer der Blutplättchen beträgt 9–10 Tage, danach werden sie in der Milz abgebaut.

4.3.3 Entwicklung und Abbau der Leukozyten

Entwicklung der Granulozyten und Monozyten. Da die Lebensdauer der Granulozyten und Monozyten kurz ist, müssen jeden Tag viele ersetzt werden und ihre Produktionsrate ist entsprechend hoch. Die verschiedenen Entwicklungsstufen der Granulozyten und Monozyten machen deshalb einen Großteil der Knochenmarkzellen aus.

Insbesondere die Granulozyten und dabei wiederum die Neutrophilen machen nach ihrer Bildung noch eine Reifung durch. Je nach **Reifungsgrad** unterscheidet man:

- junge, unreife Neutrophile: Sie sind an ihrem stabförmigen Kern erkennbar und werden auch als **Stabkernige** bezeichnet.
- reife Neutrophile: Bei der weiteren Reifung der Neutrophilen bilden sich am Kern Einschnürungen, wodurch der Kern in 2–4 Segmente unterteilt wird. Bei diesen Granulozyten spricht man von **Segmentkernigen**.
- überalterte Neutrophile: Ihr Kern hat 5 oder mehr Segmente. Sie werden auch **Hypersegmentierte** genannt.

Normalerweise befinden sich im Blut wesentlich mehr Segmentkernige als Stabkernige. Wenn allerdings ein großer Bedarf an Granulozyten herrscht, z. B. bei einer Infektionskrankheit, und viele Neutrophile das Knochenmark verlassen, steigt der Anteil der Stabkernigen im Blut an.

Abbau. Zugrunde gegangene Granulozyten sowie Monozyten werden hauptsächlich im Gewebe durch andere Phagozyten aufgenommen und abgebaut.

Entwicklung der Lymphozyten. Alle Lymphozyten stammen von der lymphatischen Vorläuferzelle ab. Aus ihr entwickeln sich über mehrere Zwischenstufen die B- und T-Lymphozyten und die NK-Zellen.

Während ihrer Entwicklung verlassen die unreifen Stadien der **T-Lymphozyten** das rote Knochenmark und gelangen über das Blut in den **Thymus**, wo sie ihre Reifung fortsetzen. Die **B-Lymphozyten** vollziehen ihre gesamte Entwicklung im **roten Knochenmark**. Im roten Knochenmark und im Thymus lernen die Lymphozyten**, körpereigene Strukturen von körperfremden Strukturen zu unterscheiden**. Dieser Vorgang wird als **Prägung** bezeichnet. Es bleiben nur diejenigen Lymphozyten übrig, die eine Selbsttoleranz aufweisen – die also keine normalen Körperzellen angreifen. Da diese Lymphozyten bisher noch keinen Kontakt mit körperfremden Strukturen hatten, werden sie als **naive** B- oder T-Lymphozyten bezeichnet. Im Blut hält sich dabei nur rund 1 % der naiven Lymphozyten auf, die restlichen befinden sich in den sekundären lymphatischen Organen. Ihre weitere Entwicklung setzt ein, wenn sie ein passendes Antigen gefunden haben. Sie ist eng an die Immunantwort gekoppelt und wird dort besprochen (Kap. 5).

Die NK-Zellen verlassen das rote Knochenmark und erreichen über das Blut das Gewebe.

Fazit – Das müssen Sie wissen

Bildung und Abbau der Blutzellen

Alle Blutzellen werden im roten Knochenmark produziert.
Die Vorläuferzellen der Erythrozyten nennt man Retikulozyten, überalterte Erythrozyten werden systematisch in der Milz abgebaut. Hilfsstoffe, die zur Herstellung von Erythrozyten notwendig sind: Vitamin B_9 und B_{12}.
Hauptbestandteil des Hämoglobins ist Eisen. Die Speicherform des Eisens ist das **Ferritin.**
Lymphozyten durchlaufen einen separaten Reifungsprozess, die sog. Prägung. Während der Prägung lernen Lymphozyten, zwischen körpereigenen und körperfremden Strukturen zu unterscheiden.

4.4 Blutstillung

Das Blutstillungssystem sorgt dafür, dass bei einem Gefäßwandschaden die Lücke in der Gefäßwand abgedichtet und damit die Blutung gestoppt wird. Gleichzeitig leitet es die Wundheilung ein. Am Blutstillungssystem sind hauptsächlich beteiligt:

- die geschädigte Gefäßwand
- die Thrombozyten
- die Gerinnungsfaktoren

Die **3 Hauptschritte** bei der Abdichtung der Gefäßwand sind:

- die Kontraktion des geschädigten Gefäßes
- die Bildung eines Thrombozytenpfropfes
- die Ausbildung eines Fibrinthrombus

Dabei unterscheidet man **2 Phasen**:

- **Blutstillung (primäre Hämostase)**: An ihr sind in erster Linie die Thrombozyten und die Gefäßwand beteiligt. Sie beginnt mit einer reflektorischen Vasokonstriktion und endet mit der Bildung des Thrombozytenpfropfes, der den Gefäßwanddefekt vorübergehend abdichtet. Die Blutstillung tritt innerhalb kurzer Zeit ein (Sekunden bis wenige Minuten) und wird durch Thrombozyten vermittelt.
- **Blutgerinnung (sekundäre Hämostase)**: Bei der Blutgerinnung wird der Thrombozytenpfropf durch ein Fibrinnetz stabilisiert. Dadurch ist der Gefäßwandschaden so lange abgedichtet, bis im Zuge der Wundheilung neues Gewebe entstanden ist. Die Blutgerinnung braucht mehrere Minuten. Voraussetzung ist die Aktivierung der Gerinnungsfaktoren.

4.4.1 Ablauf der Blutstillung

Ziel der Blutstillung (primäre Hämostase) ist die Bildung eines Thrombozytenpfropfes, der den Gefäßwandschaden vorübergehend verschließt. Die Blutstillung läuft in 3 Teilschritten ab:

- Vasokonstriktion
- Thrombozytenadhäsion
- Thrombozytenaggregation

Vasokonstriktion. Bei einer Schädigung der Gefäßwand zieht sich die Gefäßmuskulatur im verletzten Bereich reflexartig zusammen. Diese Vasokonstriktion ist der erste Schritt bei der Blutstillung (primäre Hämostase). Sie bewirkt, dass sich die Wunde verkleinert und die Strömungsgeschwindigkeit des Blutes an der verletzten Stelle abnimmt. Die verringerte Strömungsgeschwindigkeit macht es den Thrombozyten leichter, sich an den verletzten Gefäßwandabschnitt anzulagern.

Thrombozytenadhäsion. Im geschädigten Bereich setzt die Gefäßwand Substanzen frei, die dazu führen, dass sich Thrombozyten an die Kollagenfasern der Gefäßwand anlagern. Diese Anlagerung wird möglich, weil durch den Gefäßwandschaden das Endothel (die innere Wandschicht eines Blutgefäßes) verletzt ist und die darunterliegenden Kollagenfasern freiliegen. Zu den Substanzen, die von der Gefäßwand freigesetzt werden, gehört der Von-Willebrand-Faktor (vWF). Er wird von Endothelzellen und Thrombozyten gebildet und stellt – wie eine Art Klebstoff – die Verbindung zwischen Kollagenfaser und Thrombozyt her. Diese Anheftung der Thrombozyten an die Bindegewebsfasern der Gefäßwand wird als **Thrombozytenadhäsion** bezeichnet. Damit sich Thrombozyten nicht an unverletzte Gefäßwände anlagern, setzt die gesunde Gefäßwand Substanzen frei, die ein Anheften verhindern.

Thrombozytenaggregation. Durch die Bindung an die Gefäßwand kommt es zur Aktivierung der Thrombozyten. Dabei verändern sie ihre Form und bilden fingerartige Fortsätze (sog. Pseudopodien) aus, mit deren Hilfe sie sich besser untereinander vernetzen können. Die Aktivierung der Thrombozyten wird durch den sog. plättchenaktivierenden Faktor (PAF) unterstützt, der von Leukozyten freigesetzt wird.

Durch die Thrombozytenaggregation bildet sich innerhalb von max. 3 Minuten im Bereich der Wunde ein Thrombozytenpfropf, der wegen seiner Farbe auch als **weißer Thrombus** bezeichnet wird. Da er allerdings wenig haltbar ist, stellt er nur einen vorübergehenden Verschluss dar. Die endgültige Abdichtung der Wunde wird erst durch die Abläufe der Blutgerinnung erreicht. Die Zeit vom Beginn der Blutung bis zu dieser ersten Gefäßwandabdichtung wird **Blutungszeit** genannt.

4.4.2 Blutgerinnung

Ziel der Blutgerinnung (sekundäre Hämostase) ist ein dauerhafter Verschluss der Gefäßwandverletzung durch einen Fibrinthrombus. Der wichtigste Schritt ist dabei die Umwandlung des inaktiven Gerinnungsfaktors Fibrinogen in seine aktive Form Fibrin. Fibrin liegt im Plasma in seiner inaktiven Vorstufe vor. Das verhindert, dass sich ein Thrombus bildet, ohne dass er benötigt wird.

Gerinnungsfaktoren

Damit sich der Fibrinthrombus überhaupt bilden kann, muss die sog. Gerinnungskaskade ablaufen. Unter diesem Begriff werden alle Reaktionen zusammengefasst, die zwischen den verschiedenen Gerinnungsfaktoren stattfinden. Die Gerinnungsfaktoren befinden sich im Blutplasma und aktivieren sich bei Bedarf gegenseitig. Bei den 13 Gerinnungsfaktoren kann man grob **2 Typen** unterscheiden:

- **Faktoren mit Enzymaktivität**: Bei ihnen handelt es sich größtenteils um **Plasmaproteine**. Solange sie nicht gebraucht werden, liegen sie im Plasma in ihrer inaktiven Form vor. Erst bei Bedarf werden sie durch andere Gerinnungsfaktoren aktiviert. Die meisten sind Proteasen, d. h., sie können Proteine spalten. Dadurch sind sie in der Lage, andere inaktive Gerinnungsfaktoren in ihre aktive Form umzuwandeln.
- **Faktoren ohne Enzymaktivität**: Sie werden auch als Kofaktoren bezeichnet. Sie allein können keine anderen Faktoren aktivieren, werden aber von einigen Faktoren mit Enzymaktivität benötigt, damit diese ihre Funktion ausüben können. Zu den Kofaktoren zählt z. B. **Kalzium** (Gerinnungsfaktor IV).

Die Gerinnungsfaktoren werden mit römischen Zahlzeichen durchnummeriert. Um die aktive Form zu kennzeichnen, wird an die Zahl ein „a" angehängt. Beim inaktiven Fibrinogen z. B. handelt es sich um den „Faktor I", seine aktive Form, das Fibrin, trägt die Bezeichnung Faktor „Ia". Die meisten Gerinnungsfaktoren werden in der Leber gebildet, wobei zur Herstellung einiger Gerinnungsfaktoren Vitamin K wichtig ist.

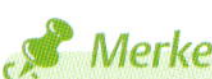

Vitamin-K-abhängige Gerinnungsfaktoren

Für welche Gerinnungsfaktoren die Leber Vitamin K benötigt, kann man sich mithilfe der Jahreszahl **1972** merken: Es sind die Faktoren X (zehn), IX (neun), VII (sieben) und II (zwei).

Abb. 4.3 Übersicht über den Ablauf der Blutgerinnung.

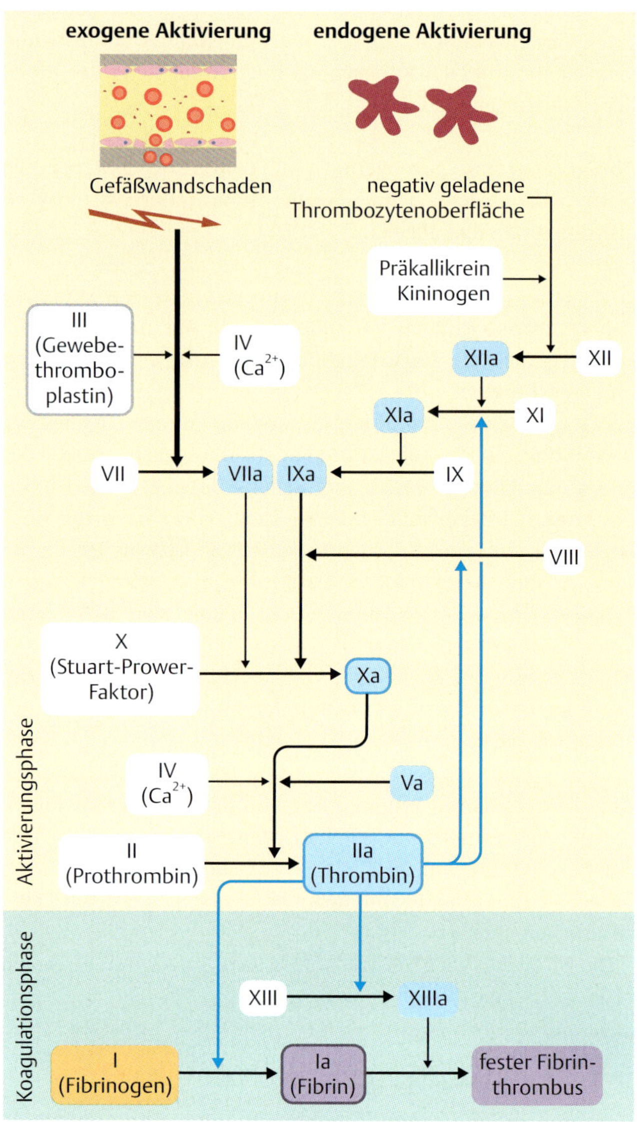

Abb. aus: I care Krankheitslehre. 2. Auflage. Thieme; 2020 (Nach: Hoth M, Wischmeyer E. Blut. In: Behrends J, Bischofberger J, Deutzmann R, Ehmke H, Frings S, Hrsg. Duale Reihe Physiologie. 3. Auflage. Thieme; 2016)

Von besonderer Bedeutung bei der Blutgerinnung sind die Faktoren I (**Fibrinogen**), Ia (**Fibrin**) und IIa (**Thrombin**). Thrombin wandelt Fibrinogen in Fibrin um. Fibrin ist dann dafür verantwortlich, dass sich der Fibrinthrombus bildet, der die Wunde verschließt (▶ **Abb. 4.3**).

Lerntipps

Vitamin K und Kalzium

Achten Sie beim Lernen und in der Prüfung darauf, dass Sie Vitamin K und Kalzium gedanklich nicht verwechseln! Kalzium ist einer der 13 Gerinnungsfaktoren. Vitamin K dagegen ist **kein** Gerinnungsfaktor, sondern wird von der Leber sozusagen als Hilfsstoff für die Herstellung von 4 bestimmten Gerinnungsfaktoren benötigt.

Phasen der Blutgerinnung

Die sekundäre Hämostase startet etwa zeitgleich mit der primären Hämostase, dauert aber länger. Sie läuft ebenfalls in 3 Schritten ab:

- Aktivierungsphase
- Koagulationsphase
- Retraktionsphase

Aktivierungsphase. Sie beginnt mit der Aktivierung des ersten Gerinnungsfaktors der Kaskade und endet bei der Entstehung von Thrombin. Damit umfasst sie die komplette Gerinnungskaskade. Den wichtigsten Anstoß zur Auslösung der Gerinnungskaskade bildet das Gewebethromboplastin (Faktor III), das nicht im Plasma vorkommt, sondern auf den Bindegewebszellen der Gefäßwand sitzt. Da diese Aktivierungsreaktionen mit Faktor III durch einen Faktor in Gang gesetzt werden, der nicht im Blut vorliegt, sondern aus dem Gewebe – also „von außen“ – kommt, wird dieser Aktivierungsweg als **exogene Aktivierung** bezeichnet.

Die exogene Aktivierung wird durch die **endogene Aktivierung** unterstützt. Sie heißt so, weil alle beteiligten Gerinnungsfaktoren aus dem Plasma stammen. Die endogene Aktivierung startet mit der Umwandlung von Faktor XII in Faktor XIIa. Auslöser ist die Oberfläche der Thrombozyten. Dabei kommt es auch bei der endogenen Aktivierung schließlich zur Bildung von Faktor Xa. Allerdings scheint die endogene Aktvierung von nur geringer Bedeutung zu sein, da Patienten mit einem Mangel an Faktor XII nicht unter Gerinnungsstörungen leiden.

Koagulationsphase. In dieser Phase bildet sich der Fibrinthrombus. Hierfür wandelt Thrombin (Faktor IIa) Fibrinogen (Faktor I) in Fibrin (Faktor Ia) um. Die einzelnen Fibrinfäden werden über Faktor XIIIa miteinander verknüpft, sodass sich im Thrombozytenpfropf ein Netz aus Fibrinfasern bildet. In diesem Netz verfangen sich Blutzellen, u. a. auch Erythrozyten. Aus diesem Grund wird der Fibrinthrombus auch als **roter Thrombus** bezeichnet.

Retraktionsphase. Sie beginnt einige Stunden nach Bildung des Fibrinthrombus. Die noch funktionstüchtigen Thrombozyten kontrahieren und da sie mit dem Fibrinnetz verbunden sind, zieht sich der gesamte Thrombus zusammen. Dadurch nähern sich die Wundränder einander an, und die Wundfläche wird kleiner. Im Zuge der Wundheilung wird die Lücke in der Gefäßwand durch neues Gewebe (u. a. Endothelzellen, glatte Muskelzellen, Fibrozyten) ersetzt und der Thrombus abgebaut.

Regulation der Blutgerinnung

Damit die Blutgerinnung auf den Bereich beschränkt bleibt, in dem sie benötigt wird, muss sie vom Körper nicht nur ausgelöst, sondern auch wieder gehemmt werden können. Der wichtigste körpereigene Gerinnungshemmer ist **Antithrombin III**. Es wird in der Leber gebildet und kommt frei im Plasma vor. Antithrombin III verhindert die Bildung von Thrombin, indem es Komplexe, v. a. mit Faktor Xa, bildet und diesen dadurch unwirksam macht. Die Wirkung von Antithrombin III verstärkt sich um ein Vielfaches, wenn Heparin an Antithrombin III bindet. **Körpereigenes Heparin** kommt z. B. in den Granula der **Mastzellen** und der **Basophilen** vor. Außer Antithrombin III gibt es noch weitere Substanzen, die unterschiedliche Gerinnungsfaktoren hemmen.

Fibrinolyse

Den Abbau von Fibrin nennt man Fibrinolyse. Sie wird nötig, wenn

- während der Blutgerinnung zu viel Fibrin gebildet wurde,
- Fibrin an Orten entsteht, an denen es nicht benötigt wird, und
- nach der Wundheilung das Fibrinnetz aufgelöst werden muss, damit das Gefäß wieder vollständig durchgängig wird (Rekanalisierung).

Das Enzym, das die Fibrinfäden abbaut, ist die Protease **Plasmin**. Sie entsteht durch die Aktivierung ihrer inaktiven Vorstufe, des **Plasminogens**. Dieses wird in der Leber gebildet und kommt frei im Plasma vor.

Fazit – Das müssen Sie wissen

Blutgerinnung

Blutstillung und Blutgerinnung sind 2 separate Vorgänge bei Gefäßverletzungen. Die Blutgerinnung wird durch 13 Gerinnungsfaktoren durchgeführt, die sich in ihrer inaktiven Form im Blut befinden. Zwölf Gerinnungsfaktoren bestehen aus Eiweißen, ein Gerinnungsfaktor ist Kalzium.

Die Leber stellt alle Eiweißgerinnungsfaktoren her. Für die Herstellung von 4 bestimmten Gerinnungsfaktoren benötigt die Leber Vitamin K.

4.5 Vertiefungsfragen zur Blutanatomie und -physiologie

Vertiefungsfragen

Frage 1

Welche festen Blutbestandteile können Krankheitserreger phagozytieren?

Musterlösung:

Zur Phagozytose sind nur bestimmte Leukozyten fähig. Diese sind: Monozyten und Makrophagen, Mikrophagen (neutrophile Granulozyten), eosinophile Granulozyten sowie dendritische Zellen.

Frage 2

Was bedeuten die Begriffe „Leukozytose“ und „Leukopenie“?

Musterlösung:

Beide Begriffe betreffen die Leukozyten. Unter Leukozytose versteht man eine vermehrte Anzahl von Leukozyten im Blut (meist bei bakteriellen Erkrankungen). Eine Leukopenie ist eine verminderte Anzahl von Leukozyten im Blut (meist bei viralen Erkrankungen). Beide Begriffe spielen eine wichtige Rolle in der Diagnostik.

Frage 3

Wie reagiert der Körper auf einen Sauerstoffmangel in der Umgebungsluft, z. B. bei einem mehrtägigen Aufenthalt im Hochgebirge?

Musterlösung:

Die Niere misst mithilfe von speziellen Rezeptoren ununterbrochen den Sauerstoffgehalt des Blutes. Da die Niere selbst auf eine ausreichende Durchblutung und auf einen entsprechenden Sauerstoffgehalt angewiesen ist, kann sie auf einen zu niedrigen Sauerstoffgehalt sofort reagieren: Sie schüttet im sog. juxtaglomerulären Apparat das Hormon Erythropoetin aus. Dieses gelangt auf dem Blutweg zu den Produktionsstellen der Erythrozyten, dem roten Knochenmark. Dort überbringt das Hormon die Nachricht, dass mehr Erythrozyten produziert werden sollten. Dadurch steigt die Anzahl der Erythrozyten nachfolgend an, was wiederum den Sauerstofftransport verbessert.

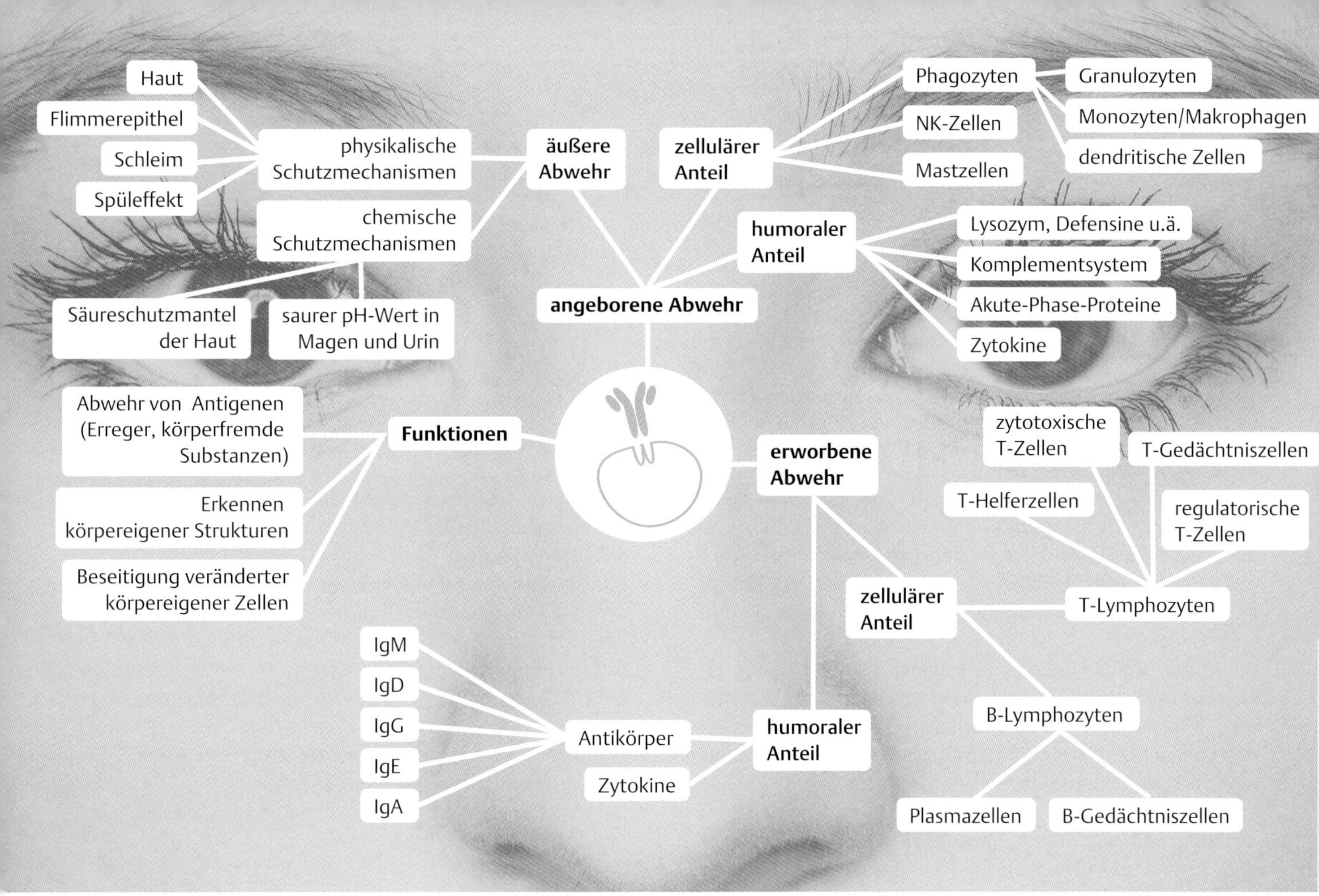

Haut
Flimmerepithel
Schleim
Spüleffekt
physikalische Schutzmechanismen
chemische Schutzmechanismen
Säureschutzmantel der Haut
saurer pH-Wert in Magen und Urin
äußere Abwehr
zellulärer Anteil
Phagozyten
Granulozyten
Monozyten/Makrophagen
dendritische Zellen
NK-Zellen
Mastzellen
humoraler Anteil
Lysozym, Defensine u.ä.
Komplementsystem
Akute-Phase-Proteine
Zytokine
angeborene Abwehr
Funktionen
Abwehr von Antigenen (Erreger, körperfremde Substanzen)
Erkennen körpereigener Strukturen
Beseitigung veränderter körpereigener Zellen
erworbene Abwehr
zytotoxische T-Zellen
T-Gedächtniszellen
T-Helferzellen
regulatorische T-Zellen
zellulärer Anteil
T-Lymphozyten
B-Lymphozyten
Plasmazellen
B-Gedächtniszellen
humoraler Anteil
Antikörper
Zytokine
IgM
IgD
IgG
IgE
IgA

5 Immunsystem – Anatomie und Physiologie

5.1 Aufgaben

Das Immunsystem hat die Aufgabe, Erreger (Bakterien, Viren, Pilze, Protozoen und Parasiten) und sonstige schädliche körperfremde Substanzen zu erkennen, sie am Eindringen zu hindern und sie zu bekämpfen, wenn es ihnen trotzdem gelungen sein sollte. Gleichzeitig muss es gesunde körpereigene Strukturen als harmlos einstufen.

Die Strukturen, die vom Immunsystem als „fremd" erkannt werden, bezeichnet man als **Antigene**. Viele Antigene sind Proteine, aber auch Kohlenhydrate, Lipide und andere Stoffe können antigen wirken. Dabei handelt es sich nicht ausschließlich um körperfremde Strukturen, auch **Oberflächenmerkmale** von veränderten Körperzellen (z. B. Tumorzellen) können als Antigene wirken und die Immunabwehr auf den Plan rufen.

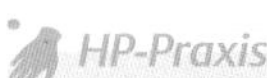
HP-Praxis

Therapeutische Immunsuppression

In einigen Situationen kann es sinnvoll sein, die körpereigene Abwehr zu unterdrücken (**Immunsuppression**). Dies ist z. B. nach einer Organtransplantation wichtig, weil der Körper andernfalls das neue Organ als „körperfremd" einstufen und es abstoßen würde. Auch bei Autoimmunerkrankungen, bei denen das Abwehrsystem körpereigene Strukturen fehlerhaft als fremd erkennt, kann eine Immunsuppression hilfreich sein. Um die Abwehr zu unterdrücken, werden spezielle Medikamente eingesetzt. Dazu zählen u. a. **Kortikosteroide**, bestimmte Antibiotika und Wirkstoffe, die die Vermehrung von Zellen hemmen (Zytostatika). Die stärkste Nebenwirkung der Immunsuppression ist eine erhöhte Anfälligkeit für Infektionskrankheiten. Außerdem kann die Blutbildung gestört sein und die Entstehung von Tumoren begünstigt werden.

5.2 Einteilung

Das Abwehrsystem besteht aus einer **angeborenen** und einer **erworbenen Abwehr**, die miteinander verbunden sind:

Angeborene Abwehr. Die angeborene Abwehr ist eine „schnelle Eingreiftruppe", die auf alle Erreger sofort und als Erstes reagiert. Sie unterscheidet allerdings im Wesentlichen nur zwischen „körperfremd" und „körpereigen", also nicht zwischen den verschiedenen Erregern. Weil sie alle Erreger mit denselben „Waffen" bekämpft, wird sie auch als **unspezifische Abwehr** bezeichnet. Die angeborene Abwehr funktioniert von Geburt an. Ein weiterer Name ist „natürliche Abwehr".

Erworbene Abwehr. Sie kann zwischen den einzelnen Erregern unterscheiden und passt ihre „Waffen" (u. a. Antikörper) dem jeweiligen Erreger an. Daher wird sie auch als **spezifische** oder **adaptive Abwehr** bezeichnet. Wenn der Erreger das erste

Tab. 5.1 Zelluläre und humorale Bestandteile des Immunsystems. (aus: I care Anatomie, Physiologie. 2. Aufl. Stuttgart: Thieme; 2020)

Anteil	angeborene Abwehr	erworbene Abwehr
zellulärer	• Phagozyten (Granulozyten, Monozyten, Makrophagen, dendritische Zellen) • NK-Zellen • Mastzellen	• B-Lymphozyten • T-Lymphozyten
humoraler	• körpereigene Antibiotika (z. B. Lysozym) • Komplementsystem • Akute-Phase-Proteine • Zytokine	• Antikörper • Zytokine

Mal im Körper auftaucht, kann dieser Prozess allerdings bis zu 7 Tage dauern. Daher ist die erworbene Abwehr langsamer als die angeborene Abwehr. Da sie über ein **Gedächtnis** verfügt, kann sie allerdings bei einem Zweitkontakt mit dem Erreger die Antikörper deutlich schneller zur Verfügung stellen als beim Erstkontakt.

Im Gegensatz zur angeborenen Immunreaktion wird die erworbene Immunreaktion nicht direkt am Ort der Infektion, sondern in den sekundären lymphatischen Organen ausgelöst. Für die Aktivierung der erworbenen Abwehr sind u. a. bestimmte Zellen der angeborenen Abwehr verantwortlich.

Zelluläre und humorale Bestandteile. An beiden Systemen sind sowohl Abwehrzellen als auch nichtzelluläre, lösliche Stoffe, die sog. humoralen Anteile, beteiligt.

Die **zellulären** Anteile kann man unterscheiden in:

- Zellen, die überwiegend bei der angeborenen Abwehr eine Rolle spielen (Granulozyten, Mastzellen, NK-Zellen),
- Zellen, die zwar zur angeborenen Abwehr zählen, aber gleichzeitig als Bindeglied zur erworbenen Abwehr dienen (Monozyten, Makrophagen und dendritische Zellen), und
- Zellen, die nur zur spezifischen Abwehr gehören (B- und T-Lymphozyten).

Die **humoralen** Anteile können prinzipiell 2 Aufgaben erfüllen:

- Sie können Informationen zwischen den Zellen weitergeben oder
- die Antigene direkt bekämpfen.

Zu ihnen zählen verschiedene Proteine, Enzyme und die Antikörper (▸ **Tab. 5.1**, ▸ **Tab. 5.2**).

5.2.1 Unspezifische Immunantwort

Äußere Abwehr

Erreger dringen am häufigsten über die Schleimhäute des Verdauungs- und des Atmungssystems, der Harnröhre, der Scheide und über verletzte Haut in den Körper ein. Dies gelingt ihnen aber nur, wenn sie die sog. **äußere Abwehr** überwinden können. Dabei handelt es sich um die erste Barriere, die ihnen das Immunsystem entgegensetzt und die zur **angeborenen Abwehr** gezählt wird. Sie besteht aus **physikalischen und chemischen Schutzmechanismen**:

- Die gesunde, unverletzte **Haut** stellt eine mechanische Barriere dar und verhindert im Normalfall ein Eindringen der Erreger auf diesem Weg.
- Die **Härchen des Flimmerepithels** befördern zusammen mit dem **Schleim** eingeatmete Teilchen aus den Atemwegen wieder nach außen. Auch Husten und Niesen trägt dazu bei.
- In den **Harnwegen** können Erreger durch den **Spüleffekt** bei der Urinausscheidung wieder nach außen transportiert werden.
- Durch den **Säureschutzmantel** der Haut entsteht ein für schädliche Bakterien ungünstiges Milieu.
- Der **niedrige pH-Wert im Magen und im Urin** verhindert die Ansiedlung von Krankheitserregern.

Ein weiterer Schutzmechanismus ist das **Enzym Lysozym**. Es kommt in den **Schleimhäuten** des **Nasen-Rachen-Raums** und in der Tränenflüssigkeit vor und wirkt als körpereigenes Antibiotikum.

Gelingt es dem Erreger, die äußere Schutzbarriere zu überwinden, trifft er auf die nächste „Verteidigungslinie" der angeborenen Abwehr: die **Phagozyten** (Granulozyten, Monozyten, Makrophagen und dendritische Zellen) und die NK-Zellen.

Alle Strukturen, die zum Rezeptor des Phagozyten passen, werden von diesem als „fremd" und damit als Antigen identifiziert. Daraufhin bindet er mithilfe seines Rezeptors an das Antigen, phagozytiert es und setzt Chemokine frei, die weitere Phagozyten anlocken. Neutrophile und Makrophagen schütten zusätzlich Zytokine aus, die den Ablauf der weiteren Immunantwort steuern.

Als **Akute-Phase-Proteine** werden diejenigen Plasmaproteine bezeichnet, die im Zuge einer Gewebsschädigung (lokale Infektion mit Entzündung, Verletzung) ansteigen und – vermittelt über Zytokine – in der Leber produziert werden. Dazu gehören beispielsweise einige Gerinnungsfaktoren (z. B. Fibrinogen), Bestandteile des Komplementsystems, körpereigene Antibiotika und verschiedene Enzyme. Klinisch von Bedeutung ist vor allem das C-reaktive Protein (CRP). Es aktiviert das Komplementsystem (siehe Komplementsystem und Opsonierung) und bindet an die Oberfläche von Erregern und veränderten Körperzellen.

Komplementsystem und Opsonierung

Das **Komplementsystem** zählt zu den humoralen Anteilen des angeborenen Immunsystems und unterstützt die Phagozyten beim Erkennen der Antigene, indem es deren Oberfläche markiert.

Ähnlich wie das Gerinnungssystem besteht auch das Komplementsystem aus einer Reihe von Plasmaproteinen, die sich ge-

Tab. 5.2 Übersicht über die zellulären Bestandteile des Immunsystems. (aus: I care Anatomie, Physiologie. 2. Aufl. Stuttgart: Thieme; 2020)

Leukozyten	Untergruppe	Aufenthaltsort	wichtige Funktion
angeborene Abwehr			
Granulozyten	Neutrophile	Blut und Gewebe	• Phagozytose • Freisetzung von Zytokinen und bakteriziden Substanzen
	Eosinophile	überwiegend in der Schleimhaut	• v. a. bei parasitären Infektionen • Freisetzung von erregerabtötenden Substanzen • Phagozytose
	Basophile	überwiegend im Blut	spielen v. a. bei Allergien eine Rolle
Mastzellen		Gewebe	spielen v. a. bei Entzündungen eine Rolle
NK-Zellen		Blut, Leber, Milz	Abtötung infizierter Zellen durch Freisetzung zellschädigender Substanzen
Bindeglieder zwischen angeborener und erworbener Abwehr			
Monozyten		Blut	Phagozytose
Makrophagen		Gewebe	• Phagozytose • Freisetzung von Chemokinen • Antigenpräsentation • Aktivierung von T-Lymphozyten
dendritische Zellen		Gewebe	• Phagozytose • Antigenpräsentation • Aktivierung von T-Lymphozyten
erworbene Abwehr			
T-Lymphozyten	T-Helferzellen	sekundäre lymphatische Organe und infiziertes Gewebe	• Aktivierung von B-Lymphozyten • Aktivierung von antigenpräsentierenden Makrophagen
	zytotoxische T-Zellen		Abtötung infizierter Zellen durch Freisetzung zellschädigender Substanzen (Todeskuss)
	regulatorische T-Zellen		Steuerung der Immunantwort
	T-Gedächtniszellen		immunologisches Gedächtnis
B-Lymphozyten	Plasmazellen		Antikörperbildung
	B-Gedächtniszellen		immunologisches Gedächtnis

genseitig beeinflussen und aktivieren. Es spielt vor allem bei bakteriellen Infektionen eine Rolle und hat im Wesentlichen 3 Aufgaben:

- **Opsonierung**: Markierung körperfremder Strukturen und damit Verstärkung der Phagozytose v. a. durch Neutrophile
- **Chemotaxis**: Anlockung und Aktivierung u. a. von Granulozyten
- **Bakteriolyse**: Schädigung der Bakterienwand (sog. Membranattacke) und Abtötung der Erreger

NK-Zellen

Im Gegensatz zu den Phagozyten erkennen die NK-Zellen ihr Ziel nicht mithilfe von Antigenrezeptoren. Sie nutzen vielmehr ihre Rezeptoren für die sog. **MHC**-I-Moleküle. MHC steht für „major histocompatibility complex“, ein anderer Name ist **HLA** (human leukocyte antigen complex).

5.2.2 Spezifische Immunantwort

Gelingt es der angeborenen Abwehr allein nicht, die Erreger unschädlich zu machen, tritt die erworbene Abwehr auf den Plan. Dabei sind die Zuständigkeiten klar verteilt: Die **B-Lymphozyten** sind für die **Bildung von Antikörpern** zuständig, während die **T-Lymphozyten** hauptsächlich die **folgenden Aufgaben** haben:

- Sie zerstören veränderte Zellen (z. B. bei Virusbefall oder Tumor).
- Sie beeinflussen die B-Lymphozyten in ihrer Entwicklung zu Plasmazellen.
- Sie veranlassen die Makrophagen zur Ausschüttung zellschädigender Stoffe.

Antigenpräsentation

Als Bindeglied zwischen der angeborenen und der erworbenen Abwehr dienen vor allem die dendritischen Zellen. Sie präsentieren die Antigenbruchstücke auf ihrem MHC-II-Molekül und wandern damit aus dem Gewebe über die Lymphe in die nächstgelegenen Lymphknoten bzw. andere sekundäre lymphatische Organe. Da die T-Lymphozyten keine freien Antigene erkennen können, sondern nur solche, die ihnen zusammen mit MHC-Molekülen gezeigt werden, sind sie auf die antigenpräsentierenden Zellen angewiesen.

Die Lymphozyten prüfen das Angebot dahingehend, ob ein Antigen dabei ist, das zu ihrem Antigenrezeptor passt.

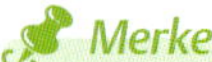

Unterschied zwischen T- und B-Lymphozyten

Die Rezeptoren der T-Lymphozyten können keine freien Antigene erkennen, sondern nur solche, die ihnen zusammen mit MHC-Molekülen präsentiert werden.
Die Rezeptoren der B-Lymphozyten dagegen können auch freie Antigene erkennen und binden.

Proliferationsphase

Daran schließt sich die **Proliferationsphase** an, während deren sich die aktivierten T-Lymphozyten über mehrere Tage hinweg stark vermehren. Diese extreme Zunahme der T-Lymphozyten kann man an den **tastbaren Lymphknoten** sogar von außen feststellen: Die **Lymphknoten schwellen an und sind schmerzhaft**.

Anschließend entwickeln sich die neu gebildeten T-Lymphozyten zu den sog. **Effektorzellen** weiter, d. h., sie bilden die verschiedenen Fähigkeiten aus, die sie für ihre Aufgaben im Immunsystem benötigen. Die Effektorzellen verlassen die sekundären lymphatischen Organe (Kap. 5.3) und gelangen an den Infektionsort.

T-Effektorzellen

Effektorzellen lassen sich wiederum in 2 Arten einteilen:

- **T-Helferzellen**: Sie entstehen aus den **CD4⁺-Zellen**.
- zytotoxische T-Zellen: Sie entstehen aus **CD8⁺-Zellen.**

Die T-Helferzellen haben ihren Namen daher, dass sie die Erreger nicht selbst bekämpfen, sondern anderen Abwehrzellen dabei helfen. So leiten sie unter anderem die Vermehrung der B-Lymphozyten ein (siehe B-Lymphozyten).

Regulatorische T-Zellen

Die Gegenspieler der T-Effektorzellen sind die **regulatorischen T-Zellen**, die auch als **T-Suppressorzellen** bezeichnet werden. Sie sind in der Lage, die Wirkungen der T-Effektorzellen zu unterdrücken, und regulieren so die Stärke der Immunantwort. Außerdem sind sie daran beteiligt, dass die Zellen des erworbenen Immunsystems nicht gesunde körpereigene Zellen angreifen.

B-Lymphozyten

Einige Antigene, wie z. B. manche Viren oder Bakteriengifte, kommen frei im Blut vor. Wenn sie an der angeborenen Abwehr vorbeikommen, werden sie deshalb auch von den T-Lymphozyten nicht erkannt. Die B-Lymphozyten dagegen können auch freie Antigene erkennen.

Aktivierung der naiven B-Lymphozyten. Auch die Aktivierung der naiven B-Lymphozyten findet in erster Linie in den sekundären lymphatischen Organen (Kap. 5.3) statt. Insbesondere in den Lymphknoten reifen dabei die B-Lymphozyten zu den Zellen der spezifischen Abwehr heran. Das Erkennen des passenden Antigens ist das **erste Signal** zur Aktivierung der B-Lymphozyten.

Als **zweites Signal** ist eine weitere Zelle notwendig, in diesem Fall eine **T-Helferzelle**. Erkennt eine passende T-Helferzelle das Antigen, setzt sie Zytokine frei, welche die **B-Lymphozyten** zur **Teilung** anregen, sodass innerhalb einer kurzen Zeit eine große Zahl von B-Lymphozyten entsteht. Diese entwickeln sich weiter zu sog. **Plasmazellen**, die für die Produktion der antigenspezifischen Antikörper verantwortlich sind.

Antikörper

Die Antikörper zählen zu den Plasmaproteinen. Sie werden auch als **γ-Globuline** oder **Immunglobuline (Ig; ▸ Tab. 5.3)** bezeichnet. Pro Sekunde kann eine Plasmazelle etwa 2 000 Antikörper bilden und freisetzen. Außer im Blut findet man die Antikörper auch in der Lymphe und auf der Oberfläche von Schleimhäuten. Ein Antikörper mit gebundenem Antigen wird als **Antigen-Antikörper-Komplex** oder als **Immunkomplex** bezeichnet.

Die Antikörpermoleküle besitzen eine Y-förmige Struktur und somit praktisch 2 Arme und einen Stiel. Diese haben folgende **Funktionen**:

- Die beiden Arme des Antikörpers binden an das jeweilige Antigen, wobei ein Antikörper mit 2 Armen an 2 verschiedene Antigene binden kann.
- Der Stiel des Y bindet an entsprechende Rezeptoren verschiedener Zellen (hauptsächlich Phagozyten) und löst dadurch die Phagozytose aus.

Immunologisches Gedächtnis

Im Gegensatz zur angeborenen Abwehr hat die erworbene Abwehr eine **Gedächtnisfunktion**. Das bedeutet, dass sie sich merkt, mit welchen Erregern bzw. Antigenen sie schon zu tun hatte. Taucht nun das Antigen erneut im Organismus auf, trifft es nicht mehr auf naive Lymphozyten, sondern auf solche, die bereits auf die Abwehr genau dieses Antigens vorbereitet sind. Bei diesem **Zweitkontakt** läuft die Immunantwort daher wesentlich schneller ab als beim Erstkontakt. Außerdem sind etwa 10–1000-mal so viele Lymphozyten mit einem passenden Rezeptor vorhanden als bei der Erstantwort. Diese langlebigen Lymphozyten, die auf einen Zweitkontakt mit dem jeweiligen Antigen warten, werden als **B- und T-Gedächtniszellen** bezeichnet.

Die B-Gedächtniszellen entstehen parallel zu den Plasmazellen. Sie produzieren nach dem Erstkontakt nur wenig Antikörper, wandeln sich aber beim **Zweitkontakt** schnell in Plasmazellen um und setzen sofort Antikörper vom **IgG-Typ** frei.

Das immunologische Gedächtnis ist die Grundlage der Immunität. Hiervon spricht man, wenn es dem erworbenen Immunsystem gelingt, den Erreger bei einem erneuten Kontakt so

Tab. 5.3 Immunglobuline und ihre jeweilige Funktion. (aus: I care Anatomie, Physiologie. 2. Aufl. Stuttgart: Thieme; 2020)

Klasse	Vorkommen	Aufgabe
IgM	auf der Oberfläche der naiven B-Lymphozyten, im Blut	• 1. Antikörper bei der Immunantwort • Komplementaktivierung • Opsonierung
IgD	auf der Oberfläche der naiven B-Lymphozyten	• Funktion noch nicht vollständig geklärt, wirkt an der Antigenerkennung mit
IgG	im Blut, in infiziertem Gewebe	• machen 80 % der Antikörper im Plasma aus • Komplementaktivierung • unterstützen NK-Zellen • Schutz des Kindes während der Schwangerschaft (IgG überwindet die Plazentaschranke) und in den ersten Monaten nach der Geburt, sog. Nestschutz
IgE	in geringer Konzentration im Plasma	• Schutz vor Parasiten • bindet an Eosinophile und Mastzellen und führt zur Freisetzung von Histamin (anaphylaktische Reaktion)
IgA	im Sekret von Schleimhäuten, in Muttermilch	• lokale Abwehr auf den Schleimhäuten (Lunge, Darm, Magen, Urogenitaltrakt, Augen) • Opsonierung • Schutz des Neugeborenen (IgA geht in die Muttermilch über)

schnell zu beseitigen, dass überhaupt keine Krankheitssymptome auftreten. Das immunologische Gedächtnis macht man sich auch bei Impfungen zunutze.

Fazit – Das müssen Sie wissen

Bestandteile des Immunsystems

Das Immunsystem besteht aus humoralen sowie zellulären Bestandteilen. Funktionell gliedert es sich in einen unspezifischen und einen spezifischen Anteil: Das unspezifische Immunsystem richtet sich gegen alle eindringenden Fremdeiweiße. Es besteht z. B. aus dem Säureschutzmantel der Haut, aus den „natürlichen Killerzellen“, den Granulozyten und den Fresszellen (Makrophagen). Das spezifische Immunsystem richtet sich jeweils nur gegen einen bestimmten Krankheitserreger. Lymphozyten gehören zum spezifischen zellulären Immunsystem. Wichtige Bestandteile des spezifischen humoralen Immunsystems sind Antikörper.
Das immunologische Gedächtnis ist die Grundlage der Immunität und Voraussetzung für Impfungen. Informationen zum Thema Impfungen finden Sie im Lernmodul 2: „Biologie, Pathologie, Infektiologie“.

5.3 Lymphatische Organe

Wie in den vorangehenden Abschnitten beschrieben, sind am Immunsystem nicht nur die Immunzellen und die humoralen Anteile, sondern auch Organe beteiligt (▸ **Abb. 5.1**). Dabei unterscheidet man die **primären** von den **sekundären lymphatischen Organen**.

In den **primären lymphatischen Organen** finden keine Immunreaktionen statt, sie sind vielmehr der Ort, an dem die Immunzellen gebildet werden und heranreifen. Zu ihnen gehören **rotes Knochenmark** und **Thymus**.

Die **sekundären lymphatischen Organe** werden von den naiven Lymphozyten besiedelt, die nach ihrer Reifung die primären lymphatischen Organe verlassen haben. Hier treffen die Lymphozyten auf ihre Antigene, d. h., hier finden **Immunreaktionen** statt. Zu den sekundären lymphatischen Organen zählen die **Lymphknoten**, die **Milz** und das sog. **MALT** (mucosa-associated lymphoid tissue).

Unter „MALT“ wird das lymphatische Gewebe zusammengefasst, das sich in den Schleimhäuten der verschiedenen Organe befindet, insbesondere die **Mandeln**, die **Peyer-Plaques des Darms** und das lymphatische Gewebe im **Wurmfortsatz** des Blinddarms.

5.3.1 Rotes Knochenmark

Im roten Knochenmark werden die Blut- und Immunzellen **gebildet**, außerdem findet hier die **Reifung der B-Lymphozyten** zu naiven B-Lymphozyten statt. Der Aufbau des Knochenmarks wird näher im Lernmodul 11: „Bewegungs- und Stützapparat“ beschrieben.

5.3.2 Thymus

Der Thymus (deutsch: Bries) ist für die Reifung der T-Lymphozyten bis zum Stadium des naiven T-Lymphozyten verantwortlich (▸ **Abb. 5.2**). Dieses Organ befindet sich hinter dem Brustbein im oberen Bereich des Mediastinums. Sein unterer Rand liegt etwa auf Höhe der 4. Rippe. Der Thymus des Neugeborenen ist ca. 5 cm lang und wiegt etwa 12 g. Das Organ vergrößert sich bis zur Pubertät, das Gewicht kann dann bis zu 30 g betragen. Danach bildet sich der Thymus zurück. Beim Erwachsenen findet sich nur ein Thymusrestkörper, der von Fettgewebe umgeben ist.

Abb. 5.1 Organe des Immunsystems.

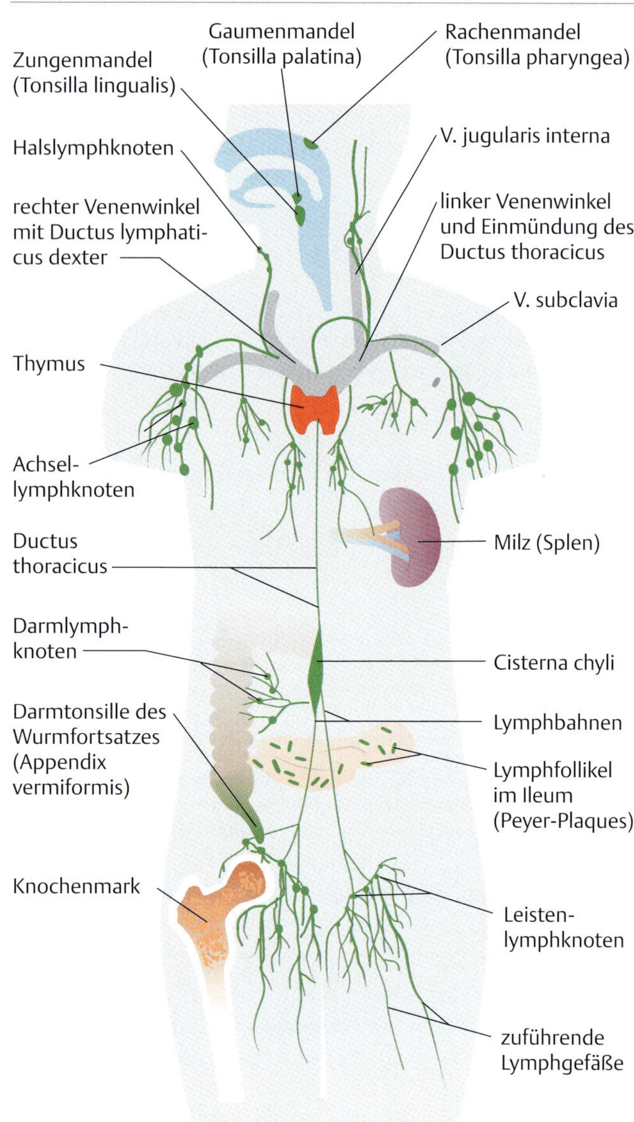

Abb. aus: I care Krankheitslehre. 2. Auflage. Thieme; 2020. Nach: Schünke M, Schulte E, Schumacher U. Prometheus. LernAtlas der Anatomie. Allgemeine Anatomie und Bewegungssystem. Illustrationen von M. Voll und K. Wesker. 5. Aufl. Stuttgart: Thieme; 2018

Abb. 5.2 Der Thymus.

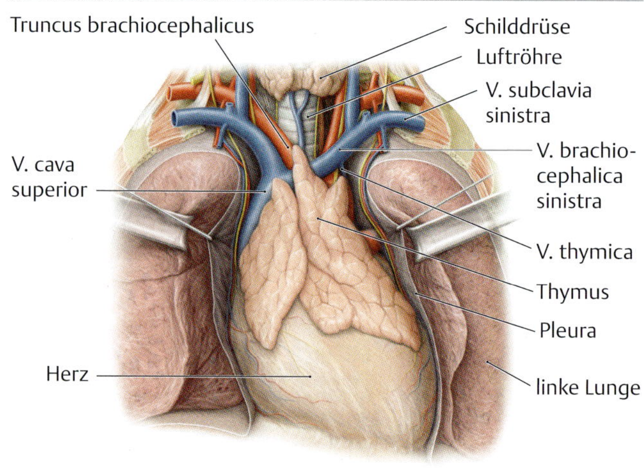

Abb. aus: Schünke M, Schulte E, Schumacher U. Prometheus. LernAtlas der Anatomie. Innere Organe. Illustrationen von M. Voll und K. Wesker. 5. Aufl. Stuttgart: Thieme; 2018

5.3.3 Lymphknoten

Die Lymphknoten sind die Kontrollstationen des Lymphgefäßsystems. Sie filtern Erreger, Tumorzellen und Zelltrümmer aus der Lymphflüssigkeit und sind der „Treffpunkt“ für Antigene und Lymphozyten.

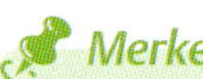
Merke

Lateinische Abkürzung

Das Wort „Lymphknoten“ wird im Lateinischen abgekürzt mit „Nll“ für „Nodi lymphoidei“ (Mehrzahl) bzw. mit „Nl“ für „Nodus lymphoideus“ (Einzahl).

Lymphknoten finden sich im Körper an zahlreichen Stellen. Dabei liegt zwischen dem Lymphgefäß, das die Lymphe aus einem Organ bzw. einer Körperregion ableitet, und dem ableitendem Lymphstamm immer mindestens 1 Lymphknoten. Mit diesem System ist gewährleistet, dass die Lymphe zuerst auf Antigene kontrolliert wird, bevor sie in das Blutgefäßsystem gelangt.

Je nachdem, ob die Lymphe vorher schon einen anderen Lymphknoten durchlaufen hat oder nicht, unterscheidet man (▶ **Abb. 5.3**):

- **regionäre Lymphknoten**: Sie erhalten die Lymphe direkt aus einem benachbarten Organ oder einer bestimmten Körperregion und bilden damit die erste Filterstation.
- **Sammellymphknoten**: Sie erhalten die Lymphe aus mehreren umliegenden regionären Lymphknoten. Sammellymphknoten werden in der Medizin teilweise auch als **Wächterlymphknoten** bezeichnet.

Lymphknoten sind in etwa nierenförmig, allerdings nur einige Millimeter bis 1 Zentimeter groß. Die Lymphknoten werden von einer **Bindegewebskapsel** umschlossen, von der feine Scheidewände (sog. **Trabekel**) wie Speichen ins Zentrum des Lymphknotens ziehen. Sie dienen als Stützgerüst und unterteilen gleichzeitig den Lymphknoten in Abschnitte. Zwischen den Trabekeln liegt das eigentliche Lymphknotengewebe (▶ **Abb. 5.4**).

Ähnlich wie der Thymus besitzt auch das Lymphknotengewebe ein Gerüst, in das Lymphozyten eingelagert sind. Es besteht aus retikulärem Bindegewebe. Die Lymphe erreicht den Lymphknoten über zahlreiche zuführende Lymphgefäße (Vasa afferentia), die alle an der Außenseite in den Lymphknoten eintreten. Auf der gegenüberliegenden Seite verlassen wenige abführende Lymphgefäße (Vasa efferentia) den Lymphknoten. Diese Stelle wird als Hilum bezeichnet. Hier treten auch die Blutgefäße ein und aus.

Die Lymphknoten spielen – zusammen mit den anderen sekundären lymphatischen Organen – eine zentrale Rolle in der Immunabwehr, da hauptsächlich hier die Antigene und die Zellen der erworbenen Abwehr aufeinandertreffen.

Abb. 5.3 Regionäre Lymphknoten und Sammellymphknoten.

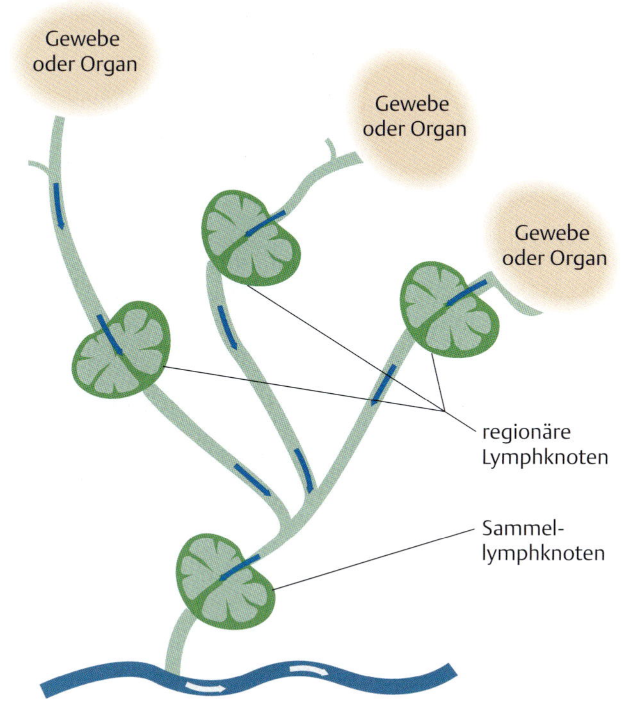

Abb. aus: I care Anatomie, Physiologie. 2. Auflage. Thieme; 2020

Abb. 5.4 Schematischer Aufbau eines Lymphknotens.

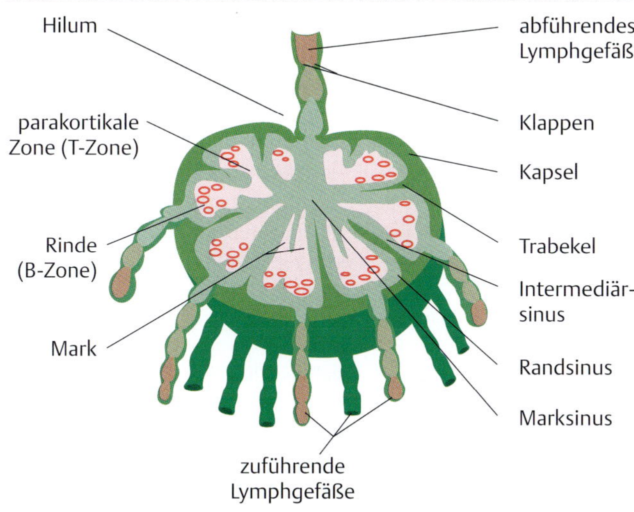

Abb. aus: Schwegler JS, Lucius R. Der Mensch – Anatomie und Physiologie. 6. Auflage. Thieme; 2016

5.3.4 Milz

Die Milz (Lien oder auch Splen) hat im Wesentlichen **5 Aufgaben**:

- Vermehrung der Lymphozyten
- Speicherung von Monozyten
- Speicherung von Thrombozyten
- Abbau veralteter Erythrozyten
- Abbau von Mikrothromben

Allerdings ist sie beim Erwachsenen kein lebenswichtiges Organ. Fehlt sie, können ihre Funktionen von den anderen Organen des Immunsystems und der Leber übernommen werden. Etwa zwischen dem 3. und 7. Entwicklungsmonat ist die Milz auch an der Blutbildung des ungeborenen Kindes beteiligt.

Die Milz (▶ **Abb. 5.5**) zählt zu den **intraperitoneal gelegenen** Organen. Sie befindet sich auf der linken Seite direkt unterhalb des Zwerchfells noch innerhalb des knöchernen Brustkorbs. Mit ihrer Außenseite liegt sie dem Zwerchfell an, ihre Innenseite grenzt an den Magen, das Kolon und die linke Niere.

Die Milz hat eine eher unregelmäßige Form mit einer konvexen Ober- und einer konkaven Unterseite. Sie ist ca. 12 cm lang, ca. 8 cm breit und 3–4 cm dick und damit das größte lymphatische Organ des Körpers. Sie wiegt ca. 160 g.

Etwa in der Mitte der Milzunterseite befindet sich die Ein- und Austrittspforte für die Gefäße, das **Milzhilum**. Außerdem kann man an der Unterseite die Abdrücke der benachbarten Organe erkennen.

Unter dem Bauchfellüberzug umgibt eine **feste Bindegewebskapsel** das weiche Milzgewebe. Wie auch die Kapsel der Lymphknoten entsendet sie Bindegewebsstränge (**Trabekel**) in das Organ, die sich verzweigen. Zwischen diesen Trabekeln spannt sich das Grundgerüst, das aus retikulären Fasern besteht und dem eigentlichen Milzgewebe Halt gibt (sog. Pulpastränge). Das Milzgewebe wird als **Milzpulpa** bezeichnet. Schon mit bloßem Auge kann man daran 3 Anteile unterscheiden.

Rote Pulpa. Ihr Name kommt daher, dass sie wegen der großen Zahl von Erythrozyten rot erscheint. Die rote Pulpa macht etwa 75 % des Milzgewebes aus. Sie besteht aus einem Hohlraumsystem, das mit einem gefensterten Endothel ausgekleidet ist und sich zwischen den Pulpasträngen erstreckt. Dieses Hohlraumsystem wird als Milzsinus bezeichnet. Es schließt sich als venöser Teil an die arteriellen Kapillaren an, über die es mit Blut gefüllt wird. Über die Pulpavenen fließt das Blut aus der roten Pulpa in die Trabekelvenen ab. In der roten Pulpa wird das Blut auf überalterte Erythrozyten untersucht, die dann von Makrophagen phagozytiert werden (sog. **Blutmauserung**).

Weiße Pulpa. Sie besteht hauptsächlich aus Lymphozyten und liegt innerhalb der roten Pulpa. Dabei sind die T-Lymphozyten in erster Linie um die arteriellen Gefäße herum angesiedelt. Die B-Lymphozyten bilden dagegen kugelige Gebilde (Follikel). Die weiße Pulpa ist der Ort, an dem Immunreaktionen stattfinden.

Marginalzone. Sie liegt zwischen roter und weißer Pulpa. Neben zahlreichen Lymphozyten befinden sich hier auch viele Phagozyten. Der enge Kontakt zwischen roter und weißer Pulpa über die Marginalzone trägt dazu bei, dass die Lymphozyten auf ihre Antigene treffen. Gleichzeitig warten die Phagozyten auf Antigene aus dem Blut, um sie den Lymphozyten zu präsentieren.

Die Lymphozyten können über die Marginalzone aus der weißen in die rote Pulpa übertreten und so zurück ins Blut gelangen. Lymphgefäße spielen dabei in der Milz nur eine untergeordnete Rolle.

Abb. 5.5 Die Milz (Splen, Lien).

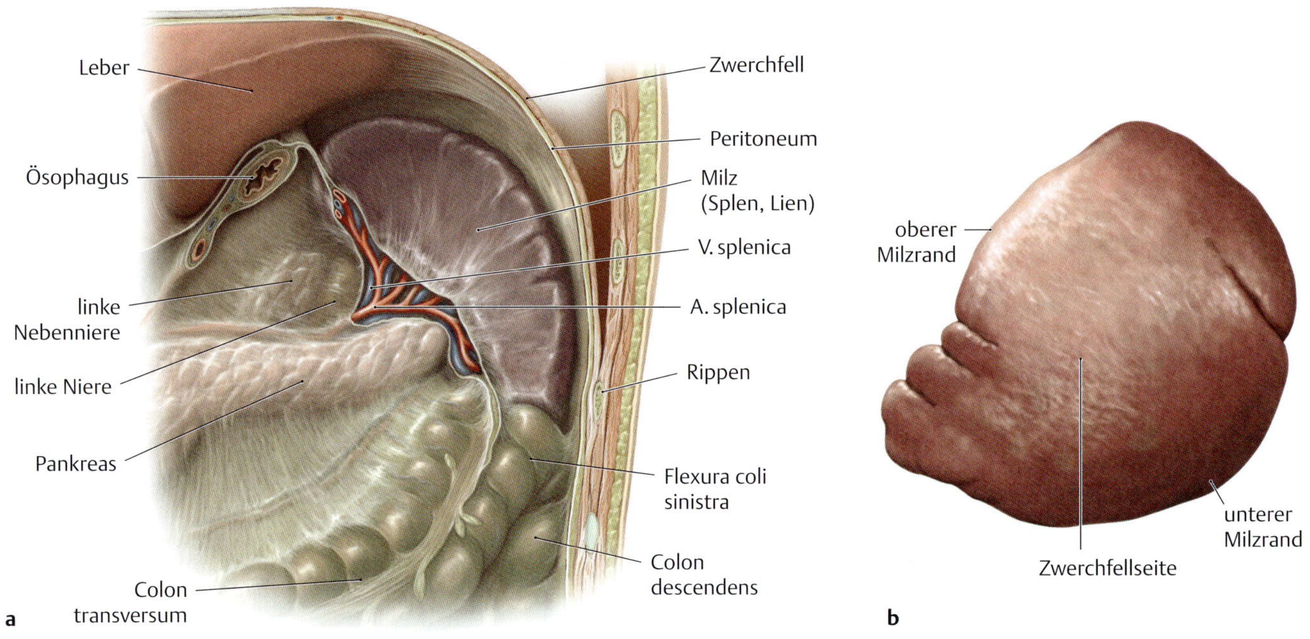

a Sicht von vorn in den linken Oberbauch, der Magen wurde entfernt. Die Milz liegt dem Zwerchfell direkt an.

b Blick auf die konvexe Zwerchfellseite der Milz.

Abb. aus: Schünke M, Schulte E, Schumacher U. Prometheus. LernAtlas der Anatomie. Innere Organe. Illustrationen von M. Voll und K. Wesker. 5. Aufl. Stuttgart: Thieme; 2018

Gefäßsystem der Milz. Das arterielle Blut gelangt über die **A. splenica** aus dem Truncus coeliacus in die Milz. Sie tritt am Hilum in die Milz ein und entlässt kleine Äste, die in den Trabekeln verlaufen und deshalb als Trabekelarterien bezeichnet werden. Ihre Seitenäste, die sog. Zentralarterien, treten aus den Trabekeln in die Pulpa ein. Kleine Äste ziehen auch zu den Follikeln (Follikelkapillaren).

Vor dem Übergang zur roten Pulpa zweigen sich die Zentralarterien in **Kapillaren** auf. Diese können auf 2 verschiedene Weisen enden:

- an den Pulpasträngen oder
- direkt am Eingang des Milzsinus.

Gelangt das Blut zunächst in das Netzwerk der Pulpastränge und damit außerhalb des Gefäßsystems, muss es durch die Fenster des Milzsinusepithels in den Milzsinus fließen. Da alte Erythrozyten weniger verformbar sind als junge, brauchen sie dafür länger. Daran erkennen Makrophagen, die zwischen den Endothelzellen sitzen, überalterte Erythrozyten und ziehen sie aus dem Verkehr. Gleichzeitig kontrollieren die Phagozyten, die sich in den Pulpasträngen befinden, das Blut auf Antigene, die sie dann phagozytieren und präsentieren.

Aus dem Milzsinus fließt das Blut in die Pulpavenen, die in die Trabekelvenen münden. Die Trabekelvenen vereinigen sich zur **V. splenica**, aus der das Blut über die V. mesenterica superior in die Pfortader gelangt.

5.3.5 MALT

Definition

MALT

Die Abkürzung „MALT“ steht für **„mucosa-associated lymphoid tissue“**. Unter diesem Begriff wird das Lymphgewebe zusammengefasst, das in den Schleimhäuten des Nasen-Rachen-Raums, des Darms, der Bronchien und des Harn- und Geschlechtssystems vorkommt.

Die Schleimhäute stellen eine der Haupteintrittspforten für Erreger dar. Deshalb ist es sinnvoll, dass sich hier neben den Schutzmechanismen der angeborenen Abwehr und den Antikörpern vom Typ IgA auch Zellen der erworbenen Abwehr finden. Sie liegen direkt unter dem Schleimhautepithel und warten dort auf eindringende Antigene. Dabei können sie als Einzelzellen in der Schleimhaut verteilt sein oder sich zu größeren Ansammlungen zusammenfinden. Zu Letzteren zählen vor allem:

- die **Mandeln (Tonsillen)** des Nasen-Rachen-Raums,
- die **Peyer-Plaques** des Ileums und
- die **Darmtonsille** des Wurmfortsatzes.

Mandeln (Tonsillen)

Durch ihre Lage im Nasen-Rachen-Raum schützen sie vor allem vor Antigenen, die über die Nahrung oder die Atemluft aufgenommen wurden. Alle Tonsillen zusammen bilden den **Waldeyer-Rachenring**, der den oberen Teil des Rachens umschließt. Er besteht aus:

- den **Gaumenmandeln** (Tonsillae palatinae): Sie liegen seitlich zwischen den Gaumenbögen am Übergang der Mundhöhle in den Mundrachen,
- der **Rachenmandel** (Tonsilla pharyngea): Sie liegt am Dach des Nasenrachens,
- der **Zungenmandel** (Tonsilla lingualis): Sie liegt im Bereich der Zungenwurzel,
- den **Tubenmandeln** (Tonsillae tubariae): Sie liegen an den Mündungen der Ohrtrompeten,
- den sog. **Seitensträngen**: Bei ihnen handelt es sich um lymphatisches Gewebe am seitlichen Rand des Nasenrachens.

Das Epithel der Tonsillen entspricht dem Epithel ihrer Umgebung (z. B. unverhorntes Plattenepithel bei den Gaumenmandeln). Dabei ist ihre Oberfläche aber nicht glatt, sondern zerklüftet. Somit ergibt sich eine sehr große Kontaktfläche für Antigene, die über die Atemwege oder den Mund aufgenommen werden. Unter dem Epithel sind die Lymphozyten in Follikeln angeordnet. Die Rachen- und die Gaumenmandeln besitzen nach unten hin eine kapselähnliche Bindegewebshülle, die sie vom darunterliegenden Gewebe trennt.

Die Tonsillen verfügen nur über abführende Lymphgefäße. Diese leiten die Lymphe in Richtung der Lymphkoten im Bereich des Unterkiefers und des Halses.

Peyer-Plaques

Durch ihre Lage in der Schleimhaut des Ileums schützen sie vor allem vor Erregern, die über die Nahrung aufgenommen wurden. Die bis zu 100 Peyer-Plaques liegen in der Mukosa und Submukosa und bestehen aus mehreren miteinander verschmolzenen Lymphfollikeln. Sie enthalten T- und B-Lymphozyten und andere antigenpräsentierende Zellen.

Darmtonsille

Auch die Wand des Wurmfortsatzes enthält zahlreiche Lymphfollikel, die gemeinsam als Darmtonsille bezeichnet werden. Genauso wie die Peyer-Plaques dient die Darmtonsille in erster Linie dazu, Antigene unschädlich zu machen, die in den Darm gelangt sind.

 *Fazit*

Lymphatische Organe, Abwehrreaktion

Zu den lymphatischen Geweben zählen die Milz, der Thymus, die Lymphknoten, die Lymphgefäße sowie MALT (Abkürzung für Lymphgewebe, das in den Schleimhäuten des Nasen-Rachen-Raums, des Darms, der Bronchien und des Harn- und Geschlechtssystems vorkommt).

Die Milz zählt zu den lymphatischen Organen und baut überalterte Erythrozyten ab.

5.4 Entzündung

Die Reaktionen v. a. der angeborenen Abwehr auf einen eingedrungenen Erreger lösen eine örtlich begrenzte (lokale) Entzündung aus. Eine Rolle spielen dabei insbesondere:

- die Makrophagen und die neutrophilen Granulozyten,
- die von den Immunzellen freigesetzten Zytokine,
- das Komplementsystem.

Wenn die Makrophagen ein Antigen im Gewebe erkennen, phagozytieren sie es nicht nur, sondern schütten gleichzeitig Botenstoffe aus. Viele dieser Botenstoffe zählen zu den sog. **Entzündungsmediatoren**. So werden Substanzen bezeichnet, die dafür sorgen, dass eine Entzündung entsteht bzw. andauert. Auch die geschädigten oder zerstörten Gewebezellen selbst und andere Leukozyten, wie z. B. die Mastzellen, setzen Entzündungsmediatoren frei. Zu den Entzündungsmediatoren zählen beispielsweise die **Prostaglandine**, die **Leukotriene** und **Histamin**.

Die Entzündungsmediatoren haben hauptsächlich 3 Wirkungen:

- Sie erweitern die Gefäße im Entzündungsgebiet, v. a. die Arteriolen (**Vasodilatation**).
- Sie erhöhen die **Durchlässigkeit (Permeabilität)** der Gefäßwände der Venolen.
- Sie wirken **chemotaktisch**.

Ablauf. Durch die arterielle Vasodilatation **steigt die Durchblutung** des Gebietes und der Blutfluss verlangsamt sich. Dadurch können die Leukozyten besser aus dem Blut ins Gewebe übertreten.

Durch den Anstieg der Gefäßpermeabilität tritt Flüssigkeit aus dem Gefäß aus. Mit ihr gelangen auch Komplementfaktoren und Antikörper ins Gewebe. Die ausgetretene Flüssigkeit verdünnt außerdem die Antigenkonzentration.

Phagozyten töten die Erreger ab, wobei sie zugrunde gehen – **Eiter** entsteht. Beim Zerfall der Neutrophilen können sog. **Pyrogene** frei werden. Dabei handelt es sich um Botenstoffe, die **Fieber auslösen**.

Die lokale Entzündung ist also eine Abwehrreaktion des Körpers auf schädigende Reize. Ihre häufigsten Ursachen sind das **Eindringen von Erregern** oder Fremdstoffen und die **Zerstörung von Gewebe**, z. B. bei Verletzungen, durch Strahlung oder beim Absterben körpereigenen Gewebes. Letzteres kommt insbesondere beim Zerfall von Tumoren vor. Ziel der Entzündung ist es, die eingedrungenen Erreger unschädlich zu machen, den Fremdkörper zu beseitigen bzw. das geschädigte Gewebe abzubauen. Gelingt dies, wandern nach ca. 1 Woche **Fibroblasten** in das betroffene Gebiet ein und ersetzen das geschädigte Gewebe (**Narbenbildung**). Es kommt zur Heilung.

Die 5 klassischen **Zeichen** einer Entzündung sind:

- **Schwellung (Tumor)**: Durch den Flüssigkeitsaustritt aus den Gefäßen entsteht ein Ödem, das Gewebe schwillt an.
- **Erwärmung (Calor)**: Die Vasodilatation führt zu einer vermehrten Durchblutung des betroffenen Gebietes und damit zu einer verstärkten Erwärmung.
- **Rötung (Rubor)**: Sie wird ebenfalls durch die vermehrte Durchblutung hervorgerufen.

- **Schmerz (Dolor)**: Er entsteht zum einen durch einen erhöhten Gewebedruck, der durch das Ödem bedingt ist, und zum anderen durch die Reizung freier Nervenendigungen durch entzündliche Substanzen.
- **Funktionseinschränkung (Functio laesa)**: Wegen der Veränderungen von Durchblutung und Gewebe und des bestehenden Schmerzes kann das betroffene Gebiet bzw. Organ seinen Aufgaben nur eingeschränkt nachkommen.

Der oben dargestellte Ablauf beschreibt die Entstehung einer akuten, **lokalen Entzündung**, wie sie bei einer örtlich begrenzten Infektion an der Eintrittsstelle des Erregers abläuft. Gelingt es dem Immunsystem nicht, den Erreger zu beseitigen, vermehrt er sich zunächst an seinem Eintrittsort und gelangt dann über das Lymph- oder Blutgefäßsystem zu bestimmten Organen. Es entsteht eine **Allgemeininfektion**. Welche Organe dabei betroffen sind, hängt von der Art des Erregers ab. So siedeln sich zum Beispiel die Erreger der Tuberkulose (Mycobacterium tuberculosis) in erster Linie in der Lunge an.

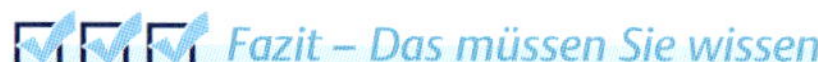

Fazit – Das müssen Sie wissen

Entzündung

Eine Entzündung ist Folge einer lokal begrenzten Immunreaktion. Sie entsteht v. a. durch die Wirkung lokal aus Immunzellen freigesetzten Zytokinen (z. B. Prostaglandine).

Die 5 klassischen Entzündungszeichen sind:

- Schwellung
- Erwärmung
- Rötung
- Schmerz
- Funktionseinschränkung

Aus einer lokalen Entzündungsreaktion kann sich eine systemische Entzündungsreaktion entwickeln, z. B. wenn es der Organismus nicht schafft eine lokale Infektion einzudämmen.

5.5 Vertiefungsfragen zum Immunsystem

Vertiefungsfragen

Frage 1

Beschreiben Sie kurz, wie das Immungedächtnis gebildet wird.

Musterlösung:

Für die Bildung des Immungedächtnisses sind in erster Linie die B- und T-Gedächtniszellen zuständig. Die Antigenpräsentation z. B. durch dendritische Zellen bewirkt die Aktivierung von naiven Gedächtniszellen.

Frage 2

Welche Aufgabe hat das rote Knochenmark in Bezug auf Erythrozyten und auf Leukozyten?

Musterlösung:

Das rote Knochenmark ist die Produktionsstätte der Erythrozyten und der Leukozyten. Außerdem werden B-Lymphozyten, also eine bestimmte Untergruppe der Leukozyten, im roten Knochenmark geprägt. Das heißt, hier lernen B-Lymphozyten, zwischen körpereigenen und körperfremden Antigenen zu unterscheiden.

Frage 3

Man spricht davon, dass das Immunsystem des Menschen im Darm sitzt. Wie ist diese Aussage zu bewerten?

Musterlösung:

Es ist richtig, dass zumindest ein Großteil des Immunsystems im Darm lokalisiert ist. In der Darmschleimhaut befinden sich die Peyer-Plaques. Diese bestehen wiederum aus einer Vielzahl von Lymphfollikeln, die B- und T-Lymphozyten enthalten. Auch der Wurmfortsatz (Appendix vermiformis) enthält sehr viele Lymphfollikel. Da mit der Nahrung große Mengen an Krankheitserreger aufgenommen werden, ist es sinnvoll, dass im Bereich des Verdauungstrakts ein großer Anteil der Immunabwehr angesiedelt ist.

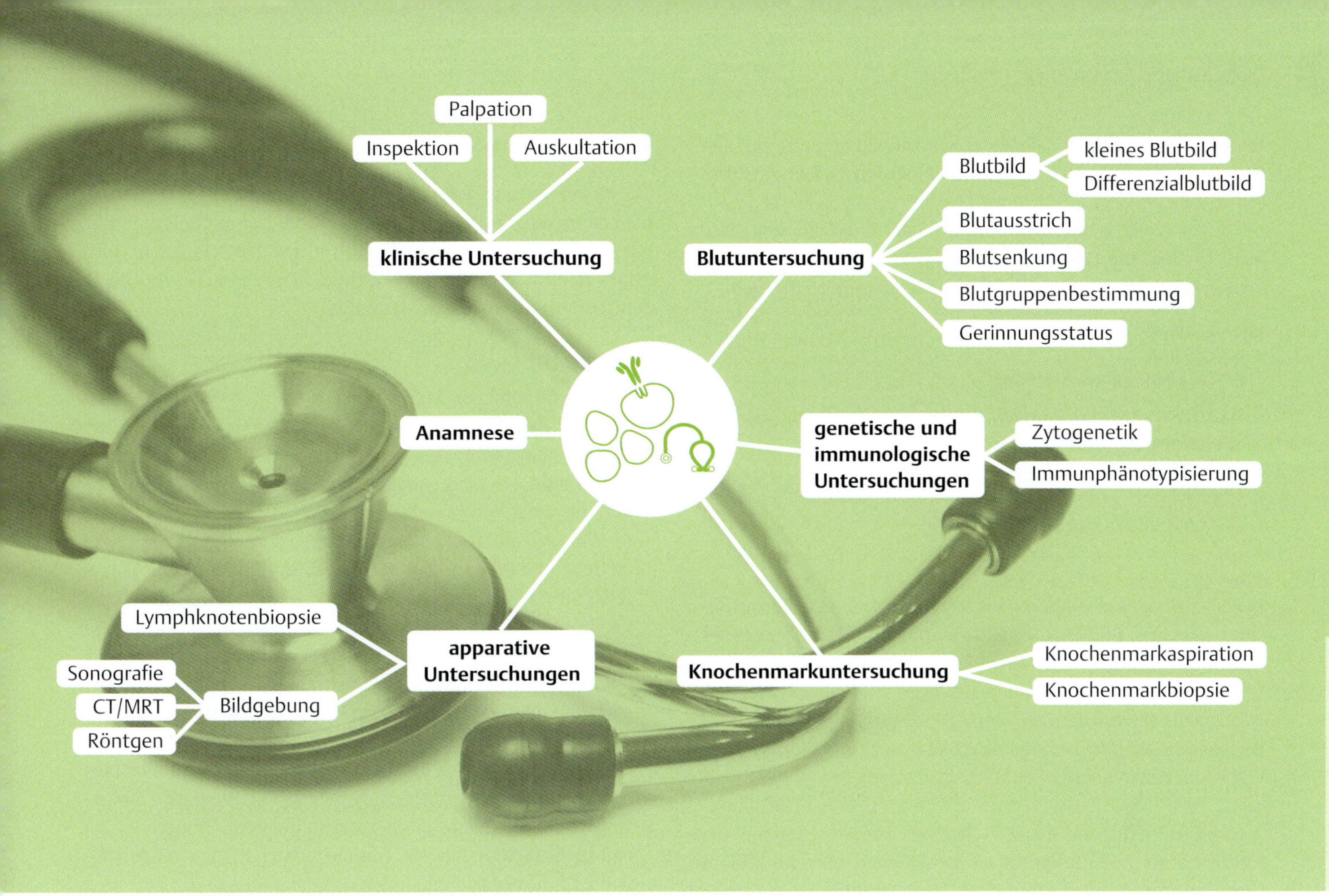

klinische Untersuchung
Inspektion
Palpation
Auskultation
Blutuntersuchung
Blutbild
kleines Blutbild
Differenzialblutbild
Blutausstrich
Blutsenkung
Blutgruppenbestimmung
Gerinnungsstatus
Anamnese
genetische und immunologische Untersuchungen
Zytogenetik
Immunphänotypisierung
apparative Untersuchungen
Lymphknotenbiopsie
Bildgebung
Sonografie
CT/MRT
Röntgen
Knochenmarkuntersuchung
Knochenmarkaspiration
Knochenmarkbiopsie

6 Diagnostik bei Erkrankungen des Blutes

Anamnese. Bei Verdacht auf eine Erkrankung des Blutes, des Lymphsystems oder des Immunsystems sind neben den offenen Fragen zu den Beschwerden des Patienten vor allem spezielle Fragen zu den **wichtigsten Leitsymptomen** sinnvoll. Diese sind

- Atemnot (Dyspnoe),
- Müdigkeit/Abgeschlagenheit,
- Konzentrationsschwäche,
- Nachtschweiß (nächtliches sehr starkes Schwitzen),
- Fieber und Gewichtsverlust.

Wichtig ist auch, ob die Patienten **infektanfällig** sind, ob sie zu **Hämatomen** („blauen Flecken") neigen und ob sie bei kleinen Verletzungen unverhältnismäßig **stark bluten**.

Weitere Themen, die in der Anamnese angesprochen werden sollten, sind:

- Vorerkrankungen (auch in der Kindheit)
- Medikamentenanamnese
- Art und Menge der Ernährung (Vegetarisch oder vegan? Mangelernährung?)
- Appetit (Hat der Patient Hunger oder ist er appetitlos)?
- Sind Übelkeit und Erbrechen ein Problem?
- Familienanamnese (Ähnliche Symptome bei Verwandten?)
- bei Frauen: Regelblutung (Vorhanden? Normal oder sehr ausgeprägt und lang?)

Inspektion. Schon bei der Begrüßung kann das Beobachten des Patienten einen Eindruck seines Allgemeinzustands vermitteln (Ist der Patient außer Atem? Steht er sicher oder muss er sich abstützen? Ist er normal ernährt?). Beim genauen „Anschauen" des (unbekleideten) Patienten ergeben sich evtl. weitere Hinweise auf das Vorliegen einer Blut-, Lymph- oder Immunerkrankung:

- Beurteilung der Haut und der Schleimhäute:
  - Ist der Patient blass? Am besten beurteilbar ist dies an den Innenseiten der unteren Augenlider, an der Mundschleimhaut und am Nagelbett.
  - Ist die Haut verfärbt? Abhängig von der ethnischen Herkunft kann eine gelb verfärbte Haut auf Bluterkrankungen mit Ikterus (Gelbsucht) hinweisen ebenso wie eine Zyanose (bläulich livide Verfärbung der Haut und ggf. der Schleimhäute) auf einen Sauerstoffmangel.
  - Schwitzt der Patient oder ist die Haut eher zu trocken? Sind die Mundwinkel des Patienten eingerissen (Rhagaden)?
  - Sind an der Haut Hämatome oder Einblutungen zu sehen?
- Beurteilung der Fingernägel: Diese können brüchig, gerillt oder löffelförmig verformt sein. Sog. Uhrglasnägel sprechen für einen schon lange bestehenden Sauerstoffmangel.
- Beurteilung der Augen: Ist eine Gelbfärbung der Lederhaut (Sklerenikterus) zu sehen?

Palpation. Hierbei kommt es vor allem auf die systematische Beurteilung der Lymphknoten an. Sind sie vergrößert? An einer Stelle oder an mehreren? Wichtige tastbare Lymphknotenstationen befinden sich unter dem Kieferrand, hinter den Ohren, seitlich am Hals, in den Achselhöhlen und in der Leistenregion.

Normal große Lymphknoten sind in der Regel physiologisch **nicht tastbar**. Die Ursache neu aufgetretener, tastbarer Lymphknoten sollte daher grundsätzlich sorgfältig abgeklärt werden.

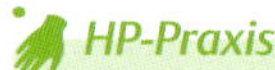

DD: Lymphknotenschwellung

Bei einer infektbedingten Lymphknotenschwellung (auch Lymphadenitis genannt) sind die Lymphknoten i. d. R. weich, druckschmerzhaft und verschieblich. Derbe, nicht druckschmerzhafte, verbackene Lymphknoten weisen hingegen auf eine bösartige Erkrankung hin.

Bei der Palpation des **Abdomens** kann eventuell eine **Vergrößerung von Leber und Milz (Hepatosplenomegalie)** auffallen. Dies kann auf ein malignes Lymphom oder eine Leukämie hinweisen.

Wie bei jeder Untersuchung ist das Tasten des **Pulses** am Handgelenk (A. radialis) oder am Hals (A. carotis) unverzichtbar: Beispielsweise kann bei Anämie (Blutarmut) eine **Tachykardie** vorliegen (Pulsfrequenz über 100 Schläge/min).

Auskultation. In der Auskultation des Herzens können die **Herztöne** bei Anämie **lauter** als gewöhnlich sein. Außerdem kann ein leises bis mittellautes **funktionelles systolisches Herzgeräusch** zu hören sein. Dieses Herzgeräusch ist nicht mit einer Herzerkrankung assoziiert, sondern in diesem Fall durch die Anämie bedingt. Bei Auskultation von Arterien ist bei Anämie unter Umständen ein **Strömungsgeräusch** zu hören.

6.1 Blutlabor

Blutuntersuchungen zählen zu den wichtigsten diagnostischen Maßnahmen. Es gibt zahlreiche Laborparameter, die man verschiedenen Organen zuordnen und somit eine Aussage zu deren Funktion tätigen kann.

Im klinischen Alltag werden bei der Anordnung von Blutuntersuchungen oft spezielle Begriffe genannt, hinter denen sich die entsprechenden Blutwerte verbergen:

- **kleines Blutbild**: Erythrozyten, Leukozyten, Thrombozyten, Hämoglobin
- **großes Blutbild**: kleines Blutbild zusammen mit dem sog. **Differenzialblutbild**: Erythrozyten, Leukozyten, Thrombozyten, Hämoglobin, Erythrozytenparameter (MCV, MCH, MCHC), Differenzierung der weißen Blutkörperchen in Lymphozyten, Granulozyten, Monozyten u. a.
- **Elektrolyte**: Natrium, Kalium, Kalzium, Magnesium und Phosphat
- **Nierenwerte**: Kreatinin, Harnstoff, Harnsäure, GFR
- **Leberwerte**: GOT, GPT, γ-GT, AP (alkalische Phosphatase), Bilirubin (direkt und indirekt)
- **Blutfettwerte**: Gesamtcholesterin, LDL und HDL, Triglyzeride

6.1.1 Blutbild

Das **kleine Blutbild** und das **Differenzialblutbild** ergeben zusammen das **große Blutbild**. Ein großes Blutbild ist nur bei bestimmten Fragestellungen notwendig, das kleine Blutbild gehört hingegen zu fast jeder Blutuntersuchung. Das Blutbild wird heutzutage im Labor maschinell ermittelt.

Kleines Blutbild

Das kleine Blutbild gibt Aufschluss über

- die **Zahl der Erythrozyten** pro Mikroliter (= 1 mm³, µl) Blut. Der physiologische Wert liegt bei etwa **4–5,5 Mio. Erythrozyten/µl Blut**. Bei einer Anämie sind die Erythrozyten vermindert, bei einer Polyglobulie vermehrt.
- die **Gesamtzahl der Leukozyten**. Diese beträgt normalerweise zwischen **4 000 und 10 000 Leukozyten/µl Blut**. Die Leukozyten sind z. B. bei Entzündungen und Infektionen erhöht (**Leukozytose**), können allerdings auch vor allem bei viralen Infektionen vermindert sein **(Leukopenie)**. Sind die Leukozyten erniedrigt, steigt die Gefahr von Infektionen.
- den **Hämoglobinwert (Hb)**. Dieser liegt normalerweise bei etwa **12–17 g/dl**, bei Frauen ist er etwas niedriger als bei Männern. Da das Hämoglobin in den Erythrozyten für den Sauerstofftransport im Körper verantwortlich ist, besteht bei zu niedrigem Hämoglobinwert die Gefahr eines Sauerstoffmangels. Kritisch ist bei den meisten Menschen ein Absinken unter 8 g/dl. Gründe können z. B. Blutverlust und Blutbildungsstörungen sein.
- den **Hämatokrit (Hkt)**. Darunter versteht man den verhältnismäßigen Anteil der festen Blutbestandteile (Erythrozyten, Leukozyten, Thrombozyten) am gesamten Blutvolumen. Er liegt durchschnittlich etwa bei **45 %** und ist bei Frauen etwas niedriger als bei Männern. Der Hämatokrit sagt z. B. etwas über den Flüssigkeitshaushalt aus: Ein zu hoher Wert spricht für zähflüssiges (visköses) Blut und ist ein Risikofaktor für eine Thrombose. Bei Anämie ist der Hämatokrit dagegen häufig verringert.
- die **Erythrozytenindizes**. Diese Werte errechnen sich aus Erythrozytenzahl, Hämatokrit und Hämoglobinwert und sind wichtig bei der Unterscheidung und der Benennung.
  - **MCH** (mittleres korpuskuläres Hämoglobin = durchschnittlicher Hämoglobingehalt eines Erythrozyten): Da das Hämoglobin den Erythrozyten zu ihrer roten Farbe verhilft, färben sich diese bei einem zu niedrigen MCH (< 28 pg [pg = Pikogramm]) heller (**hypochrom**) und bei einem erhöhten MCH (> 33 pg) dunkler (**hyperchrom**).
  - **MCV** (mittleres korpuskuläres Volumen): Am MCV erkennt man die Größe der Erythrozyten. Sind sie zu klein (< 80 fl [fl = Femtoliter]), nennt man sie **mikrozytär**, sind sie zu groß (> 96 fl), spricht man von **makrozytären** Erythrozyten.
  - **MCHC** (mittlere korpuskuläre Hämoglobin-Konzentration): Hämoglobinkonzentration innerhalb der Erythrozyten: 30–36 g/dl.
- die **Zahl der Thrombozyten** pro µl Blut. Der Normalbereich liegt bei **150 000–350 000 Thrombozyten/µl Blut.** Thrombozyten spielen eine wichtige Rolle bei der Hämostase (Blutstillung). Eine zu niedrige Thrombozytenzahl (**Thrombozytopenie**) steigert das Risiko einer Blutung, ein zu hoher Wert (**Thrombozytose**) begünstigt das Auftreten einer Thrombose.

- die **Zahl der Retikulozyten** pro µl Blut. Dies sind junge, unreife Erythrozyten, die zwar keinen Kern, aber noch Reste von RNA und Zellorganellen enthalten. Ihr Normwert liegt **zwischen 25 000 und 75 000/µl Blut**, d. h., sie machen etwa 0,5–1,5 % aller Erythrozyten aus. Ihre Zählung ist z. B. für die Unterscheidung verschiedener Anämieformen von Bedeutung.

Differenzialblutbild

Im **Differenzialblutbild** untersucht man die einzelnen **Untergruppen der Leukozyten** genauer. Dabei bestimmt man ihre **absolute Anzahl** sowie ihren **prozentualen Anteil an den gesamten Leukozyten**. Das Verhältnis der einzelnen Bestandteile zueinander lässt vor allem auf Vorgänge im Immunsystem schließen. Man unterscheidet nach Zelltyp:

- neutrophile Granulozyten (50–70 %)
- eosinophile Granulozyten (0–5 %)
- basophile Granulozyten (0–2 %)
- Lymphozyten (25–45 %) können weiter in die zytotoxischen T-Lymphozyten und in die Helferzellen differenziert werden
- Monozyten (2–6 %)

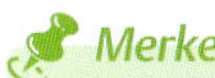

Merke

Prozentuale Verteilung aller Leukozyten

Für die Prozentangaben der einzelnen Leukozyten gibt es eine kleine Merkhilfe: **„BEMLN – 1, 3, 6, 30, 60.“** Diese Formel steht für die Anfangsbuchstaben der einzelnen Leukozyten, und zwar in der aufsteigenden Reihenfolge ihres Anteils (zumindest über den Daumen gepeilt) an den Gesamtleukozyten:

- **B** = basophile Granulozyten, ca. **1 %**
- **E** = eosinophile Granulozyten, ca. **3 %**
- **M** = Monozyten, ca. **6 %**
- **L** = Lymphozyten, ca. **30 %**
- **N** = neutrophile Granulozyten, ca. **60 %**

Da die neutrophilen Granulozyten somit die mengenmäßig größte Gruppe der Leukozyten darstellen, kann eine Leukozytose alleine aufgrund einer Erhöhung der neutrophilen Granulozyten auftreten.

Linksverschiebung

Alle Blutzellen stammen wie oben erwähnt von einer gemeinsamen Stammzelle ab. Je nachdem, welche Blutzelle endgültig vorliegen soll, durchläuft diese Stammzelle mehrere verschiedene und genau festgelegte Entwicklungsschritte.

Jeder Entwicklungsschritt wird mit einem Fachbegriff bezeichnet. Im Falle eines Granulozyten sähe die Reihe dieser Entwicklungsschritt z. B. so aus (von links nach rechts gelesen), siehe ▶ **Abb. 6.1**.

Bei einem erhöhten Bedarf an Granulozyten, z. B. bei einer Infektionskrankheit, werden im roten Knochenmark vermehrt „neue“ Granulozyten nachgebildet, da viele ausgereifte Granulozyten bereits im Kampf mit den Krankheitserregern zugrunde gegangen sind. Dabei hat der Organismus nicht mehr die Zeit, die Granulozyten bis zu den segmentkernigen Granulozyten ausreifen zu lassen, und setzt bereits die Stufe davor, die stabkernigen Granulozyten, ein, die deshalb vermehrt im Blut zu finden sind. Diese Verschiebung, die grafisch gesehen nach links führt (▶ **Abb. 6.1**), nennt man Linksverschiebung. Somit kann mit einer Linksverschiebung in etwa die Schwere einer Infektion diagnostisch beurteilt werden.

Die Bezeichnungen „stabkernig“, „segmentkernig“ und „übersegmentiert“ beziehen sich auf die Veränderung des Zellkerns des Granulozyten, der seine Form mit jeder Entwicklungsstufe in charakteristischer Weise ändert.

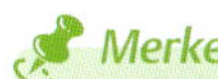

Merke

„Linksverschiebung“ bezieht sich auf neutrophile Granulozyten

Spricht man in der Medizin von einer Linksverschiebung, dann bezieht sich dies grundsätzlich auf die **neutrophilen Granulozyten**, auch wenn dies unausgesprochen bleibt. Theoretisch kann der gleiche Vorgang auch andere Granulozytenarten oder andere Leukozyten oder sogar die Erythrozyten betreffen. Allerdings müsste dies dann explizit z. B. als „Linksverschiebung der eosinophilen Granulozyten“ bezeichnet werden.

Abb. 6.1 Verschiedene Entwicklungsstufen der Granulozyten.

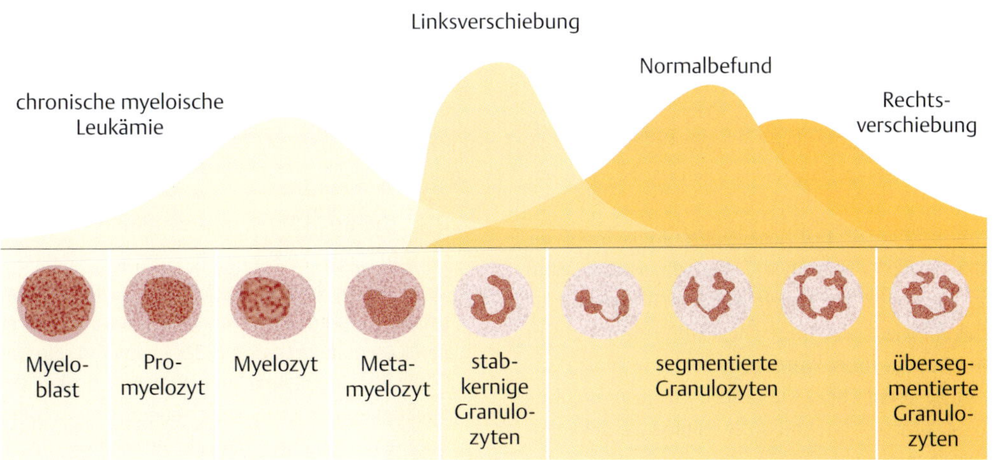

Abb. aus: Tichelli A, Herrmann R. Neutrophile Granulozyten. In: Greten H, Rinninger F, Greten T, Hrsg. Innere Medizin. 13. Auflage. Thieme; 2010

6.1.2 Zusätzliche Faktoren des Blutlabors

Daneben kann im Blut gezielt nach weiteren Faktoren gesucht werden, die häufig bei bestimmten Krankheiten sehr aufschlussreich sein können.

Lerntipps – Mündliche Prüfung

Fragen Sie in der Prüfung gezielt nach Laborwerten

Insbesondere beim Thema Blut/Immunologie, aber auch bei fast allen anderen Themenbereichen sind Laborwerte in der Prüfung absolut hilfreich und zielführend. Häufig wird in der Prüfung von Ihnen erwartet, eine entsprechende Differenzialdiagnose durchzuführen. Werden Sie dabei aktiv und holen Sie gezielt Informationen vom Prüfer ein. Fragen Sie nach einzelnen Laborwerten, von denen Sie wissen, dass diese bei bestimmten Erkrankungen verändert sein müssen. Dadurch grenzen Sie die Diagnose sehr effektiv ein. Ein Beispiel: Falls der Prüfer Ihnen einen Fall schildert, bei dem der Patient z. B. müde ist, abgeschlagen wirkt und in letzter Zeit bei Belastung unter deutlicher Atemnot leidet, dann könnte dies unter anderem auf eine Anämie hindeuten. Sprechen Sie Ihren Verdacht zu diesem Zeitpunkt noch nicht aus, sondern sichern Sie mit weiteren Informationen Ihre Verdachtsdiagnose. Fragen Sie in diesem Fall den Prüfer z. B., ob die Erythrozytenzahl im Normbereich liegt, ebenso der Hämatokrit und das Hämoglobin. Falls diese Werte laut Aussage des Prüfers erniedrigt sind, dann kann es sich nur um eine Anämie handeln.

Hinweise auf Anämien

Im Bereich des Eisenstoffwechsels und somit der Erythropoese gibt es dabei wichtige Blutwerte, die vor allem bei der Diagnostik der Anämien (im Detail Kap. 7.1) eine große Rolle spielen:

- **Serumeisen:** Dies ist eine freigesetzte Eisenkomponente, die sich im Blutserum befindet.
- **Transferrin:** Das Transferrin ist ein Transporteiweiß, das das Serumeisen relativ rasch an sich bindet und dadurch innerhalb der Blutbahn transportiert. Man kann sich das Transferrin bildlich als Transportvehikel vorstellen (z. B. als LKW, auf dessen Ladefläche Eisen aufgeladen ist).
- **Transferrin-Sättigung:** Dieser Laborwert ist wesentlich aussagekräftiger als das Transferrin an sich. Die Transferrin-Sättigung gibt an, wie viel Eisen sich auf der Ladefläche des Transferrins befindet.
- **Ferritin:** Dies ist die Speicherform des Eisens. Ferritin, das im Blut zu finden ist, wird korrekterweise als **Serum-Ferritin** bezeichnet.
- **Indirektes Bilirubin:** Wird ein Erythrozyt pathologisch vorzeitig abgebaut oder zerstört (Hämolyse), wird das Hämoglobin zu verschiedenen Komponenten abgebaut. Unter anderem entsteht dadurch das indirekte Bilirubin. Dieses Bilirubin kann in der Blutbahn nur transportiert werden, wenn es an ein Albumin gebunden ist. Je mehr indirektes Bilirubin in einer Blutprobe zu finden ist, umso höher muss die Menge der hämolysierten Erythrozyten sein.

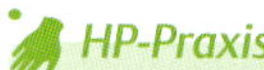

Ferritin bei Tumorerkrankungen

Das Serum-Ferritin ist bei einer Eisenmangelanämie meist charakteristisch erniedrigt, da Eisen im Körper komplett fehlt. Somit sind auch bereits die Eisenspeicher gelehrt. Allerdings kann trotz einer vorhandenen Eisenmangelanämie der Serum-Ferritin-Spiegel zu hoch sein, und zwar bei einer gleichzeitig vorhandenen Infektionskrankheit oder bei einer Tumorerkrankung. Zum einen kann dieser Hintergrund die Diagnostik der Eisenmangelanämie verschleiern. Zum anderen sollte bei erhöhten Ferritinwerten aber immer ein Karzinomgeschehen abgeklärt werden.

Blutausstrich

Bei Verdacht auf eine bösartige Erkrankung ist häufig zusätzlich zum Blutbild ein Blutausstrich notwendig, um die einzelnen Zellen genauer zu beurteilen. Dazu wird ein Blutstropfen auf einem Objektträger ausgestrichen. Um die verschiedenen Zellsorten und ihre Formen besser sichtbar zu machen, wird das Präparat nach dem Trocknen an der Luft angefärbt und anschließend unter dem Lichtmikroskop untersucht.

Blutsenkung

Die Blutsenkung ist auch unter dem Begriff der **Blutkörperchensenkungsgeschwindigkeit** (**BSG**, BKS oder BSR, Blutsenkungsreaktion) bekannt.

Verwendet wird die lilafarbene **Natriumcitrat-Monovette**. Dies ist ein vorgefertigtes gängiges System, das z. B. in Apotheken erhältlich ist. In die Monovette wird ein skaliertes langes Röhrchen eingedreht, in das das Blut eingefüllt wird. Man stellt das Röhrchen senkrecht in eine Halterung und liest nach 1 Stunde (manchmal auch zusätzlich nach 2 Stunden) ab, um wie viele Millimeter die zellulären Bestandteile sich nach unten abgesetzt haben (Sedimentierung, das gelbliche Plasma schwimmt oben). Der **Normwert der BSG** ist abhängig von Geschlecht und Alter:

- **Männer**: < 50 Jahre: ≤ 15 mm, ≥ 50 Jahre: ≤ 20 mm
- **Frauen**: < 50 Jahre: ≤ 20 mm, ≥ 50 Jahre: ≤ 30 mm

Eine **schnelle Blutsenkung** (der mm-Wert ist nach 1 Stunde höher als normal) ist in den meisten Fällen durch eine entzündliche Erkrankung ausgelöst, z. B. durch eine Infektion. Der Grund dafür ist, dass die Erythrozyten durch die Entzündungsbotenstoffe im Blut schneller „klumpen" und dadurch schneller absinken.

Eine verlangsamte Blutsenkung spielt klinisch meist keine Rolle, sie kann jedoch z. B. bei einer Polyglobulie auftreten. Bei einer extrem hohen BSG spricht man von einer „**Sturzsenkung**".

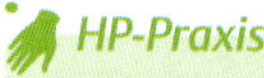

DD: Erhöhte BSG bzw. Sturzsenkung

Denken Sie bei einer erhöhten BSG oder sogar bei einer Sturzsenkung an ein Karzinomgeschehen. In diesem Fall kann die BSG (massiv) erhöht sein. Allerdings muss dies bei einem vorhandenen Karzinom nicht grundsätzlich der Fall sein. Neben einer möglichen Karzinomerkrankung kommen auch Entzündungen bzw. Infektionen mit Krankheitserregern, eine Autoimmunerkrankung oder evtl. eine chronische Niereninsuffizienz als Ursache infrage. Wichtig ist die sorgfältige schulmedizinische Abklärung, die sich anschließen sollte, falls Sie eine erhöhte BSG feststellen.

Überprüfen der Blutungszeit

Die Blutungszeit sagt etwas über die Funktion der **Thrombozyten** aus (primäre Hämostase). Die Blutungszeit testet man, indem man die Haut an der Innenseite des Unterarms mit einer Lanzette einritzt und die Zeit bis zum Stillstand der Blutung misst. Beim Gesunden stoppt die Blutung nach etwa **4–5 Minuten**.

Die Blutungszeit ist verlängert, wenn der Patient zu wenige Thrombozyten besitzt (Thrombozytopenie) oder diese schlecht funktionieren (Thrombozytenfunktionsstörung). Verlängert wird sie auch durch Medikamente, die die Aggregation von Thrombozyten verhindern, z. B. Acetylsalicylsäure (ASS). Die Blutungszeit kann allerdings auch durch schwere Störungen der sekundären Hämostase beeinflusst werden.

Aktivierte partielle Thromboplastinzeit (aPTT)

Die aktivierte partielle Thromboplastinzeit (**aPTT** oder auch nur **PTT**) sagt etwas über das **intrinsische Gerinnungssystem** aus. Hier misst man nach Zugabe bestimmter Aktivatorstoffe zum Patientenblut die Zeit bis zur Entstehung eines Blutgerinnsels. Beim Gesunden beträgt sie etwa **25–40 Sekunden**.

Unter Heparin- oder Cumarintherapie, die die Blutgerinnung hemmen, ist diese Zeit verlängert. Sie kann ebenso bei bestimmten Autoimmunerkrankungen verlängert sein.

Plasmathrombinzeit (PTZ)

Durch die **PTZ** wird die Fibrinbildung (Fibrinfäden wirken wie ein Klebstoff bei Bildung von Blutgerinnseln) bestimmt. Sie beträgt beim Gesunden **12–21 Sekunden**. Über die PTZ kann eine Fibrinolysetherapie (Therapie zum Auflösen eines Blutgerinnsels) überwacht werden. Auch sie ist unter einer Heparin- oder Cumarin-Therapie verlängert.

Gerinnungsfaktoren

Die Bestimmung der Konzentration oder der Aktivität einzelner Gerinnungsfaktoren kann z. B. bei Verdacht auf eine erbliche Gerinnungsstörung sinnvoll sein, gehört allerdings nicht zu den Standardlaboruntersuchungen.

Quick-Wert und International Normalized Ratio (INR)

Der **Quick-Wert** wird auch „**Prothrombinzeit**“ oder „**Thromboplastinzeit**“ (TPZ) genannt. Er sagt etwas über das **extrinsische Gerinnungssystem** aus. Nach Zugabe von Aktivatorstoffen wird die Zeit bis zum Auftreten eines Blutgerinnsels im Patientenblut gemessen, diese wird dann mit dem Wert gesunder Proben verglichen. Der Quick-Wert wird **in Prozent** angegeben und liegt bei Gesunden etwa zwischen **70 und 120 %**.

Die **INR** wurde in neuerer Zeit zusätzlich zum Quick-Wert als standardisiertes Verfahren eingeführt, weil sich die Quick-Werte je nach Labor ein wenig unterscheiden. Der **Normwert der INR** beträgt **0,9–1,1** (ohne Mengeneinheit).

Quick-Wert bzw. INR sind vor allem wichtig bei der Bestimmung der Gerinnungsfähigkeit des Blutes von Patienten, deren Blutgerinnung mithilfe von **Gerinnungshemmern** (z. B. Heparin oder Cumarin-Derivate, wie z. B. Marcumar) therapeutisch vermindert ist. Diese Medikamente werden z. B. zur Verhinderung von Thrombosen bei Vorhofflimmern oder zur Therapie einer Thrombose gegeben. Bei betroffenen Patienten ist die Thromboplastinzeit dadurch absichtlich verlängert.

! Cave

Erhöhtes Blutungsrisiko

Falls bei einem Patienten der Quick-Wert vermindert bzw. der INR-Wert erhöht ist, dann bedeutet dies für den Patienten die akute Gefahr einer erhöhten Blutungsneigung. Zum Teil können dabei auftretende Blutungen akut lebensgefährlich sein (z. B. Hirnblutung). Deshalb ist es wichtig, den Patienten bei veränderten Quick-/INR-Werten sofort an einen Arzt zu verweisen.

6.1.3 Bildgebende Verfahren

Sonografie, Röntgenaufnahmen, CT und MRT werden in der Hämatologie vor allem zur Diagnostik bösartiger Bluterkrankungen eingesetzt. Leukämien und Lymphome können Knochen, Lymphknoten sowie innere Organe befallen, dies lässt sich mit den genannten bildgebenden Untersuchungen darstellen. Auch eine Hepato- und/oder Splenomegalie (Vergrößerung der Leber bzw. der Milz), die bei hämatologischen und onkologischen Erkrankungen sehr häufig vorkommen, können mit diesen Methoden diagnostiziert werden.

6.1.4 Lymphknotenbiopsie

Bei Verdacht auf ein Karzinomgeschehen können zwecks genauer Diagnosestellung einzelne Lymphknoten entnommen werden. Bei einer auffälligen Lymphknotenvergrößerung kann dies z. B. zu der Diagnose eines Lymphoms führen. Es werden Schnittpräparate angefertigt und vom Pathologen unter dem Mikroskop auf die genaue Art des Gewebes untersucht.

Fazit – Das müssen Sie wissen

Grundlagen der Blut-Diagnostik

Bei der Palpation von Lymphknoten sollten Sie auf deren Schmerzhaftigkeit und Verschieblichkeit achten. Dies erlaubt differenzialdiagnostisch wichtige Rückschlüsse auf ein Karzinomgeschehen oder auf ein infektiöses Geschehen.

Die Blutsenkungsgeschwindigkeit kann auf schwerwiegende Erkrankungen, wie ein Karzinomgeschehen, hindeuten. Aber auch Entzündungen, Infektionen, Autoimmunerkrankung oder chronische Niereninsuffizienz kommen als Ursachen infrage.

Ferritin kann bei Karzinomerkrankungen erhöht sein.

Die Blutwerte Erythrozytenzahl, Hämatokrit, Hämoglobin, MCV, MCH, MCHC, Serumeisen, Transferrin, Transferrin-Sättigung und Ferritin sind wichtige Laborparameter bei Verdacht auf eine Anämie.

Bei Entzündungen oder Infektionen kann eine Leukozytose oder eine Leukopenie, evtl. mit Linksverschiebung, auftreten.

6.2 Vertiefungsfragen zur Blutdiagnostik

Vertiefungsfragen

Frage 1

Sie stellen bei einem Patienten eine erhöhte BSG fest. Wie gehen Sie weiter vor?

Musterlösung:

Eine erhöhte BSG ist ein deutlicher Hinweis auf eine Erkrankung. In erster Linie kommen hierfür ein Entzündungsgeschehen bzw. eine Infektion in Frage, aber auch eine Karzinomerkrankung oder andere schwerwiegende Erkrankungen. Deshalb ist es notwendig, den Patienten anschließend zu einem Arzt zu schicken.

Frage 2

Ihr Patient weist an beiden Handrücken auffällige blaue Flecke auf. Anamnestisch ergeben sich keine Hinweise auf ein vorangegangenes traumatisches Geschehen. Was veranlassen Sie?

Musterlösung:

Hauteinblutungen ohne traumatische Ursache lassen auf eine Störung der Thrombozyten und/oder der Blutgerinnung schließen, wofür wiederum verschiedene Erkrankungen des Blutes oder eine Arzneimitteleinnahme in Frage kommen. Um das Ausmaß genauer einzugrenzen, können der Quick-Wert bzw. INR-Wert, die Blutungszeit sowie die Anzahl der Thrombozyten im Blut bestimmt werden. Anschließend sollte der Patient einem Arzt vorgestellt werden.

Cave: DD Karzinom
Blutungsanämie
Eisenmangelanämie
Erythrozytenzahl ↓
megaloblastäre Anämie
hämolytische Anämie
renale Anämie
Anämie
Erythrozytenzahl im roten Knochenmark ↑
Blutviskosität ↑
Polycythaemia vera
Cave: Thromboseneigung / Embolie
Erythrozytenzahl ↑
Polyglobulie
Cave: Thromboseneigung

7 Erkrankungen der Erythrozyten

7.1 Anämien

Definition

Anämie

Eine Anämie liegt vor, wenn die Parameter Hämoglobin (Hb) und Hämatokrit (Hkt) und/oder die Anzahl der Erythrozyten im Blut vermindert sind.

Bei Männern trifft das etwa ab einem Hb von weniger als 14,0 g/dl und/oder einem Hkt kleiner 41 % bzw. einer Erythrozytenzahl unter 4,5 Mio./µl zu.

Bei Frauen liegen diese Werte unter einem Hb von ca. 12 g/dl und/oder einem Hkt weniger als 37 % bzw. einer Erythrozytenzahl unter 4,1 Mio./µl.

Die Folge einer Anämie ist eine verminderte Sauerstoffversorgung des Körpers, da durch die Anämie der Sauerstofftransport nicht mehr entsprechend funktioniert. Je nach Schweregrad der Anämie kann dies bei manchen Patienten fast unbemerkt verlaufen. Bei anderen Patienten kann es aber auch zu einer lebensbedrohlichen Situation führen.

Anämien gehören zu den häufigsten Veränderungen des Blutbildes. Die Schwere einer Anämie sollte immer im Zusammenhang mit dem klinischen Zustand des Patienten und dem Zeitraum, in dem die Anämie entstanden ist, beurteilt werden. Patienten mit chronischer Anämie können zum Teil viel niedrigere Hb-Werte verkraften als Patienten mit akuten Anämien. Ebenso sind die Begleiterkrankungen (z. B. Herzerkrankungen) wichtig für die Einschätzung der Gefährlichkeit einer Anämie.

7.1.1 Anämieformen

Unterscheidung nach der Art der Veränderung der Erythrozyten. Pathologisch veränderte Erythrozyten können unterschieden werden

- nach ihrem **mittleren Volumen (MCV)**. Die Anämie wird dann „**normozytär**" (die Erythrozyten sind normal groß), „**makrozytär**" (die Erythrozyten sind zu groß) oder „**mikrozytär**" (die Erythrozyten sind zu klein) genannt.
- nach der **durchschnittlichen Menge ihres Hämoglobins (MCH).** Hier werden die Anämieformen bzw. die Erythrozyten als „**normochrom**" (normale Hb-Menge), „**hyperchrom**" (zu große Hb-Menge) oder „**hypochrom**" (zu geringe Hb-Menge) bezeichnet.

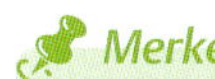

Merke

Zum besseren Verständnis

Der Wortteil „-chrom" stammt von der griechischen Bezeichnung „chroma" (= „Farbe") ab. MCV und MCH sind meist in die gleiche Richtung verändert, also z. B. mikrozytäre und hypochrome Anämie.

Unterscheidung nach der Entstehungsursache. Die Entstehungsursache der Anämie wird hinterfragt: Gestörter Erythrozytenaufbau aufgrund

- eines Eisenmangels **(Eisenmangelanämie),**
- eines Mangels an benötigten Hilfsstoffen **(Vitamin-B_{12}-Mangel-Anämie** oder **Folsäure-Mangel-Anämie),**
- einer gestörten Erythropoese **(renale Anämie),**
- eines **vermehrten Erythrozytenabbaus/Zugrundegehens von Erythrozyten,**
- einer Hämolyse (Auflösung) von Erythrozyten **(hämolytische Anämien)** oder
- eines Verlustes von Erythrozyten durch Blutungen **(Blutungsanämie).**

Unterscheidung nach der Regenerationsfähigkeit. Je nachdem ob die Bildung der Erythrozyten gestört ist, wird unterschieden zwischen der

- **regenerativen Anämie**: Diese Anämieform liegt vor, wenn die Bildung der Erythrozyten nicht gestört ist, aber der Körper Erythrozyten schneller abbaut oder durch eine Blutung verliert. Der Organismus ist hierbei allerdings physiologisch in der Lage, daraufhin sozusagen im Eilverfahren Erythrozyten nachzuproduzieren. Im Blutbild findet man dann eine erhöhte Anzahl der jungen Erythrozyten (Retikulozyten).
- **aregenerativen Anämie**: In diesem Fall ist die Bildung der Erythrozyten gestört, somit kann der Organismus nicht schnell genug Erythrozyten nachproduzieren. Hierbei ist auch die Anzahl der Retikulozyten vermindert.

7.1.2 Ursachen von Anämien

Gestörter Erythrozytenaufbau. Im roten Knochenmark werden zu wenige funktionsfähige Erythrozyten gebildet bzw. nur Erythrozyten mit einer zu geringen Menge an Hämoglobin. Meist fehlen den betroffenen Patienten die Substanzen, die der Körper braucht, um die Erythrozyten herzustellen. Dazu gehören vor allem Eisen, Vitamin B_{12}, Folsäure oder Erythropoetin (das Hormon, das die Blutbildung steuert und in der Niere gebildet wird). Außerdem kann eine Bildungsstörung auftreten, wenn das rote Knochenmark, z. B. durch bösartige Neubildungen, verdrängt wird (z. B. bei den Leukämien).

Vermehrter Erythrozytenabbau, Hämolyse. Ein weiterer Grund für eine Anämie ist ein krankhafter Abbau von Blutzellen (sog. **Hämolyse**), durch den die Lebenszeit der Erythrozyten verkürzt wird.

Hämolysen können sich durch viele Erkrankungen entwickeln. Bei manchen Erkrankungen liegt die Ursache dabei in den Erythrozyten selbst (z. B. weil sie aufgrund verschiedener Defekte zu instabil sind). Bei anderen Erkrankungen liegen die Ursachen außerhalb der Erythrozyten. Dazu gehören Hämolysen durch mechanische Hindernisse (z. B. künstliche Herzklappen), Giftstoffe, **Infektionen**, **Karzinomgeschehen** oder Stoffwechselerkrankungen.

Blutungen. Anämien infolge einer Blutung können **akut oder chronisch** sein. Akute Blutverluste können bei Unfällen und Verletzungen, bei Operationen oder auch bei inneren Organblutungen auftreten.

Die meisten chronischen Blutungsanämien entstehen durch einen Verlust von Blut über den Verdauungstrakt (z. B. in Form chronischer Darm- oder Magenblutungen), und sind mit dem bloßen Auge häufig nicht sichtbar. Vor allem bei älteren Menschen kann ein Blutverlust so über lange Zeit unbeobachtet bleiben und erst durch die Anämie auffallen. Bei Frauen ist eine (verstärkte) Regelblutung eine häufige Ursache einer Blutungsanämie.

7.1.3 Anämiesymptome

Allgemeine Symptome. Die Symptome einer Anämie hängen davon ab, wie lange die Anämie bereits besteht und welche Ausmaße sie hat. Der typisch anämische Patient stellt sich vor mit **blasser Haut und blutarmen Schleimhäuten** (am besten zu sehen an der Innenseite der Augenlider, im Mund-Rachen-Raum und am Nagelbett). Er ist **müde** und klagt über **Konzentrationsschwäche** und **Leistungsabnahme**. Auch **Kopfschmerzen, Dyspnoe (Atemnot), Tachypnoe (vermehrte Atemzüge pro Minute), Tachykardie** (**erhöhte Puls-/Herzfrequenz**, um den vorhandenen Sauerstoffmangel auszugleichen**), Schwindel, Sehstörungen und Ohrensausen** können Zeichen für eine Anämie sein.

Spezielle Symptome. Je nach Ursache und Form der Anämie sind weitere Symptome festzustellen:

- bei **Eisenmangel**: tiefe Längsrillen an den Nägeln oder Einrisse am Mundwinkel (sog. Rhagaden)
- bei **Blutverlust**: Anzeichen, die auf eine Blutung hindeuten: wie z. B. sichtbare Verletzung, Blut im Stuhl (Teerstuhl oder evtl. okkultes Blut) oder im Urin (Mikro- oder Makrohämaturie) oder Blutverlust durch eine ungewöhnlich starke oder lange Menstruation. Eine Blutung aus dem Magen-Darm-Trakt kann evtl. bereits durch die digital-rektale Untersuchung anhand des sichtbaren Blutes erkannt werden.
- bei **hämolytischer Anämie**: gelbliche Verfärbung der Haut und der Skleren. Bei einem übermäßigen Zerfall der Erythrozyten setzt sich das Abbauprodukt des Hämoglobins, das Bilirubin, in der Haut und vor allem in den Augenbindehäuten (Skleren) ab. Diese Situation wird als Ikterus bezeichnet. Außerdem kann dabei evtl. eine Hepatosplenomegalie (Leber- und Milzvergrößerung) auftreten.
- bei (bösartiger) **Knochenmarkerkrankung**: evtl. B-Symptomatik (Gewichtsabnahme, Nachtschweiß, subfebrile Temperaturen), Knochenschmerzen, Lymphknotenschwellungen
- bei **Nierenerkrankung**: zusätzlich Symptome einer Niereninsuffizienz

7.1.4 Diagnostik der Anämie

Die wichtigste Untersuchung bei einem Verdacht auf eine Anämie ist das **Blutlabor**. Hierbei sollten folgende Parameter überprüft werden, um Aussagen über die Anämieform, das Ausmaß sowie die Ursache der Anämie treffen zu können:

- Anzahl der Erythrozyten
- Anzahl der Retikulozyten
- Hämatokrit (Hkt)
- Hämoglobin (Hb)
- MCV, MCH, MCHC

- Serumeisen
- Ferritin
- Transferrin
- Transferrin-Sättigung
- Vitamin B_{12}
- Folsäure
- Erythropoetin
- indirektes Bilirubin

Bei Verdacht auf eine Infektion oder eine bösartige Erkrankung als Ursache einer bestehenden Anämie kann außerdem die Bestimmung der BSG und des C-reaktiven Proteins (CRP) weiterhelfen.

Anhand der Blutuntersuchung und der klinischen Symptome lässt sich der Verdacht auf eine bestimmte **Anämieursache** eingrenzen. Das weitere Vorgehen hängt also von der entsprechenden Ursache ab:

- Bei Verdacht auf eine **Blutungsanämie** sollte die Blutungsquelle ausfindig gemacht werden. Eine weitere Befragung des Patienten sowie schulmedizinische Untersuchungsmöglichkeiten (z. B. Gastroskopie) sollten sich anschließen.
- Bei Verdacht auf eine **(bösartige) Knochenmarkerkrankung** sollte zunächst ein bildgebendes Verfahren angewandt werden und anschließend z. B. ein Blutausstrich und/oder eine Knochenmarkpunktion durchgeführt werden, um die Zellen genauer zu untersuchen.
- Bei Verdacht auf eine **Nierenerkrankung** sollten eine gezielte Anamnese, eine Ultraschalluntersuchung der Nieren sowie ein weiteres Blutlabor zu den Nierenwerten folgen.
- Bei Verdacht auf eine (nicht angeborene) **hämolytische Anämie** sollte der Verdacht zunächst in Richtung Infektionskrankheiten und Karzinomgeschehen gehen. Diese Hintergründe sollten sehr gründlich mithilfe eines weiteren Blutlabors und schulmedizinischer bildgebender Untersuchungen abgeklärt werden.

Lerntipps – Mündliche Prüfung

Bei jeder Anämie sollte die Ursache abgeklärt werden

Falls Sie eine Anämie erfolgreich diagnostiziert haben, sollte sich der nächste weitere Schritt sofort anschließen: Die Ursache gehört in Ihrer Praxis und häufig auch schulmedizinisch sorgfältig abgeklärt! Sprechen Sie dies in Ihrer Prüfung auch unbedingt aus. Hier könnte eine Gefahr für den Patienten bestehen, falls nicht nach der Ursache gesucht wird. So könnte z. B. eine Karzinomerkrankung, eine Blutungsquelle oder eine Infektionskrankheit unerkannt bleiben.

7.1.5 Blutungsanämie

Definition

Blutungsanämie

Bei einer Blutungsanämie verliert der Körper durch eine akute oder chronische Blutungsquelle so viel Blut, dass auch eine nachfolgende gesteigerte Erythropoese nicht in der Lage ist, den Verlust kurzzeitig auszugleichen.

Pathophysiologie. Eine Blutungsanämie kann akut oder chronisch auftreten:

- **akuter Blutverlust**: Ursächlich ist ein rascher und großer Blutverlust, z. B. bei Verletzungen, Operationen oder während einer Geburt, bei geplatzten Ösophagusvarizen oder einer Magen- oder Darmblutung. Magenblutungen und Blutungen aus Ösophagusvarizen zeigen sich meist durch starkes Bluterbrechen (Hämatemesis bzw. Kaffeesatzerbrechen) oder schwarzen Stuhlgang (Teerstuhl).
- **chronischer Blutverlust**: Die meisten chronischen Blutungen haben ihren Ursprung im oberen oder unteren Gastrointestinaltrakt (Magen-Darm-Trakt). Blutungsursachen können z. B. Geschwüre der Speiseröhre oder des Magens und/oder Duodenums (Ulzera), Polypen bzw. Adenome oder Karzinome im Dickdarm sein. Weitere chronische Blutungsquellen sind Hämorrhoiden-Blutungen, häufige, lang andauernde und starke **Menstruationsblutungen**, andere gynäkologische Erkrankungen, Blutungen aus dem Harntrakt oder häufige Blutentnahmen über einen längeren Zeitraum.

Symptome. Bei **akuter** Blutungsanämie stehen die Symptome des Volumenmangels im Vordergrund: Tachykardie, niedriger Blutdruck bis hin zum Volumenmangelschock mit Bewusstseinsverlust.

Bei der **chronischen** Blutungsanämie kompensiert der Körper den Blutverlust durch schnelle Neubildung von Blutzellen, trotzdem können bei kontinuierlichem Blutverlust die typischen allgemeinen Anämiesymptome auftreten.

Diagnostik. Am aussagekräftigsten ist hierbei ein gründliches Blutlabor. Bei einer Blutungsanämie ergibt sich typischerweise ein Bild wie in ▶ **Tab. 7.1** dargestellt.

Nachdem man nun eine Blutungsanämie anhand der Blutuntersuchung festgestellt hat, muss man nach der **Blutungsquelle** fahnden. Wichtig ist hier eine gründliche körperliche Untersuchung. Bei nicht sichtbarer Blutung kann eine Stuhluntersuchung mit Test auf Blut im Stuhl (Haemoccult-Test) durchgeführt werden. Fällt der Haemoccult-Test positiv aus oder bestehen Zweifel am Testergebnis, muss schulmedizinisch endoskopisch mittels Ösophago-Gastro-Duodenoskopie (ÖGD) oder Koloskopie nach Blutungsquellen im Magen-Darm-Trakt gesucht werden.

Ausgeschlossen werden muss auch ein Blutverlust über das **Urogenitalsystem**, der z. B. bei Blasen- oder Nierenerkrankungen vorkommen kann. Dazu wird der Urin mittels Teststreifen (Urinstix) auf Erythrozyten und Hämoglobin untersucht, im Verdachtsfall kann eine Blasenspiegelung (Zystoskopie) durchgeführt werden. Bei Frauen muss anamnestisch die Stärke und

Tab. 7.1 Typische Veränderungen im Blutbild bei einer Blutungsanämie.

Parameter	Veränderung	Bemerkungen
Anzahl der Erythrozyten	**vermindert**	
Anzahl der Retikulozyten	**vermindert bis gleich bleibend**	Hier kommt es darauf an, ob der Organismus die Zeit hat, vom Blutungszeitpunkt an bis zum Zeitpunkt der Blutentnahme ausreichend Retikulozyten zu bilden. Bei einer chronischen Blutung wird dies eher der Fall sein. Bei einer akuten Blutung sind die Retikulozyten vermindert.
Hämatokrit	unverändert	Bei einer Blutung, egal ob akut oder chronisch, verlieren Erythrozyten gleichzeitig auch die flüssigen Komponenten des Blutes, sodass das Verhältnis von festen zu flüssigen Bestandteilen zueinander nicht betroffen ist.
Hämoglobin	**vermindert**	
MCV, MCH, MCHC	unverändert	Diese Erythrozytenindizes sind Ausdruck der Größe eines Erythrozyten. Da sich bei einer Blutung die Größe der Erythrozyten nicht ändert, kann dieser Wert logischerweise nicht verändert sein.
Serumeisen	**vermindert**	
Ferritin	**vermindert**	
Transferrin	**evtl. erhöht**	Der Organismus stellt mehr Transportmöglichkeiten zur Verfügung, um Serumeisen transportieren zu können.
Transferrin-Sättigung	**vermindert**	Die Eisenkomponente des Transferrins ist vermindert.
Vitamin B_{12}	unverändert	
Folsäure	unverändert	
Erythropoetin	**evtl. erhöht**	
indirektes Bilirubin	unverändert	

die Länge der Menstruationsblutungen ermittelt werden und ggf. eine gynäkologische Untersuchung erfolgen.

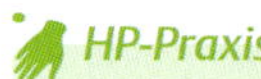

HP-Praxis

Karzinom als Ursache einer Anämie

Vor allem bei einer chronischen Blutungsanämie sollten Sie immer an ein evtl. vorhandenes Karzinomgeschehen denken und dies schulmedizinisch sorgfältig abklären lassen. Grundsätzlich ist jedes Karzinom in der Lage, (chronische) Blutungen auszulösen. In manchen Fällen stellt dann eine (Blutungs-)Anämie das erste und evtl. einzige Symptom der Karzinomerkrankung dar. Deshalb: Nach der Diagnosestellung „Blutungsanämie" schicken Sie Ihren Patienten zur schulmedizinischen Abklärung!

Therapie und Prognose. Am wichtigsten ist die Blutstillung und die Beseitigung der (akuten) Blutungsquelle, bei starken Blutungen muss dies endoskopisch oder chirurgisch erfolgen. Grunderkrankungen, die zu Blutungen führen (z. B. Tumorerkrankungen wie Karzinome des Dickdarms oder gynäkologische Erkrankungen mit erhöhter Blutungsneigung), müssen behandelt werden.

Wenn der Hämoglobinwert bei einer Anämie zu stark absinkt, ist eine Bluttransfusion notwendig. Wann dies genau der Fall ist, ist unterschiedlich: Patienten mit akutem Blutverlust reagieren meist empfindlicher auf ein Absinken des Hämoglobinwertes als Patienten mit chronischer Anämie, deren Körper sich schon an den niedrigen Hämoglobinwert gewöhnen konnte. Auch Herzerkrankungen spielen dabei eine Rolle: Ein krankes Herz kann einen Blutverlust nicht so gut durch Mehrarbeit kompensieren.

Bei Beseitigung der Blutungsquelle ist die Prognose der Anämie gut.

7.1.6 Eisenmangelanämie

Definition

Eisenmangelanämie

Eisenmangelanämie ist eine Blutarmut, die durch einen Eisenmangel die Produktion des roten Blutfarbstoffes (Hämoglobin) stört.

Die Eisenmangelanämie zählt zu den weltweit häufigsten Anämieformen. Da Eisen den Hauptbestandteil eines Erythrozyten darstellt, ist ein Eisenmangel ein wesentlicher Faktor für die Ausbildung einer Anämie.

Abb. 7.1 Hauptursachen und Symptome der Eisenmangelanämie.

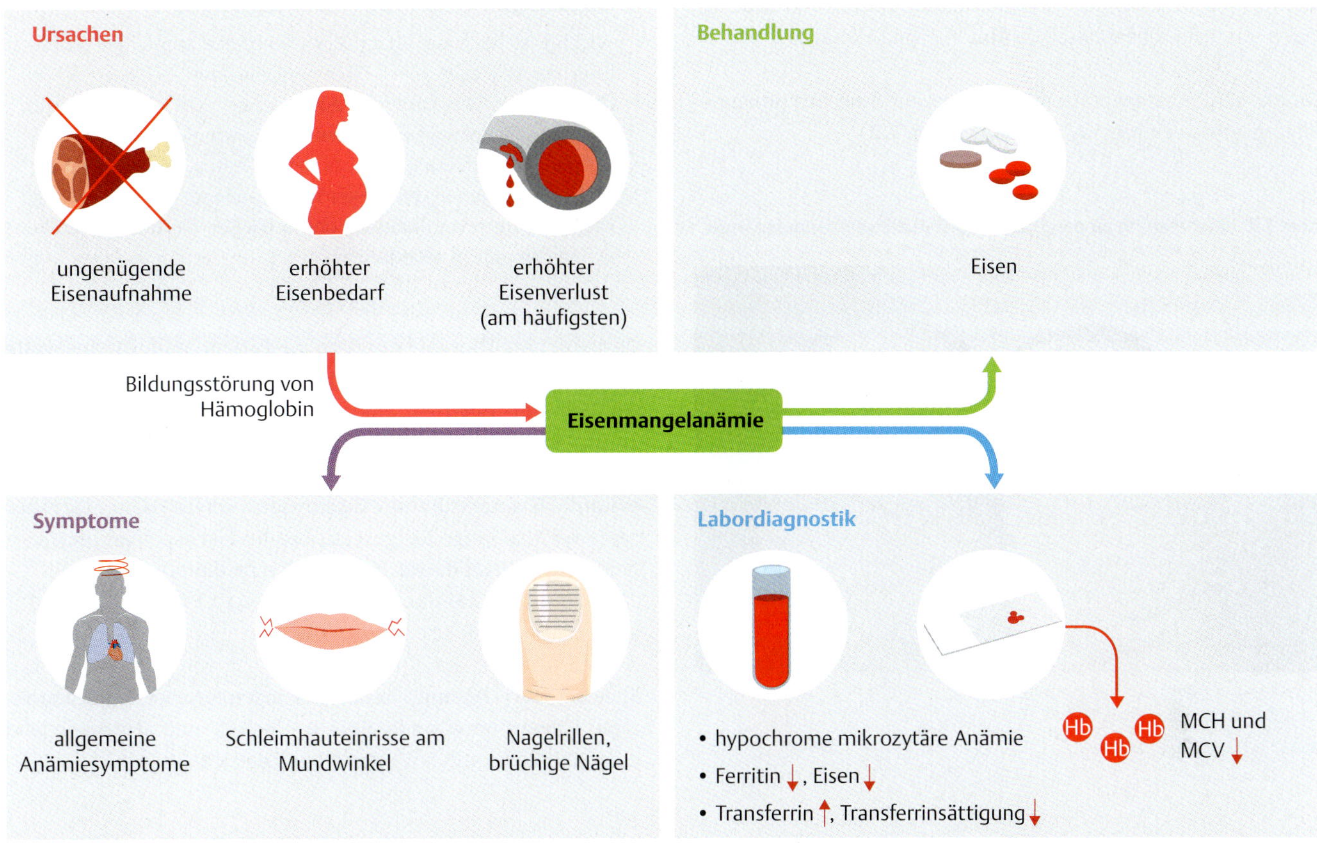

Abb. aus: I care Krankheitslehre. 2. Auflage. Thieme; 2020

Pathophysiologie. Eisen wird im roten Knochenmark als Rohstoff zur Herstellung von Hämoglobin benötigt, das wiederum für den Sauerstofftransport in den Erythrozyten verantwortlich ist. Fehlt Eisen im Organismus, werden **zu wenige sowie zu kleine Erythrozyten** aufgebaut. Somit kann nicht genügend Sauerstoff zu den Zellen transportiert werden.

Ursachen. (▶ **Abb. 7.1**) Ein Eisenmangel kann wiederum mehrere verschiedene Ursachen haben:

- **Fehl-, Mangelernährung oder einseitige Ernährung**: Eisen wird mit der Nahrung vor allem über rotes Fleisch aufgenommen. Manche pflanzlichen Lebensmittel enthalten auch viel Eisen, wie z. B. bestimmte Gewürze, Leinsamen oder Kürbiskerne. Trotzdem sind vor allem Vegetarier oder Veganer gefährdet, an einem Eisenmangel zu erkranken.
- **erhöhter Bedarf an Eisen**: Dieser besteht insbesondere während der Schwangerschaft und der Stillzeit bei der Mutter. Außerdem benötigen Kinder und Jugendliche im Wachstum mehr Eisen. Auch Infektionen bewirken teils einen erhöhten Bedarf an Eisen.
- **akute oder chronische Blutungen**: Eine Blutungsanämie ist grundsätzlich immer auch eine Eisenmangelanämie, da mit dem Blutverlust natürlich auch Eisen verloren geht, das anschließend dem Organismus zum Aufbau neuer Erythrozyten fehlt. Eine verstärkte Regelblutung ist die häufigste Ursache einer Eisenmangelanämie. Aber auch ein Karzinomgeschehen kann eine (versteckte) Blutungsquelle darstellen!
- **Erkrankungen des Verdauungstrakts**: Magen- oder Darmerkrankungen, die eine mangelnde Verdauungstätigkeit und/oder eine mangelnde Resorption des Eisens zur Folge haben, können weitere Ursachen einer Eisenmangelanämie sein. Hierzu zählen z. B. die chronische Gastritis oder chronisch-entzündliche Darmerkrankungen.
- **zu geringe oder fehlende Magensäure**: Damit Eisen im Duodenum resorbiert werden kann, muss das Nahrungseisen durch die Magensäure von den anhängenden Nahrungseiweißen getrennt werden. Dies ist eine zwingende Voraussetzung für die nachfolgende Resorption des Eisens. In Situationen, in denen die Magensäure fehlt oder zu wenig produziert wird, kann dies zum Teil einen erheblichen Eisenmangel zur Folge haben. Dies kann z. B. der Fall sein bei operativen Magenentfernungen, Magenverkleinerungen, bei Setzen eines Magenbandes oder auch bei einer medikamentösen Reduzierung des Magensafts durch bestimmte Arzneimittel. Auch ein Magenkarzinom könnte als Ursache in Frage kommen.

Symptome. (▶ **Abb. 7.1**) Zusätzlich zu den bereits genannten allgemeinen Symptomen der Anämie sind bei der Eisenmangelanämie vor allem die Schleimhäute betroffen: Es treten Einrisse (**Rhagaden**) im Mundwinkel, im Mund- und Rachenraum (**Aphthen**), in seltenen Fällen auch Zungenbrennen und Schluckbeschwerden auf. Außerdem haben die Patienten häufig spröde und brüchige Nägel mit tiefer Rillenbildung (▶ **Abb. 7.2**) und Hohlnägel.

Diagnostik. Aussagekräftige Hinweise auf eine Eisenmangelanämie gibt auch hier das Blutbild (▶ **Tab. 7.2**).

Abb. 7.2 Rillenbildung an den Fingernägeln bei Eisenmangelanämie.

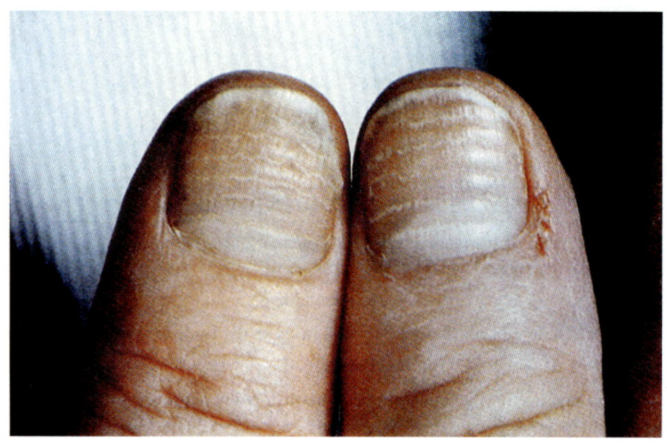

aus: Baenkler H, Goldschmidt H, Hahn J et al., Hrsg. Kurzlehrbuch Innere Medizin. 3. Auflage. Thieme; 2015

Lerntipps

Eisenmangel? Weitere Diagnostik notwendig!

Wichtig ist nach der Diagnosestellung eine sorgfältige Abklärung der Ursachen einer Eisenmangelanämie. Schieben Sie in der Prüfung und in der Praxis die Ursachen nicht leichtfertig z. B. auf eine anscheinend vorhandene verstärkte Regelblutung oder auf den veganen Ernährungsstil des Patienten, wie es Ihnen der Prüfer vielleicht vorgibt. Klären Sie alle anderen möglichen Ursachen trotzdem sorgfältig ab und schließen Sie diese (mithilfe der Schulmedizin) gründlich aus.

Therapie. Als Therapie erhalten die Patienten meist eine **orale Eisensubstitution**. Dies enthält zweiwertiges Eisen ($Fe2^{+}$) und sollte 1–2 Stunden vor einer Mahlzeit auf nüchternen Magen zusammen mit Vitamin C eingenommen werden, da das Eisen auf diese Weise am besten aufgenommen und verwertet wird (Vitamin C unterstützt die Eisenresorption im Darm). Die Therapie wird so lange fortgesetzt, bis die Eisenspeicher des Körpers aufgefüllt sind, was bis zu 6 Monate dauern kann.

Ein Anstieg der Retikulozyten nach etwa 1 Woche zeigt das Ansprechen auf die Eisentherapie an. Bei erfolgreicher Therapie zeigt sich im Verlauf eine Normalisierung von Hämoglobin und Speichereisen (Ferritin). Nebenwirkungen einer oralen Eisentherapie können unter anderem z. B. Übelkeit und Erbrechen und eine (harmlose) schwarze Verfärbung des Stuhles sein.

Tab. 7.2 Typische Veränderungen im Blutbild bei einer Eisenmangelanämie.

Parameter	Veränderung	Bemerkungen
Anzahl der Erythrozyten	**vermindert**	-
Anzahl der Retikulozyten	**vermindert**	Da alle Erythrozyten im Laufe ihres Entwicklungsprozesses auch bereits Retikulozyten waren, ist es logisch, dass auch die Retikulozyten (wie alle Erythrozyten) in diesem Fall aufgrund des Eisenmangels vermindert sein müssen.
Hämatokrit	**vermindert**	-
Hämoglobin	**vermindert**	-
MCV, MCH, MCHC	vermindert	Die Erythrozyten sehen klein (mikrozytär) und blass (hypochrom) aus.
Serumeisen	**vermindert**	-
Ferritin	**vermindert bis normal**	**Achtung**: Ferritin kann bei einer (gleichzeitig) vorhandenen Entzündung/Infektion erhöht im Blut zu finden sein, was eine Eisenmangelanämie verschleiern könnte!
Transferrin	**erhöht**	Der Organismus stellt mehr Transportmöglichkeiten für Serumeisen zur Verfügung.
Transferrin-Sättigung	**vermindert**	Die Eisenkomponente des Transferrins ist vermindert, da Eisen im Organismus fehlt.
Vitamin B_{12}	unverändert	-
Folsäure	unverändert	-
Erythropoetin	**evtl. erhöht**	-
indirektes Bilirubin	unverändert	-

Liegt eine Ursache vor, bei der eine orale Substitution sinnlos wäre (z. B. Erkrankungen des Verdauungstrakts und dadurch mangelhafte Eisenresorption), können Eisenpräparate als Infusionslösung intravenös verabreicht werden.

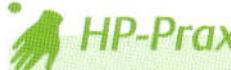
HP-Praxis

Eisenvergiftung

Eisentabletten müssen sicher aufbewahrt werden. Bereits 3 g Eisen können für Kinder tödlich sein. Auch bei einer intravenösen Gabe ist Vorsicht geboten: Wichtig ist hier eine genaue Bilanzierung, da bei intravenöser Gabe schnell eine Eisenüberladung entstehen kann (in diesem Fall kann es nicht ausgeschieden werden).

Transferbeispiel

Junger Mann mit Eisenmangelanämie

„Ich bin in letzter Zeit nur noch müde, schlapp und kann mich zu nichts mehr aufraffen." Mit dieser Aussage sitzt Simon vor seiner Hausärztin und macht tatsächlich einen müden und deprimierten Eindruck. „Ich habe einfach keine Kraft mehr."

Lesen Sie den Fall nach unter https://hp-kolleg.haug-verlag.de im Lernmodul 8.

Eventuelle personenbezogene Daten fiktiv, Fallbeispiel frei erfunden.

7.1.7 Megaloblastäre Anämien

Definition

Megaloblastäre Anämie

Eine **megaloblastäre Anämie** entsteht, wenn der Körper zu wenig Vitamin B_{12} (Cobalamin) oder Folsäure **(Vitamin B_9)** zur Verfügung hat, um Erythrozyten zu bilden. Je nach Mangel spricht man deshalb entweder von einer Vitamin-B_{12}-Mangel-Anämie oder einer Folsäure-Mangel-Anämie, wobei beide Formen auch gleichzeitig auftreten können.

Pathophysiologie. Vitamin B_{12} und Folsäure werden im roten Knochenmark für die **DNA-Bildung** in den Erythrozyten-Vorläuferzellen benötigt. Fehlen diese wichtigen Zusatzstoffe, können nur **wenige Erythrozyten** hergestellt werden. Da es allerdings in diesem Fall nicht an dem Rohstoff Eisen mangelt, werden die wenigen hergestellten Erythrozyten vermehrt mit dem zur Verfügung stehenden Eisen beladen. Die Folge davon ist eine übermäßige Größe und eine verstärkte Färbung dieser Erythrozyten, welche als Megaloblasten bezeichnet werden. Die Erythrozyten sind deshalb **makrozytär** und **hyperchrom** ausgebildet.

Lerntipps – Mündliche Prüfung

Makro- und mikrozytäre Erythrozyten

Lassen Sie sich in der Prüfung durch kompliziert klingende Begriffe wie „makrozytär/mikrozytär" oder „hypo-/hyperchrom" nicht verunsichern. Im Grunde ist es ganz einfach: Falls in der Prüfung von mikrozytären und hypochromen Erythrozyten die Rede ist, dann handelt es sich um eine Eisenmangelanämie (keine andere Anämieform hat diese Ausprägung der Erythrozyten).

Und falls die Begriffe „makrozytär" und „hyperchrom" verwendet werden, dann können Sie sich sicher sein, dass es sich um eine der beiden megaloblastären Anämien handelt, also entweder um die Vitamin-B_{12}-Mangel-Anämie oder um die Folsäure-Mangel-Anämie.

Ursachen. (▸ **Abb. 7.3**) Ähnlich wie bei einem Eisenmangel kommen verschiedene Ursachen in Betracht:

- **Fehl-, Mangelernährung oder einseitige Ernährung**: Vitamin B_{12} ist vor allem in tierischen Lebensmitteln und Folsäure vor allem in Blattgemüsen enthalten. Auch deshalb sind Vegetarier/Veganer häufig von einer Vitamin-B_{12}-Mangel-Anämie betroffen. Auch Alkoholiker sind häufig von einem ernährungsbedingen Mangel an Vitamin B_{12} und/oder Folsäure betroffen.
- **erhöhter Bedarf an Vitamin B_{12} und/oder Folsäure**: Dies ist auch hier wiederum besonders während der Schwangerschaft und der Stillzeit bei der Mutter der Fall. Auch Kinder und Jugendliche im Wachstum benötigen mehr dieser Vitamine.
- **Erkrankungen des Verdauungstrakts**: Magen- oder Darmerkrankungen, die eine mangelnde Verdauungstätigkeit und/oder eine mangelnde Resorption des Vitamins B_{12} oder der Folsäure zur Folge haben, sind weitere Ursachen. Hierzu zählen wiederum z. B. die chronische Gastritis oder chronisch-entzündliche Darmerkrankungen.
- **Zu wenig oder fehlender Intrinsic-Faktor (Glykoprotein) des Magens**: Vitamin B_{12} muss zwingend, um vom Dünndarm resorbiert werden zu können, zunächst im Magen mit dem sog. Intrinsic-Faktor einen Komplex eingehen. Der Intrinsic-Faktor wird durch die Belegzellen der Magenschleimhaut gebildet. Bei Magenerkrankungen, bei denen nur mangelhaft oder kein Intrinsic-Faktor gebildet wird, kann kein Vitamin B_{12} resorbiert werden und es verlässt den Körper ungenutzt über den Stuhl.

  Falls es sich bei einer Magenerkrankung um eine **Autoimmungastritis** (Gastritis Typ A) handelt, und dadurch zu wenig oder kein Intrinsic-Faktor gebildet werden kann, nennt man diese Art der Vitamin-B_{12}-Mangel-Anämie **„perniziöse Anämie"**. Das bedeutet: Jede perniziöse Anämie ist zwar gleichzeitig eine Vitamin-B_{12}-Mangel-Anämie, aber nicht jede Vitamin-B_{12}-Mangel-Anämie ist eine perniziöse Anämie.

Symptome. (▸ **Abb. 7.3**) Neben den allgemeinen Anämiesymptomen kann bei ausgeprägtem Vitamin-B_{12}-Mangel durch vermehrten Abbau von Blutzellen eine gelbliche Verfärbung von Haut und Skleren (**Ikterus**) beobachtet werden. Auch der Urin kann sich dunkel färben (braun oder dunkelorange). Grund ist vermehrt anfallendes **Bilirubin**, das Abbauprodukt des Hämoglobins. Durch den zunehmenden Abbau der Erythrozyten sind Leber und Milz vergrößert (Hepatosplenomegalie).

Vitamin B_{12} und Folsäure werden nicht nur für die Bildung der Erythrozyten gebraucht, sondern auch für die Bildung von Granulozyten, Thrombozyten und Zellen der Mund- und Darmschleimhaut. Da diese Zellen nicht in genügender Anzahl produziert werden, kommt es zur Rückbildung der Mundschleimhaut mit Wunden, Zungenbrennen mit glatter und sehr roter Zunge (bei einem Vitamin-B_{12}-Mangel als **„Hunter-Glossitis"**

Abb. 7.3 Hauptursachen und Symptome der Vitamin-B$_{12}$-Mangel-Anämie.

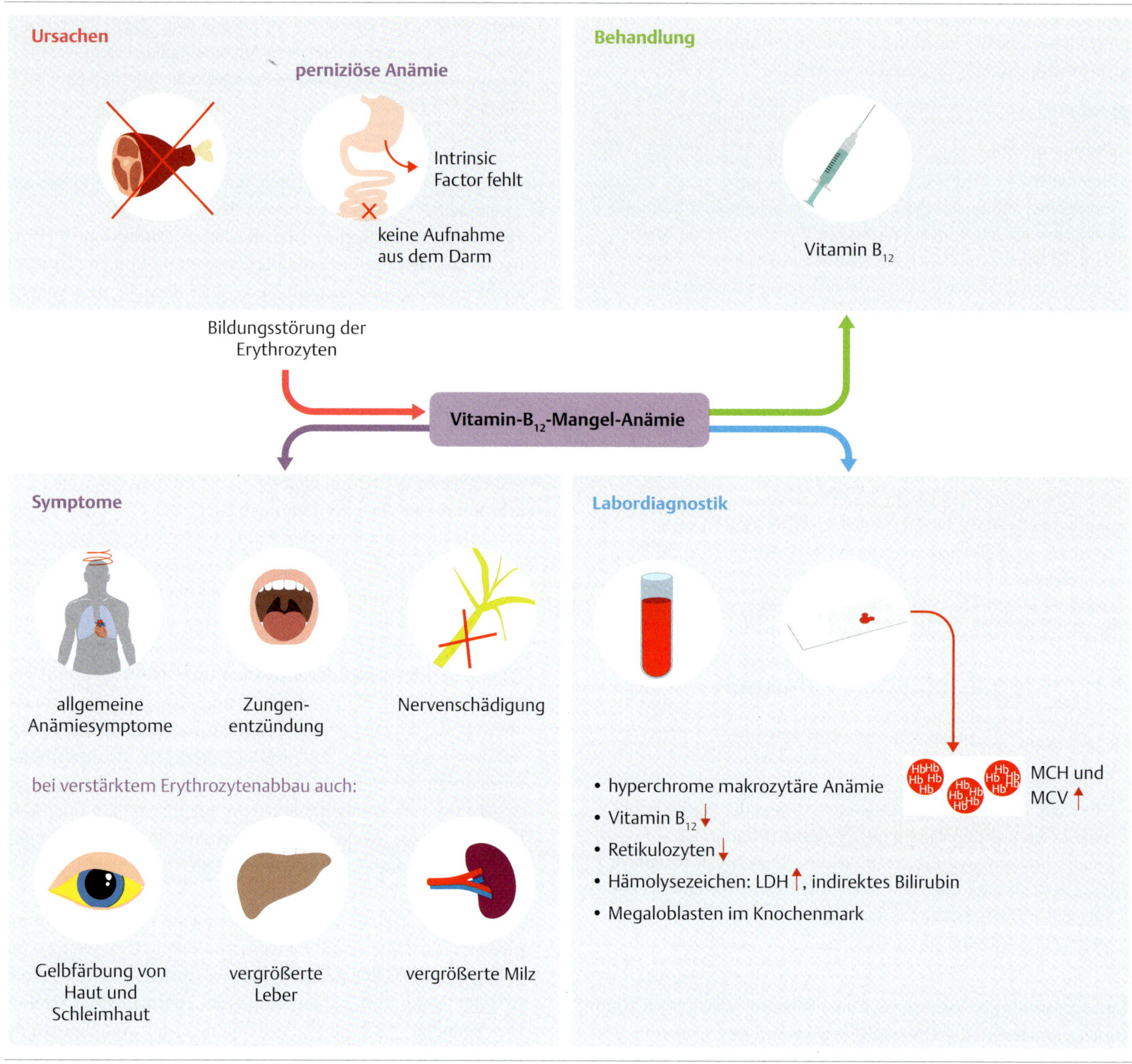

Abb. aus: I care Krankheitslehre. 2. Auflage. Thieme; 2020

oder „**Lackzunge**" bezeichnet) sowie zu Störungen im Magen-Darm-Trakt (Durchfall, Blähungen, Völlegefühl und Appetitlosigkeit).

Eine lange bestehende und unbehandelte Vitamin-B$_{12}$-Mangel-Anämie kann zusätzlich Schäden an den Nerven verursachen. Dazu gehören **neurologische Symptome** wie Gefühlsstörungen und Missempfindungen (Parästhesien) in den Armen und Beinen (z. B. gestörte Kälte- und Wärmeempfindung, „Ameisenlaufen", Jucken, Schmerzen), Gangstörungen, Muskelschwäche, Lähmungen und Verwirrtheit. Bei einem Folsäuremangel treten dagegen keine neurologischen Symptome auf.

Diagnostik. Für die Diagnose sind neben der Anamnese und der körperlichen Untersuchung wiederum die charakteristischen Laborwerte wegweisend (► **Tab. 7.3**).

Therapie und Prognose. Wenn dem Vitamin-B$_{12}$-Mangel oder dem Folsäuremangel eine Erkrankung zugrunde liegt, muss diese behandelt werden. Gleichzeitig müssen die Vitamin-B$_{12}$- und Folsäurespeicher wieder aufgefüllt werden (Substitution von Vitamin B$_{12}$ oder von Folsäure). Folsäure kann oral gegeben werden. Vitamin B$_{12}$ wird parenteral (i. m. oder s. c.) substituiert. Während der Substitutionstherapie bildet der Körper zunächst vermehrt Blutzellen. Dazu benötigt er neben Folsäure (die auch bei alleinigem Vitamin-B$_{12}$-Mangel zusätzlich gegeben wird) Eisen und Kalium.

Tab. 7.3 Typische Veränderungen im Blutbild bei einer megaloblastären Anämie (Vitamin-B_{12}-Mangel-Anämie und Folsäure-Mangel-Anämie).

Parameter	Veränderung	Anmerkungen
Anzahl der Erythrozyten	**vermindert**	-
Anzahl der Retikulozyten	**vermindert**	Da alle Erythrozyten im Laufe ihres Entwicklungsprozesses auch bereits Retikulozyten waren, ist es logisch, dass auch die Retikulozyten (wie alle Erythrozyten) in diesem Fall vermindert sein müssen.
Hämatokrit	**vermindert**	-
Hämoglobin	**vermindert**	-
MCV, MCH, MCHC	**erhöht**	Erythrozyten werden übermäßig mit dem vorhandenen Eisen bepackt. Dadurch sind diese Erythrozyten makrozytär und hyperchrom.
Serumeisen	unverändert	-
Ferritin	unverändert	-
Transferrin	unverändert	-
Transferrin-Sättigung	unverändert	-
Vitamin B_{12}	**vermindert**	-
Folsäure	**vermindert**	-
Erythropoetin	**evtl. erhöht**	-
indirektes Bilirubin	**erhöht**	Beim Abbau makrozytärer und hyperchromer Erythrozyten fällt vermehrt indirektes Bilirubin an.

Durch die Substitution von Vitamin B_{12} und Folsäure steigt nicht nur die Erythrozytenzahl, sondern auch die Zahl der Granulozyten und Thrombozyten. Dadurch ist das Thromboserisiko für eine gewisse Zeit erhöht, die Thrombozytenzahl muss deshalb kontrolliert werden und ggf. muss eine Thromboseprophylaxe erfolgen. Der Patient sollte über eine mögliche Fehlernährung aufgeklärt werden, damit die Mangelerkrankung nicht wieder auftritt.

Die Vitaminspeicher füllen sich durch die Substitutionstherapie innerhalb von ca. 3 Monaten (Vitamin B_{12}) oder einiger Wochen (Folsäure) wieder auf. Bei rechtzeitiger Therapie mit Beseitigung der Ursache der Anämie (vor dem Auftreten schwerer neurologischer Schäden) können die Patienten vollständig geheilt werden.

7.1.8 Hämolytische Anämien

Definition

Hämolytische Anämie

Bei einer hämolytischen Anämie werden Erythrozyten vorzeitig abgebaut oder zerstört („Hämolyse"). Solange der Körper den Verlust durch gesteigerte Blutbildung (noch) ausgleichen kann, handelt es sich um eine kompensierte Hämolyse (Hämoglobin und Hämatokrit liegen in diesem Fall im Normbereich). Es besteht noch keine Anämie.

Ist das Geschehen jedoch so massiv, so dass nicht mehr genügend Erythrozyten nachgebildet werden können, vermindern sich Erythrozytenzahl, Hämoglobin und Hämatokrit.

Normalerweise werden Erythrozyten nach ihrer Lebensdauer von 120 Tagen in der Milz abgebaut. Bei einer Hämolyse geschieht der Abbau auch in der Leber und im Knochenmark. Bei sehr schwerer Hämolyse gehen die Erythrozyten bereits im Blutgefäß zugrunde (intravaskuläre Hämolyse).

Ursachen. Die **Ursachen** für den schnelleren Abbau der Erythrozyten können entweder **im Erythrozyten selbst** liegen (er ist durch verschiedene Defekte nicht stabil genug und geht deshalb vorzeitig zugrunde) oder **außerhalb** der Erythrozyten (Erythrozyten werden durch äußere Umstände zerstört). Hämolytische Anämien werden deshalb nach der Art ihrer Entstehung unterschieden:

- **korpuskuläre** hämolytische Anämie: Hier liegt der Grund für die Hämolyse im Erythrozyten selbst und ist **meist angeboren**. Wichtige Vertreter sind u. a.:
  - **Kugelzellanämie** (auch hereditäre **Sphärozytose** genannt): Hier liegt ein angeborener Defekt der Erythrozytenmembran vor.
  - **Sichelzellanämie**: Ursächlich ist ein angeborener Defekt des Hämoglobins (sog. Hämoglobinopathie).
  - **Thalassämie**: Bei der Thalassämie ist ebenfalls der Aufbau des Hämoglobins gestört.
- **extrakorpuskuläre** hämolytische Anämie: Die Ursache liegt außerhalb der Erythrozyten und ist meist erworben. Beispiele sind:
  - **hämolytische Tumoranämie**: Tumoren sind in der Lage, durch die Aktivierung von Zytokinen Erythrozyten vorzeitig aufzulösen.

- **hämolytische Infektanämie**: Bestimmte Krankheitserreger bewirken eine vorzeitige Auflösung von Erythrozyten. Ein typisches Beispiel sind Plasmodien, die Krankheitserreger der Malaria.
- Anämie durch Arzneimittel, Schwermetalle oder Toxine (z. B. Schlangengifte)
- Anämie durch mechanische Hämolyse: Erythrozyten können z. B. durch künstliche Herzklappen beschädigt werden.

Symptome. Je nach Dauer und Stärke der Anämie bestehen die typischen allgemeinen Anämiesymptome. Durch den gesteigerten Zellzerfall häufen sich außerdem Abbauprodukte der Blutzellen an. Das vermehrt anfallende indirekte (unkonjugierte) Bilirubin führt zu einem Ikterus (Gelbfärbung) **der Haut und der Lederhaut** des Auges. Da die Milz vermehrt defekte Blutzellen herausfiltern und entsorgen muss, vergrößert sie sich (**Splenomegalie**). Der Urin kann durch das Hämoglobin und seine Abbauprodukte dunkel verfärbt sein. Weitere Symptome und Besonderheiten hängen ab von der jeweiligen Ursache.

Diagnostik. Wichtige Hinweise geben eine genaue Anamnese (vor allem bei familiären Erkrankungen, ebenso wichtig sind Hinweise auf Vorerkrankungen und Medikamente) sowie die körperliche Untersuchung.

Die verschiedenen Verformungen der Erythrozyten bei angeborenen hämolytischen Anämien (z. B. Kugel- oder Sichelzellen) lassen sich im Blutausstrich darstellen. Am aufschlussreichsten ist wiederum ein umfassendes Blutlabor, wie die nachfolgende ▸ **Tab. 7.4** zeigt.

Therapie und Prognose. Bei allen Formen der erworbenen hämolytischen Anämien sollten potenzielle Auslöser (wie z. B. Krankheitserreger, Medikamente, Gifte) gemieden und die Anämie entsprechend behandelt werden.

Die Gabe von Folsäure und Vitamin B_{12} kann evtl. helfen, die Hämolyse durch die Unterstützung der Erythropoese auszugleichen.

Je nach Form und Schwere erfordern hämolytische Anämien Bluttransfusionen bis hin zur Transplantation hämatopoetischer Stammzellen bei der angeborenen Hämolyse.

Die Prognose ist je nach Schwere der Erkrankungen unterschiedlich.

7.1.9 Renale Anämie

Definition

Renale Anämie

Hierunter versteht man eine Anämie, die im Rahmen einer chronischen Niereninsuffizienz (lat. „ren“ = „Niere“) aufgrund eines Erythropoetinmangels auftritt.

Pathophysiologie. Die renale Anämie entsteht auf dem Boden einer **chronischen Niereninsuffizienz**. Physiologisch produziert die Niere das Hormon **Erythropoetin**, das die Bildung der Erythrozyten anregt. Bei einer Niereninsuffizienz kann die Niere nur noch weniger oder kein Erythropoetin mehr bilden, was wiederum eine verminderte Produktion von Erythrozyten zur Folge hat.

Tab. 7.4 Typische Veränderungen im Blutbild bei den hämolytischen Anämien.

Parameter	Veränderung	Bemerkungen
Anzahl der Erythrozyten	**vermindert**	
Anzahl der Retikulozyten	**normal bis vermindert**	Es gibt 2 Möglichkeiten: Ist der Organismus noch in der Lage, mit dem Aufbau neuer Retikulozyten die Hämolyse zu kompensieren (normale Retikulozytenzahl) oder hämolysieren Erythrozyten schneller, als Retikulozyten nachgebildet werden können (verminderte Retikulozytenzahl).
Hämatokrit	**vermindert**	
Hämoglobin	**vermindert**	
MCV, MCH, MCHC	unverändert	Erythrozyten werden normal mit Eisen bepackt. Dadurch sind diese Erythrozyten normozytär und normochrom.
Serumeisen	**unverändert bis erhöht**	Wird ein Erythrozyt zerstört, wird Serumeisen freigesetzt.
Ferritin	unverändert	
Transferrin	unverändert	
Transferrin-Sättigung	unverändert	
Vitamin B_{12}	unverändert	
Folsäure	unverändert	
Erythropoetin	**evtl. erhöht**	
indirektes Bilirubin	**erhöht**	Beim Abbau von Erythrozyten fällt vermehrt indirektes Bilirubin an.

Symptome. Bei der renalen Anämie stehen die **Zeichen der chronischen Niereninsuffizienz** wie die **Urämie** (Harnvergiftung) im Vordergrund. Daneben treten allgemeine Symptome einer Anämie auf.

Diagnostik. Laboruntersuchungen zeigen eine niedrige Retikulozytenzahl und einen niedrigen Erythropoetin-Spiegel (▶ **Tab. 7.5**). Es besteht eine **normochrome, normozytäre Anämie**. Daneben ergeben sich natürlich weitere Befunde, die der chronischen Niereninsuffizienz entstammen.

Therapie und Prognose. Therapeutisch ist die Gabe von Erythropoetin wesentlich. Parallel zur Dialyse sollten zur Unterstützung der Blutbildung und zum Ausgleich von Verlusten auch Eisen und Folsäure gegeben werden. Durch die Gabe von Erythropoetin steigt vorübergehend das Thromboserisiko, eine Thromboseprophylaxe ist zu Beginn der Therapie deshalb sinnvoll. Die Prognose hängt im Wesentlichen von der Schwere der Grunderkrankung, der Niereninsuffizienz, ab.

Fazit – Das müssen Sie wissen

Anämien

Anämien können fast unbemerkt verlaufen, aber auch lebensbedrohliche Ausmaße annehmen. Bei Verdacht auf eine Anämie sollte die Ursache genau abgeklärt werden. Anhand des Blutbildes kann die entsprechende Form der Anämie bestimmt werden. Häufige Ursachen von Anämien sind die **Eisenmangelanämie** und die **Blutungsanämie**. Seltener sind die megaloblastäre Anämie (bei Mangel an Vitamin B_{12}) und die renale Anämie (z. B. bei einer Niereninsuffizienz).

Als Ursache einer Anämie kann auch ein Karzinomgeschehen in Frage kommen.
Bei einer hämolytischen Anämie kann das Serumeisen im Gegensatz zur Eisenmangelanämie normal bis erhöht sein.

7.2 Polyglobulie

Definition

Polyglobulie

Eine Polyglobulie besteht, wenn die **Erythrozytenzahl** und somit das **Gesamthämoglobin erhöht** ist (**Erythrozytose**). Die Polyglobulie stellt somit praktisch das Gegenteil einer Anämie dar.

Ursachen. In den meisten Fällen liegt die Ursache einer Polyglobulie in anderen Grunderkrankungen. So bildet z. B. der Körper bei einem (chronisch) niedrigen Sauerstoffgehalt des Blutes kompensatorisch vermehrt Erythrozyten, um dadurch den Sauerstoffmangel auszugleichen. Im pathologischen Bereich kann dies z. B. der Fall sein bei einer Exsikkose, zyanotischen Herzfehlern, chronischen Lungenerkrankungen oder auch physiologisch bei einem Aufenthalt im Hochgebirge (höher als 2500m). Ebenso können erhöhte Kortisolspiegel (z. B. beim Morbus Cushing) eine gesteigerte Erythropoese zur Folge haben.

Falls die Niere z. B. durch eine Nierenarterienstenose zu wenig Sauerstoff bekommt, erhöht sie die Erythropoetinausschüttung, was wiederum zur Polyglobulie führt.

Tab. 7.5 Typische Veränderungen im Blutbild bei der renalen Anämie.

Parameter	Veränderung	Bemerkungen
Anzahl der Erythrozyten	**vermindert**	
Anzahl der Retikulozyten	**vermindert**	Durch den Mangel an Erythropoetin können nur noch wenige neue Erythrozyten (und somit auch wenige Retikulozyten) gebildet werden.
Hämatokrit	**vermindert**	
Hämoglobin	**vermindert**	
MCV, MCH, MCHC	unverändert	Erythrozyten werden normal mit Eisen bepackt. Dadurch sind diese Erythrozyten **normozytär und normochrom.**
Serumeisen	unverändert	
Ferritin	unverändert	
Transferrin	unverändert	
Transferrin-Sättigung	unverändert	
Vitamin B_{12}	unverändert	
Folsäure	unverändert	
Erythropoetin	**vermindert**	
Indirektes Bilirubin	unverändert	

Auch bei einer Zufuhr von Erythropoetin von außen (z. B. im Sport beim Doping – hier wird das Erythropoetin meist als „EPO“ bezeichnet) wird die Erythrozytenproduktion gesteigert.

Bei der Polycythaemia vera (Kap. 7.3), einer Erkrankung, bei der alle 3 Blutzellen erhöht sind, geht die Vermehrung direkt vom roten Knochenmark aus. Man spricht in diesem Fall von einer **primären Polyglobulie**. Bei Flüssigkeitsmangel im Körper (z. B. aufgrund starker Durchfälle, zu geringer Trinkmenge) handelt es sich um eine **relative Polyglobulie**. Das heißt, die Erythrozytenzahl ist zwar normal, durch den Flüssigkeitsmangel jedoch relativ zu hoch.

Symptome. Durch die erhöhte Zellzahl steigt auch der **Hämatokrit** und somit die **Blutviskosität** – das Blut wird dicker. Dadurch besteht eine **erhöhte Thromboseneigung** und es kommt zu Durchblutungsstörungen der kleinen Gefäße. Außerdem steigt der Blutdruck, was sich mit Kopfschmerzen, Schwindel und Ohrensausen äußern kann. Durch die erhöhte Erythrozytenzahl besitzen die Patienten meist eine gesunde, rosige Hautfarbe.

Diagnostik. Die Anzahl der Erythrozyten, der Hämoglobingehalt sowie der Hämatokrit sind im Blutbild erhöht.

Therapie. Liegt der Polyglobulie eine primäre Erkrankung zugrunde, muss diese vorrangig behandelt werden.

7.3 Polycythaemia vera

Definition

Polycythaemia vera

Bei der Polycythaemia vera vermehren sich die Erythrozyten unkontrolliert im roten Knochenmark. Hämoglobin (Hb) und Hämatokrit (Hkt) sind dadurch erhöht.

Pathophysiologie. „Polycythaemia vera“ bedeutet so viel wie „echte Vermehrung von Blutzellen“. In den meisten Fällen ist die Erkrankung erworben. Die Betroffenen weisen fast alle eine typische Genmutation auf, durch die sich die Erythrozyten unabhängig von Erythropoetin vermehren (sog. primäre Erythrozytose oder primäre Polyglobulie).

Durch die unkontrollierte Vermehrung der Erythrozyten erhöht sich die Blutviskosität (das Blut wird „zähflüssiger“). Zusätzlich besteht häufig eine Thrombo- und Leukozytose durch die ebenfalls gesteigerte Granulo- und Thrombopoese. Durch diese Veränderungen erreicht das zähflüssige Blut die kleinen Endarterien nur schwer, wodurch die Sauerstoffversorgung einzelner Organe gestört wird (sog. Mikrozirkulationsstörung).

Symptome. (▶ **Abb. 7.4**) Vor allem in Gehirn und Lunge kommt es zu einer Sauerstoffunterversorgung, was zu **Ohrensausen, Schwindel, Sehstörungen, Kopfschmerzen und Atemnot bei Belastung (Belastungsdyspnoe)** führen kann. Auffällig bei den Patienten ist das **stark gerötete Gesicht** („**Plethora**“ genannt) mit Neigung zur **Zyanose**. Auch Hände und insbesondere Füße können plötzlich schmerzhaft überwärmt und gerötet sein. **Juckreiz und Brennen** treten besonders häufig durch den Kontakt mit

Abb. 7.4 Mögliche Symptome der Polycythaemia vera.

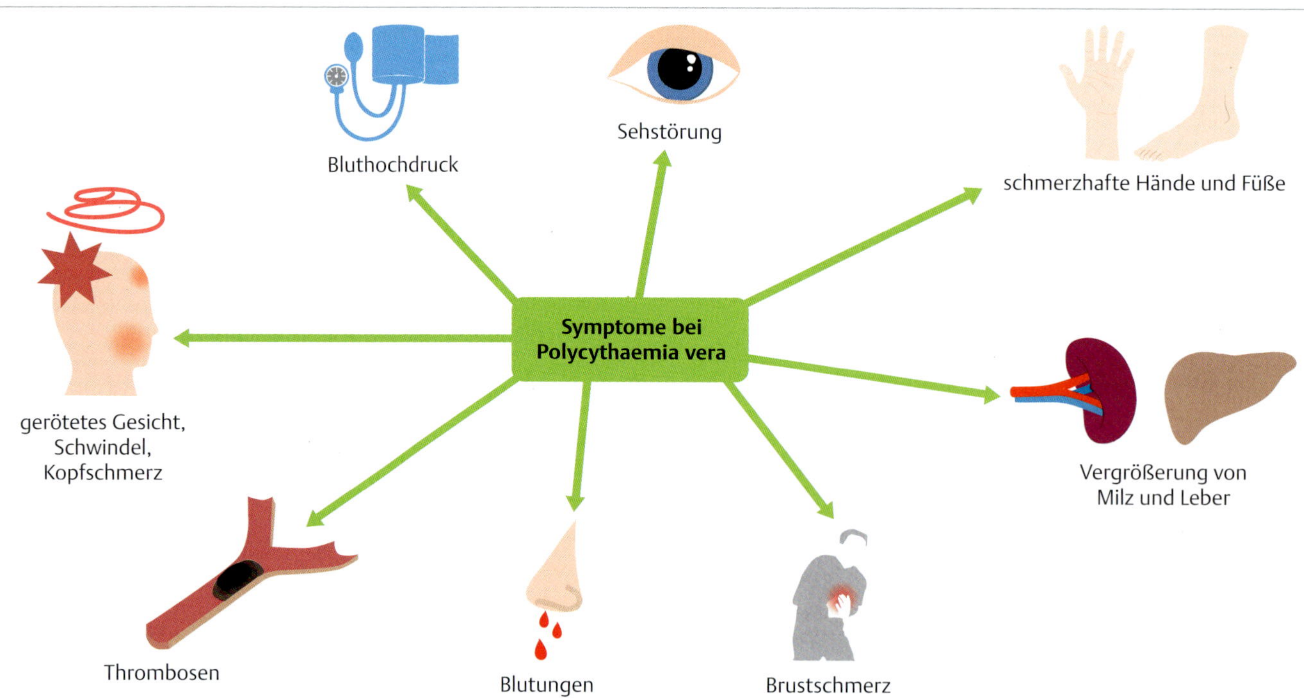

Abb. aus: I care Krankheitslehre. 2. Auflage: Thieme; 2020

warmem Wasser auf. Die Patienten haben in der Regel einen **hohen Blutdruck, Milz und Leber sind vergrößert (Hepatosplenomegalie)**. Selbst die kleinen Gefäße am Herzen können beteiligt sein, der Sauerstoffmangel am Herzmuskel kann **Angina-pectoris-Beschwerden** verursachen.

Die Beteiligung der Thrombozyten führt einerseits zu einer erhöhten Thrombose- und Emboliegefahr (hohe Thrombozytenzahlen!) und andererseits zu Blutungen (z. B. Nasenbluten), da die Thrombozyten in ihrer Funktion gestört sind.

Weitere Symptome können sein: Knochenschmerzen, Gewichtsverlust, Müdigkeit oder Netzhautblutungen sowie Sauerstoffunterversorgung an der Nasenspitze, den Lippen und den Fingern.

Diagnostik. Im Blutbild sind neben den Erythrozyten häufig auch die Leukozyten und die Thrombozyten erhöht, manchmal finden sich auch kernhaltige Erythrozytenvorläufer. Die Erythrozytenzahl liegt über 5,5 Mio./µl und/oder das Hämoglobin über 18,5 g/dl sowie der Hämatokrit über 52 %.

Wichtig ist, dass eine sekundäre Erythrozytose (infolge einer anderen Grunderkrankung) ausgeschlossen ist. Meist gelingt der Nachweis der genetischen Mutation bei den betroffenen Zellen. In der Knochenmarkpunktion findet man eine **Hyperplasie** (übermäßiges Wachstum) aller 3 Zellreihen. Weil der Körper versucht, die unkontrollierte Vermehrung der Zellen zu verhindern, ist der Erythropoetin-Spiegel niedrig. Durch den insgesamt erhöhten Zellumsatz sind LDH und die Harnsäure typischerweise erhöht.

Therapie und Prognose. Durch eine Aderlasstherapie (therapeutische Blutentnahme, z. B. 2-mal wöchentlich die Abnahme von je 300–500 ml Blut) werden der Hämatokrit und der Eisenspiegel gesenkt. Der sinkende Eisenspiegel sorgt dafür, dass das Wachstum der Erythrozyten abgebremst wird. Ziel ist ein Hämatokritwert von maximal 45 %.

Führen die Aderlässe nicht zum gewünschten Hämatokrit-Abfall, kann eine medikamentöse Therapie mit Interferon-α oder Zytostatika durchgeführt werden. Zur Verringerung des Thromboserisikos werden zusätzlich Thrombozytenaggregationshemmer gegeben (z. B. ASS 100 mg täglich).

Die durchschnittliche Überlebensrate mit Therapie liegt bei etwa 10–20 Jahren (ohne Therapie bei 1–3 Jahren). Die meisten Patienten sterben durch eine Blutung oder eine Thrombose.

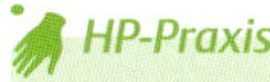

Eisenmangelanämie

Während der Aderlasstherapie kommt es zum gewollten Eisenmangel. In dieser Situation darf also kein Eisen substituiert werden, da Eisen die Bildung der roten Blutkörperchen anregt. Auch die Thrombozytenzahlen steigen nach einem Aderlass kompensatorisch an, was wiederum eine mögliche Thrombosegefahr für den Patienten darstellen kann.

Fazit – Das müssen Sie wissen

Polyglobulie und Polycythaemia vera

Bei der Polyglobulie und der Polycythaemia vera sind vermehrt Erythrozyten im Blut vorhanden; das steigert den Hämatokritwert und dadurch besteht die Gefahr einer Thrombosebildung. Eine Polyglobulie kann kompensatorisch durch einen Sauerstoffmangel entstehen, dennoch zeigen die Patienten meist eine rosige, gesunde Hautfarbe.

7.4 Vertiefungsfragen zu Anämien

Vertiefungsfragen

Frage 1

Nachfolgend sind einige Punkte aufgelistet, die in Verbindung mit verschiedenen Anämieformen stehen können. Überlegen Sie, welche Anämieform(en) dafür infrage kommen:

- MCV erniedrigt
- MVC erhöht
- Magenschleimhautdefekt
- Einnahme von Protonenpumpenhemmern (sog. Magensaftblocker)
- Autoimmungastritis
- Schwangerschaft
- vegetarische/vegane Ernährung
- normochrome und normozytäre Erythrozyten
- Serumeisen erhöht
- Transferrin erhöht
- indirektes Bilirubin erhöht
- Retikulozyten vermindert
- Erythropoetin erhöht
- erhöhter Alkoholkonsum
- Resorptionsstörungen von Magen/Darm
- neurologische Symptome, wie z. B. gestörtes Gangbild oder Missempfindungen
- Mundwinkeleinrisse
- häufigste Anämieform
- mikrozytäre hypochrome Erythrozyten
- positiver Hämoccult-Test
- Ursache: Infektion
- Ursache: Karzinomgeschehen
- Serumferritin vermindert
- verstärkte Monatsblutung
- Ikterus
- künstlicher Herzklappenersatz
- Ursache: Arzneimittel
- angeborene Ursache
- Hepatosplenomegalie
- Hunter-Glossitis

Musterlösung:

- *MCV erniedrigt: Eisenmangelanämie*
- *MVC erhöht: Vitamin-B_{12}-Mangel-Anämie oder Folsäuremangelanämie*
- *Magenschleimhautdefekt: Vitamin-B_{12}-Mangel-Anämie oder Folsäuremangelanämie oder Eisenmangelanämie*
- *Einnahme von Protonenpumpenhemmern (sog. Magensaftblocker): Eisenmangelanämie*
- *Autoimmungastritis: perniziöse Anämie*
- *Schwangerschaft: Vitamin-B_{12}-Mangel-Anämie oder Folsäuremangelanämie oder Eisenmangelanämie*
- *vegetarische/vegane Ernährung: Vitamin-B_{12}-Mangel-Anämie oder Folsäuremangelanämie oder Eisenmangelanämie*
- *normochrome und normozytäre Erythrozyten: Blutungsanämie oder renale Anämie oder hämolytische Anämie*
- *Serumeisen erhöht: hämolytische Anämie*
- *Transferrin erhöht: Eisenmangelanämie*
- *indirektes Bilirubin erhöht: Vitamin-B_{12}-Mangel-Anämie oder Folsäuremangelanämie oder hämolytische Anämie*
- *Retikulozyten vermindert: Blutungsanämie oder Eisenmangelanämie oder Vitamin-B_{12}-Mangel-Anämie oder Folsäuremangelanämie oder hämolytische Anämie oder renale Anämie*
- *Erythropoetin erhöht: Blutungsanämie oder Eisenmangelanämie oder hämolytische Anämie*
- *erhöhter Alkoholkonsum: Vitamin-B_{12}-Mangel-Anämie oder Folsäuremangelanämie*
- *Resorptionsstörungen von Magen/Darm: Vitamin-B_{12}-Mangel-Anämie oder Folsäuremangelanämie oder Eisenmangelanämie*
- *neurologische Symptome, wie z. B. gestörtes Gangbild oder Missempfindungen: Vitamin-B_{12}-Mangel-Anämie*
- *Mundwinkeleinrisse: Eisenmangelanämie*
- *häufigste Anämieform: Eisenmangelanämie*
- *mikrozytäre hypochrome Erythrozyten: Eisenmangelanämie*
- *positiver Hämoccult-Test: Blutungsanämie oder Eisenmangelanämie*
- *Ursache: Infektion: hämolytische Anämie*
- *Ursache: Karzinomgeschehen: Blutungsanämie oder Eisenmangelanämie oder hämolytische Anämie*
- *Serumferritin vermindert: Eisenmangelanämie*
- *verstärkte Monatsblutung: Blutungsanämie oder Eisenmangelanämie*
- *Ikterus: Vitamin-B_{12}-Mangel-Anämie oder Folsäuremangelanämie oder hämolytische Anämie*
- *künstlicher Herzklappenersatz: hämolytische Anämie*
- *Ursache Arzneimittel: hämolytische Anämie*
- *angeborene Ursache: hämolytische Anämie*
- *Hepatosplenomegalie: Vitamin-B_{12}-Mangel-Anämie oder Folsäuremangelanämie oder hämolytische Anämie*
- *Hunter-Glossitis: Vitamin-B_{12}-Mangel-Anämie*

Frage 2

Sie haben eine hämolytische Anämie bzw. eine Eisenmangelanämie diagnostiziert. Wie geht es jetzt weiter?

Musterlösung:

Geben Sie sich nie mit der Diagnose einer Anämie zufrieden, sondern suchen Sie immer nach deren Ursache. Sprechen Sie dies bitte in Ihrer mündlichen Prüfung aus. Schließen Sie eine ausführliche Anamnese an, in der Sie mögliche Hintergründe der jeweiligen Anämieform abklären (hämolytische Anämie: Infektionen, Karzinomgeschehen etc.; Eisenmangelanämie: Ernährung, Menstruation, erhöhter Bedarf etc.). Fragen Sie in diesem Zusammenhang immer auch sorgfältig die B-Symptomatik ab und geben Sie sich nicht mit ausweichenden oder ungenügenden Antworten des Patienten zufrieden!
Palpieren Sie anschließend den Pulsstatus des Patienten (Tachykardie?). Außerdem ist es sinnvoll, den Bauchraum und die Nierenlager des Patienten zu palpieren, um mögliche Hinweise auf Magen- oder Darmerkrankungen bzw. Nierenerkrankungen zu finden. Denken Sie daran, dass Sie beim Abdomen die Palpation immer erst nach allen anderen Untersuchungen durchführen! Außerdem können Sie vor allem die Nierenlager und die Lunge perkutieren sowie die Lunge und das Herz auskultieren. Anschließend sollten Sie im Rahmen der Funktionsprüfung den Blutdruck und die Temperatur messen. Denken Sie auch an ein umfassendes weiteres Blutlabor. Letztendlich ist es aber trotz allem wichtig, den Patienten zu einer weiteren Abklärung zum Arzt zu schicken, damit vor allem mit bildgebenden Verfahren (z. B. Gastroskopie, CT, Ultraschall) vorhandene ursächliche Erkrankungen ausgeschlossen werden.

Frage 3

Sie stellen bei einem Patienten (männlich, Raucher, 53 Jahre) folgende Laborwerte fest: Erythrozyten erniedrigt, Retikulozyten unverändert, Serumeisen erhöht, Hämoglobin erniedrigt, Hämatokrit erniedrigt, Transferrin erhöht. Welchen Verdacht haben Sie?

Musterlösung:

Die meisten hier angegebenen Laborwerte weisen grundsätzlich auf das Vorliegen einer Anämie hin (Erythrozyten, Hämoglobin und Hämatokrit), jedoch kann dadurch noch keine Aussage über die Anämieform getroffen werden. Das erhöhte Transferrin grenzt die Ursache schon etwas ein: Damit kommen nur noch eine Eisenmangelanämie oder eine hämolytische Anämie in Frage. Transferrin ist das Transporteiweiß für Eisen. Bei allen anderen Anämieformen wäre das Transferrin unverändert im Blut vorhanden. Ausschlaggebend ist in diesem Fall letztlich das Serumeisen, das durch das vorzeitige Zugrundgehen von Erythrozyten freigesetzt wird. Da das Serumeisen erhöht ist, kann es sich nur um eine hämolytische Anämie handeln. Übrigens sind die Angaben zum Patienten (Geschlecht etc.) in diesem Fall nicht wirklich hilfreich, sondern werden in einer Prüfung manchmal nur zur Verwirrung gemacht. Allerdings sollten Sie diese Hinweise natürlich trotzdem beachten, da sie bei anderen Fällen durchaus relevant sein können.

Frage 4

Sie erheben bei einer Patientin (24 Jahre) folgende Laborwerte: Erythrozytenzahl 3,4 Mio., Hämatokrit: 39 %, Gesamthämoglobin erniedrigt, Serumeisen erniedrigt. Welchen Verdacht haben Sie?

Musterlösung:

Natürlich handelt es sich um eine Anämie. Bei der Frage nach der vorhandenen Anämieform ist wiederum das Serumeisen ausschlaggebend: Es gibt nur eine Anämieform, bei der das Serumeisen erniedrigt ist: die Eisenmangelanämie!

Eventuelle personenbezogene Daten fiktiv, alle Fallbeispiele frei erfunden.

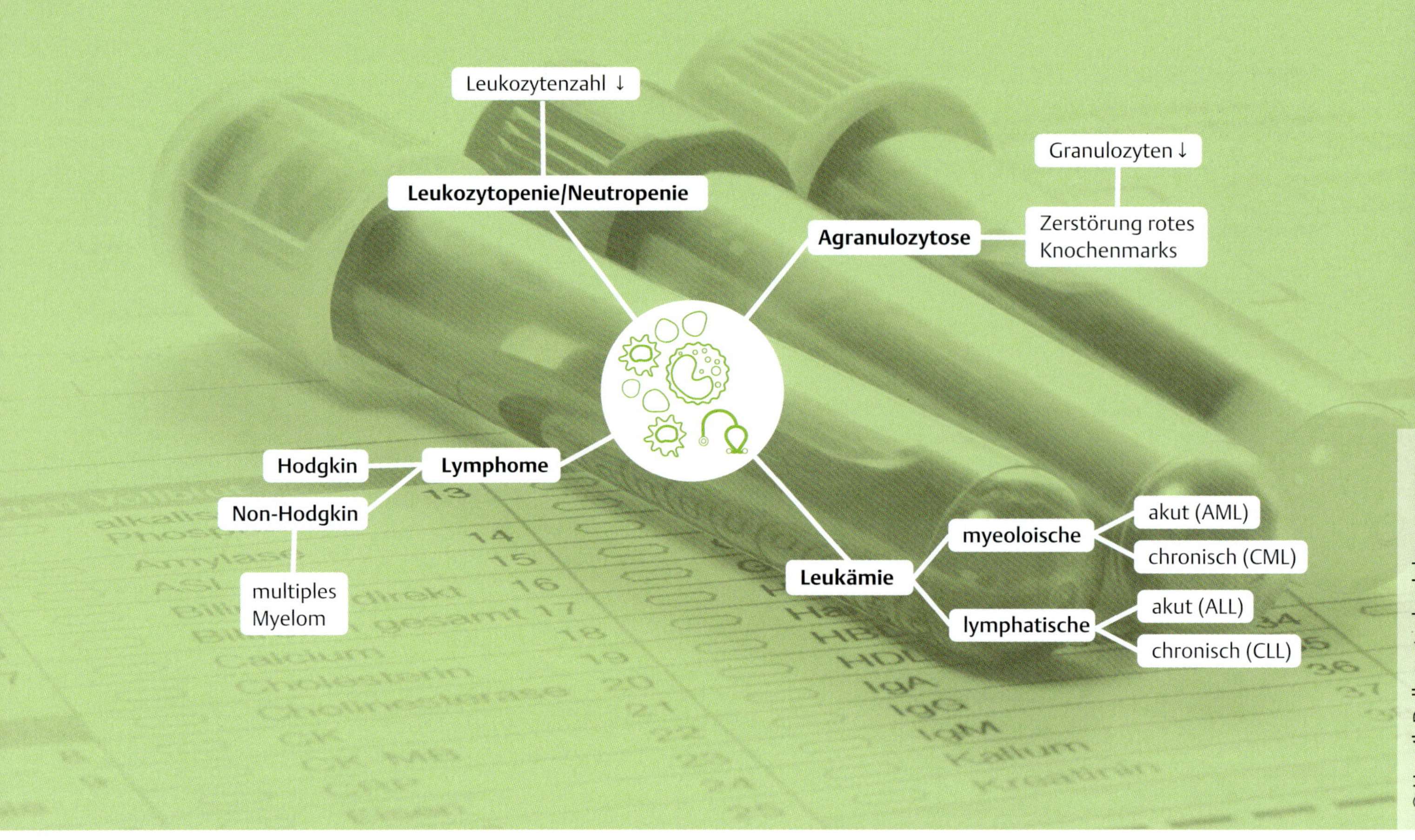

8 Erkrankungen der Leukozyten und maligne Lymphome

Definition

Leukozytenerkrankungen

Bei den Erkrankungen der Leukozyten ist die Anzahl der weißen Blutkörperchen verändert. Bösartige Erkrankungen, die die Leukozyten betreffen, sind vor allem Leukämien und maligne Lymphome.

8.1 Leukozytopenie und Agranulozytose

Definition

Leukozytopenie und Agranulozytose

Eine **Leukozytopenie** (oder kurz: **Leukopenie**) ist eine Verminderung der Leukozytenzahl. Meist handelt es sich um eine Verringerung der Zahl der neutrophilen Granulozyten, man spricht daher auch von einer **Granulozytopenie** oder einfach von einer **Neutropenie**. Patienten mit einer Neutropenie sind stark infektionsgefährdet.

Unter **Agranulozytose** versteht man eine Zerstörung des roten Knochenmarks oder direkt der Granulozyten, die durch Medikamente bedingt ist und dazu führt, dass die Granulozyten auf Werte unter 500 Zellen/µl abfallen.

Pathophysiologie. Eine Verminderung der Leukozyten, insbesondere der Granulozyten, kann auf 2 verschiedenen Wegen entstehen: Entweder als Autoimmungeschehen bei der akuten Form oder als chronische Schädigung des roten Knochenmarks durch äußere Einflüsse:

- **akuter Abbau von Leukozyten** aufgrund eines **Autoimmungeschehens**: In den meisten Fällen durch eine **Unverträglichkeitsreaktion auf bestimmte Arzneimittel** hervorgerufen, kommt es zu einer akuten Autoantikörperbildung und der nachfolgenden Zerstörung der Granulozyten. Häufig reicht z. B. bereits die einmalige Einnahme eines Schmerzmittels aus, um die Krankheit auszulösen.
- **chronische Bildungs- oder Reifungsstörungen** der Leukozyten im roten Knochenmark: meist bei einer chronischen, aber **direkten Knochenmarkschädigung,** z. B. durch Medikamente, Strahlen oder Chemikalien, ebenso wie bei einer indirekten Verdrängung der blutbildenden Zellen im roten Knochenmark durch Leukämien, Karzinome oder Lymphome.

Symptome. Je weniger Granulozyten vorhanden sind, desto höher wird das **Infektionsrisiko** (v. a. das Risiko schwerer bakterieller Infektionen). Wenn die Granulozytenzahl sehr rasch abfällt, tritt ein **akutes schweres Krankheitsgefühl** mit Fieber,

Schüttelfrost, Angina tonsillaris sowie Stomatitis aphthosa oder oralen **Schleimhautentzündungen und -nekrosen** auf. Außerdem kann es zu einer **Sepsis** mit hoher Letalität kommen. Weitere Erklärungen hierzu finden Sie im Lernmodul 18: „Notfälle und kritische Situationen".

Diagnostik. Ist die Ursache der Leukopenie unklar, sollte man zunächst eine **genaue Anamnese**, die insbesondere die **Arzneimittel** erfassen muss, erheben und den Patienten körperlich untersuchen. Bei einer Autoimmunerkrankung findet man entsprechende Autoantikörper im Blut. Eine Knochenmarkuntersuchung gibt Aufschluss über eventuelle Bildungsstörungen.

Therapie. Wenn die Leukopenie bestimmte Grenzwerte unterschreitet, ist ein strenger **Infektionsschutz** erforderlich. Vor allem bei Zellzahlen unter 1000/µl ist **stationär** eine sog. **Schutzisolierung** des Patienten notwendig, bei der versucht wird, alle Krankheitserreger von ihm fernzuhalten.

Eine prophylaktische **Antibiotikagabe** ist bei jeder Leukopenie indiziert, sie muss dabei meist stationär und intravenös erfolgen.

Wichtig ist grundsätzlich das Beseitigen des Auslösers: Wenn der Patient Medikamente nimmt, die eine Leukopenie auslösen können, müssen diese sofort abgesetzt werden. Eines der bekanntesten Medikamente, das in seltenen Fällen eine Agranulozytose auslösen kann, ist das Schmerzmittel Metamizol (Novalgin). Wenn eine auslösende Grunderkrankung vorliegt, muss diese therapiert werden.

8.2 Leukämien

Definition

Leukämie

Eine Leukämie („Blutkrebs") entsteht durch eine maligne Entartung und unkontrollierte Vermehrung einzelner Vorstufen der Leukozyten im roten Knochenmark. Dabei verdrängen diese Vorläuferzellen (sog. „**Blasten**") die normale Blutbildung. Bei akuten Leukämien werden die unreifen Blasten in großer Zahl ins Blut ausgeschwemmt. Daher stammt auch der Name „Leukämie", der „weißes Blut" bedeutet.

Formen. Die Leukämien werden nach der Geschwindigkeit, mit der sie sich entwickeln, in **akute oder chronische Leukämien** eingeteilt. Eine akute Leukämie läuft sehr schnell ab und führt unbehandelt innerhalb weniger Monate zum Tod. Eine chronische Leukämie entwickelt sich dagegen eher langsamer und unspektakulärer. Nach den Zellreihen, die betroffen sind, unterscheidet man weiterhin **lymphatische** Leukämien (betroffen sind hier die Vorläufer der B- und T-Lymphozyten) und **myeloische** Leukämien (betroffen sind die Vorläufer der Granulozyten und Monozyten).

Somit gibt es 4 verschiedene Leukämieformen:

- **akute lymphatische Leukämie (ALL)**: Hiervon sind vor allem Kinder betroffen. ALL ist die **häufigste Krebserkrankung im Kindesalter**. Allerdings ist die Prognose (mit Therapie) hier relativ gut: Etwa 80 % der Kinder überleben diese Krankheit langfristig.
- **akute myeloische Leukämie (AML)**: Diese Form tritt eher bei Erwachsenen auf, Kinder können aber auch betroffen sein. Das Erkrankungsrisiko steigt, die ohnehin relativ schlechte Prognose sinkt dabei mit dem Lebensalter.
- **chronische lymphatische Leukämie (CLL)**: Diese Form betrifft überwiegend Erwachsene, dabei sind Männer zwischen dem 65. und 70. Lebensjahr häufiger betroffen als Frauen. Die Prognose ist eher ungünstig.
- **chronische myeloische Leukämie (CML)**: Auch hiervon sind eher Erwachsene betroffen. Und auch hier ist die Prognose eher schlechter.

Pathophysiologie. Durch eine **Genmutation entarten** und **vermehren** sich unkontrolliert Stammzellen oder bestimmte Vorläuferzellen der Leukozyten, die als sog. **Blasten** in großer Zahl ins Blut ausgeschwemmt werden. Meist bewirkt dies wiederum, dass keine ausgereiften funktionsfähigen Leukozyten entstehen können. Die Funktion des Immunsystems wird dadurch massiv eingeschränkt. Zusätzlich dazu verdrängen diese fehlerhaften Leukozyten die restlichen gesunden Blutzellen im roten Knochenmark, im Blut und in den lymphatischen Organen, sodass alle anderen Leukozyten, aber auch Thrombozyten und Erythrozyten vermindert werden.

Die Ursache dieser Genmutation ist in den überwiegenden Fällen nicht bekannt. Mögliche Auslöser könnten allerdings Virusinfektionen, Strahlenschädigungen oder toxische Belastungen darstellen. Bei der CLL konnte man eine genetische Komponente beobachten: Kinder, bei denen ein Elternteil an CLL erkrankte, weisen ein dreifach erhöhtes Risiko auf, selbst diese Krankheit auszubilden.

Symptome der akuten Leukämien (ALL und AML). Innerhalb kurzer Zeit fühlen sich die Patienten **schwach und abgeschlagen**, manche haben **Fieber** und sind nachts schweißgebadet („**Nachtschweiß**"). Das Vorhandensein von Fieber, Nachtschweiß und Gewichtsverlust wird auch als **B-Symptomatik** bezeichnet. Durch die verminderte Zahl funktionsfähiger Blutzellen kommt es zu **Anämiesymptomen**, zur vermehrten **Anfälligkeit für Infektionen** sowie zur **Blutungsneigung** (durch Thrombozytopenie, z. B. vermehrt auftretende **Hämatome**, **Nasenbluten** oder **Petechien**). Zahnfleischentzündungen können auftreten. Milz und Leber sind häufig vergrößert (**Hepatosplenomegalie**) und bei der ALL sind die **Lymphknoten geschwollen**. Kinder haben manchmal auch **Knochenschmerzen** durch die Ausbreitung der Krebszellen im roten Knochenmark. Auch das Zahnfleisch kann anschwellen und bluten.

Symptome der chronischen Leukämien (CLL und CML). Eine chronische Leukämie beginnt sehr langsam und kann in den ersten Jahren ohne Symptome oder symptomarm verlaufen und wird bei der Hälfte der Patienten zufällig in einer Routine-Blutuntersuchung diagnostiziert. Der Rest der Patienten fällt entweder durch **unspezifische Symptome** wie **Gewichtsabnahme, Nachtschweiß und subfebrile Temperaturen (B-Symptomatik)**, **Müdigkeit und Erschöpfung** oder bei der CLL durch **Lymphknotenvergrößerungen** auf. Bei der chronischen myeloischen Leukämie dagegen treten keine Lymphknotenschwellungen auf. **Fieber** ist evtl. vorhanden. Manchmal sind auch **Milz und Leber vergrößert**. Auch **Hautausschläge mit Juckreiz** sind bei Patienten mit chronischer Leukämie häufig zu finden. Wie auch bei einer akuten Leukämie können Thrombozyten und/oder Erythrozyten betroffen sein, was sich wiederum durch **Anämiesymptome** oder einer **erhöhten Blutungsneigung** zeigen kann. Da die bösartig veränderten B-Lymphozyten weniger funktionsfähig sind, ist die Antikörperproduktion eingeschränkt, die Patienten leiden daher häufiger an zum Teil massiven **Infektionen**.

! Cave

Infektionsgefahr

Aufgrund der verminderten Immunabwehr besteht bei Patienten mit chronischer Leukämie eine erhöhte Infektanfälligkeit. Häufig versterben diese Patienten an einer Infektion.

Auch wenn die chronischen Leukämieformen sich schleichend entwickeln: Mit zunehmendem Fortschreiten gleicht vor allem die chronische myeloische Leukämie (CML) mit ihren Symptomen meist einer akuten Leukämie. Insbesondere kann es zu diesem Zeitpunkt zu einem sog. **Blastenschub** (oder einer **Blastenkrise**) kommen, bei dem schlagartig sehr viele unreife Vorläuferzellen ins Blut ausgeworfen werden.

Diagnostik der Leukämien. In ihrem zeitlichen Verlauf unterscheiden sich die beiden akuten Formen von den beiden chronischen Leukämien.

Diagnostik der akuten Leukämien (ALL und AML). Neben der **Anamnese** und der **körperlichen Untersuchung** steht die Untersuchung des Blutes und des Knochenmarks im Vordergrund. Entscheidend ist dabei das Auftreten von **Blasten im Blut**. Diese können meist schon im großen Blutbild diagnostiziert werden. Man erkennt sie auch bei der Beurteilung des Blutausstrichs unter dem Mikroskop. Da bei Gesunden im Blut keine unreifen Vorläuferzellen vorhanden sind, stellen Blasten im Blut daher das entscheidende diagnostische Merkmal einer akuten Leukämie dar.

! Cave

Leukozytenzahl

Die Zahl der Leukozyten im Blut kann erhöht sein, muss es aber nicht: Häufig befinden sich die Krebszellen noch überwiegend im roten Knochenmark (sog. subleukämische Phase), sodass im Blut auch eine normale oder eine zu geringe Anzahl von Leukozyten auftreten kann.

Neben der Anzahl der Leukozyten können im Blutbild auch Erythrozyten und Thrombozyten vermindert sein. Darüber hinaus können im Blutbild auch andere Komponenten auffallen, wie z. B. erhöhte Entzündungszeichen (CRP, BSG) oder veränderte Gerinnungsparameter (Quick, INR).

Zur weiteren Diagnostik kann in der Schulmedizin eine Knochenmarkpunktion mit nachfolgendem Knochenmarkausstrich durchgeführt werden, um auch hier die erhöhte Anzahl unreifer Blasten festzustellen. Des Weiteren sind bildgebende Verfahren, wie z. B. Sonografie, Röntgen, CT oder MRT, häufig hilfreich.

Diagnostik der chronischen Leukämien (CLL und CML). Auch hier ist wiederum das große Blutbild entscheidend: Dabei fällt meist eine **sehr hohe Lymphozytenzahl** auf. Dagegen sind im Blut die **Immunglobuline meist stark vermindert**, da fehlerhafte B-Lymphozyten keine funktionsfähigen Antikörper mehr bilden können.

Zur weiteren Anwendung kommen auch hier insbesondere bildgebende Verfahren, wie Sonografie, CT oder MRT, um z. B. befallene Lymphknotenregionen im Körper festzustellen sowie Knochenmarkpunktionen, um die meist stark erhöhten Zellzahlen im roten Knochenmark nachzuweisen.

Speziell bei einer CML kann durch eine sog. **zytogenetische Untersuchung** ein ganz besonderer Gendefekt an den Leukozyten festgestellt werden: das sog. **Philadelphia-Chromosom**.

Therapie der Leukämien. In Abhängigkeit von Alter, Aggression und Fortschreiten der Krankheit sowie Leukämieform gibt es verschiedene Therapieoptionen, die untereinander teilweise kombiniert eingesetzt werden können: Chemotherapie, symptomatische Therapie, Stammzelltransplantation, Immuntherapie, Strahlentherapie.

- Insbesondere bei der CLL sollte darauf geachtet werden, dass bei Patienten aufgrund einer erhöhten Infektanfälligkeit eine Immunisierung gegen Pneumokokken und den Influenza-Virus durchgeführt wird.

8.3 Maligne Lymphome

Definition

Maligne Lymphome

Die Gruppe der bösartigen Lymphome umfasst verschiedene Erkrankungen, deren wichtigstes Symptom die **vergrößerten Lymphknoten** sind („Lymphom" = Lymphknotenvergrößerung). Sie werden eingeteilt in **Hodgkin-Lymphome („Morbus Hodgkin" oder Lymphogranulomatose)** und **Non-Hodgkin-Lymphome (NHL)**. Zu unterscheiden sind die Formen unter dem Mikroskop am Fehlen oder Vorhandensein von Hodgkin-Zellen und sog. Reed-Sternberg-Zellen.

Pathophysiologie. Die malignen Zellen des Hodgkin-Lymphoms entwickeln sich in Lymphknoten aus entarteten B-Lymphozyten. Als Risikofaktoren für die Erkrankung gelten eine Epstein-Barr-Virus-Infektion (Pfeiffer'sches Drüsenfieber = infektiöse Mononukleose) und eine zelluläre Abwehrschwäche (z. B. HIV-Infektion, immunsuppressive Therapie). Ihre Vermehrung verursacht eine Lymphknotenvergrößerung. Über die Lymphknoten können sie sich über die Lymph- und Blutbahn im gesamten Körper ausbreiten.

Die Non-Hodgkin-Lymphome (NHL) kommen etwa 2-mal häufiger vor als die Hodgkin-Lymphome. Hier lösen genetische Veränderungen in B- oder in T-Zellen die Umwandlung in bösartige Zellen aus. NHL können primär die Lymphknoten befallen (z. B. diffuses großzelliges B-Zell-Lymphom) oder außerhalb der Lymphknoten auftreten (z. B. Lymphome des Magen-Darm-Traktes oder der Haut). Auch die chronische lymphatische Leukämie zählt zu den Non-Hodgkin-Lymphomen.

Symptome.

- **Lymphknotenvergrößerungen**: Das führende Symptom der Lymphome ist eine **schmerzlose, derbe** (gummiartige), **nicht verschiebliche,** zum Teil massive Lymphknotenschwellung im Halsbereich (bei Morbus Hodgkin die häufigste Lokalisation), im Brust- oder Bauchbereich oder an anderen stammnahen Lymphknotenbereichen (▶ **Abb. 8.1**). Auch Lymphknoten hinter dem Brustbein können anschwellen, was zu Atemstörungen, Reizhusten und Druckgefühl führen kann. Daneben können auch Raumforderungen in anderen Organen entstehen, z. B. im HNO-Bereich oder im Gehirn.
- **B-Symptomatik** (Fieber, Nachtschweiß, Gewichtsverlust)
- Vergrößerung von Milz (**Splenomegalie**) und Leber (**Hepatomegalie**)
- **erhöhte Infektanfälligkeit, Anämie und Blutungsneigung** durch eine Verdrängung der gesunden Blutzellen
- **Alkoholschmerz**: Betroffene Lymphknoten beginnen nach Alkoholgenuss zu schmerzen. Dies ist ein sehr selten auftretender, aber dann sehr charakteristischer Hinweis auf ein Hodgkin-Lymphom.
- **Allgemeinsymptome**, wie z. B. Müdigkeit, Schwächegefühl oder Juckreiz.
- Besondere **organbezogene Symptome** entstehen, wenn das Lymphom auf andere Organe übergreift, z. B. wenn es auf die Nerven im Spinalkanal drückt (z. B. Lähmungen oder Störungen des Tastsinns).

Diagnostik. Zur Diagnostik gehören neben der genauen **Anamnese** (insbesondere sorgfältige Abklärung der **B-Symptomatik**) und der Palpation auf **nicht verschiebliche, nicht schmerzhafte Lymphknotenvergrößerungen** auch die Bestimmung aller wichtigen Laborwerte, eine Ultraschalluntersuchung des Abdomens, eine Röntgenthorax-Untersuchung, CT, MRT und ggf. eine Knochenmarkuntersuchung. Die Diagnose wird anschließend gesichert durch eine Lymphknotenentnahme mit **histologischer Untersuchung**. Manchmal müssen mehrere Lymphknoten entnommen werden, bis der Nachweis gelingt.

Abb. 8.1 Mögliche Lokalisationen der Lymphknotenschwellungen bei malignen Lymphomen.

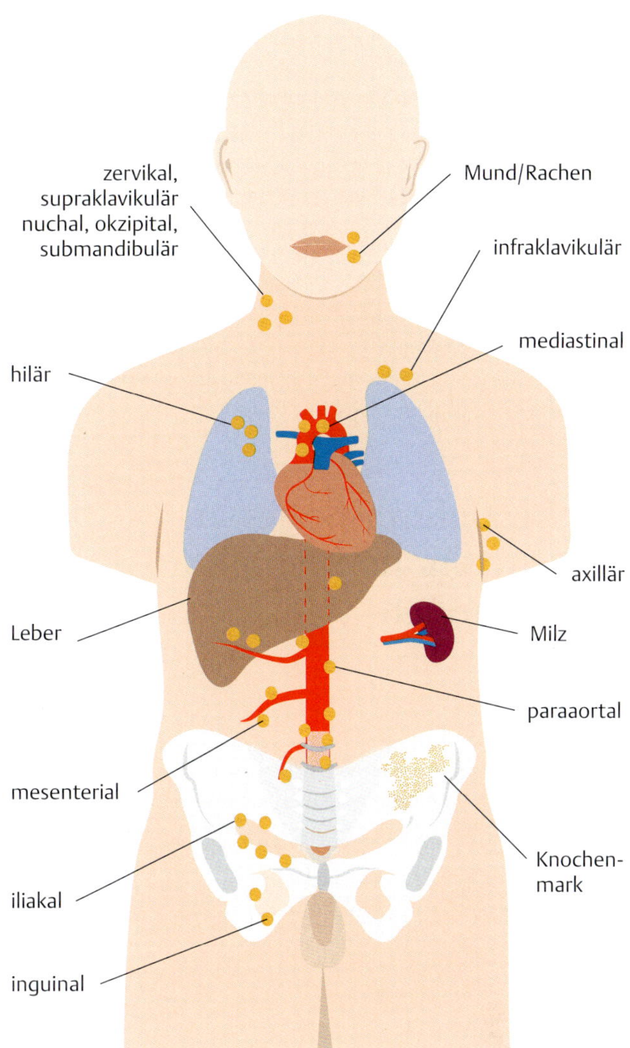

Abb. aus: I care Krankheitslehre. 2. Auflage. Thieme; 2020

Sonderform Plasmozytom (Multiples Myelom). Beim Plasmozytom handelt es sich um ein aggressives Non-Hodgkin-Lymphom der B-Lymphozyten, bei dem sich **Plasmazellen** unkontrolliert vermehren und defekte Immunglobuline ohne Funktionalität produzieren. Anders als bei den bisher vorgestellten Lymphomen gibt es beim Plasmozytom **keine Lymphknotenschwellungen**. Das Karzinomgeschehen geht dabei direkt von den befallenen Herden im roten Knochenmark aus.

Die Patienten leiden häufig unter **Knochenschmerzen** und **Frakturen**, weil die Karzinomzellen die Osteoklasten stimulieren. Da fehlerhafte Immunglobuline gebildet werden, sind die Patienten verstärkt **infektanfällig**. Aufgrund der knochenauflösenden Herde ist eine Hyperkalzämie häufig. Ebenso kommt wegen der erhöhten Eiweißausscheidung (der defekten Antikörper) eine Beteiligung der Niere vor, bis hin zum nephrotischen Syndrom und zur Niereninsuffizienz. Weitere Symptome sind Anämiezeichen sowie eine erhöhte Blutungsneigung aufgrund einer Thrombopenie.

Über den Urin werden sog. Bence-Jones-Proteine ausgeschieden (Teile von abgebauten Antikörpern). Auffällig ist außerdem die **Sturzsenkung** (massiv beschleunigte BSG). Die Antikörper können in der Immunelektrophorese meist im γ-Bereich nachgewiesen werden. Im Röntgenbild sind knochenauflösende Herde meist sehr gut sichtbar. Im Bereich des Schädelknochens mit mehreren vorhandenen Herden spricht man von einem **Schrotschussschädel**.

Therapie und Prognose. Ähnlich wie bei den Leukämieformen kommen auch hier in erster Linie Chemo- und/oder Strahlentherapie infrage. Auch eine spezielle Immuntherapie oder eine Stammzelltransplantation können durchgeführt werden.

Ohne Therapie verlaufen in der Regel alle Lymphome tödlich. Die Prognose eines **Hodgkin-Lymphoms** ist durch die Therapie relativ gut, ca. 70–90 % der Patienten werden geheilt. Je früher das Lymphom dabei erkannt wird, desto besser sind die Heilungschancen. Der relativ günstigen Prognose stehen jedoch die Langzeitschäden der Strahlen- und Chemotherapie gegenüber, sodass auch hier an alternativen Therapien (z. B. der Einsatz monoklonaler Antikörper) geforscht wird. Beim **Non-Hodgkin-Lymphom** ist die Prognose leider ungünstiger. Eine Ausheilung ist nur bei ca. 25–75 % der Patienten möglich.

Fazit – Das müssen Sie wissen

Leukozyten- und Lymphomerkrankungen

Leukämien werden eingeteilt in **ALL**, **AML**, **CLL** und **CML**. Blutungen, Infektanfälligkeit und/oder Anämiesymptome können mögliche Anzeichen für eine Leukämie sein, wohingegen die Leukozytenzahl auch im Normbereich liegen kann.
Bei den Lymphomen werden **Hodgkin- und Non-Hodgkin-Lymphome** unterschieden. Leitsymptom bei Morbus Hodgkin bzw. Non-Hodgkin-Lymphom sind große Lymphknotenschwellungen. Die betroffenen Lymphknoten sind derb, nicht verschieblich und nicht schmerzhaft. Beim **Plasmozytom** hingegen kommen keine Lymphknotenschwellungen vor.

8.4 Vertiefungsfragen zu Leukozyten- und Lymphom-Erkrankungen

Vertiefungsfragen

Frage 1

Bei einem 3-jährigen Mädchen tritt in der letzten Zeit häufiger rezidivierendes Nasenbluten auf. Was raten Sie den Eltern?

Musterlösung:

Nasenbluten bzw. alle Arten von Blutungen können auf eine akute Leukämie hinweisen. Um diesen Hintergrund sorgfältig abzuklären bzw. bestenfalls auszuschließen, sollte sich eine umfassende Untersuchung bei einem Kinderarzt anschließen.

Frage 2

Welche Anzeichen deuten möglicherweise auf einen Morbus Hodgkin oder ein Non-Hodgkin-Lymphom hin?

Musterlösung:

Mögliche Befunde/Symptome können sein: B-Symptomatik, vergrößerte tastbare, nicht schmerzhafte und nicht verschiebliche Lymphknoten, Splenomegalie, Hepatomegalie, Anämiesymptome, Blutungsneigung, Infektanfälligkeit, Schmerzen bei Alkoholkonsum, Müdigkeit und Abgeschlagenheit und Juckreiz. Diese Symptome können auftreten, müssen jedoch nicht immer vorhanden sein.

Frage 3

Bei Ihrem Patienten tritt plötzlich hohes Fieber mit Schüttelfrost auf. Eine Blutuntersuchung ergibt eine massive Verminderung neutrophiler Granulozyten im Blut. Was könnte hier vorliegen und wie gehen Sie weiter vor?

Musterlösung:

Es könnte sich hier um eine Agranulozytose handeln. Die Granulozyten (mit der zahlenmäßig größten Untergruppe der neutrophilen Granulozyten) sind dabei typischerweise stark vermindert. Da das Immunsystem dieses Patienten somit stark eingeschränkt und insbesondere die spezifische Immunantwort praktisch nicht mehr vorhanden ist, muss der Patient so schnell wie möglich in eine Klinik. Arzneimittel, die evtl. ursächlich für die Agranulozytose sind, müssen sofort abgesetzt werden.

Eventuelle personenbezogene Daten fiktiv, alle Fallbeispiele frei erfunden.

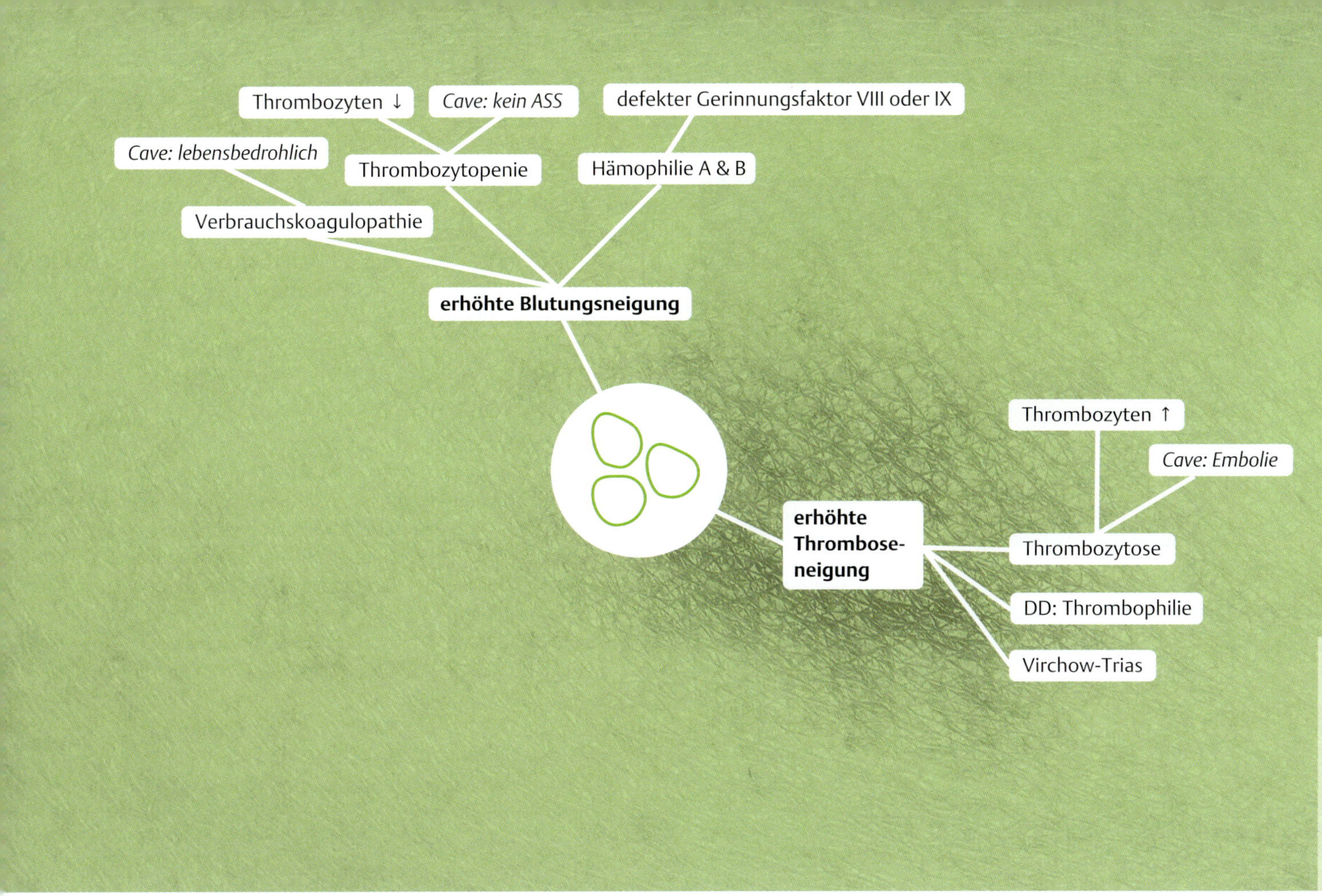

Thrombozyten ↓
Cave: kein ASS
defekter Gerinnungsfaktor VIII oder IX
Cave: lebensbedrohlich
Thrombozytopenie
Hämophilie A & B
Verbrauchskoagulopathie
erhöhte Blutungsneigung
Thrombozyten ↑
Cave: Embolie
erhöhte Thromboseneigung
Thrombozytose
DD: Thrombophilie
Virchow-Trias

9 Störungen der Hämostase (Blutstillung)

9.1 Erkrankungen mit erhöhter Blutungsneigung

9.1.1 Thrombozytopenie

Definition

Thrombozytopenie

Von einer Thrombozytopenie spricht man bei weniger als 140 000 Thrombozyten/µl.

Pathophysiologie. Patienten mit einer sehr niedrigen Thrombozytenzahl neigen verstärkt zu Blutungen. Diese **Blutungsneigung** nennt sich **hämorrhagische Diathese**. Thrombozytopenien sind die häufigste Ursache einer Blutungsneigung. Gründe für die Verringerung der Thrombozytenzahlen können sein:

- **Störung der Thrombozytenbildung** im roten Knochenmark: bei Knochenmarkschädigung z. B. durch bösartige Erkrankungen (z. B. malignes Lymphom, Leukämie) oder Medikamente
- **erhöhter Thrombozytenverbrauch** z. B. bei Bildung von Autoantikörpern gegen die Thrombozyten (Immunthrombozytopenie), einer gesteigerten Thrombozytenaktivität im Rahmen von Infektionen oder Tumoren, bei verstärktem Abbau in der Milz (sog. Hypersplenismus), beim hämolytisch-urämischen Syndrom (= Infektiöse Form der Thrombozytopenie: hämolytisch-urämisches Syndrom (HUS)) oder bei einer Verbrauchskoagulopathie
- kombinierte Störung der Bildung und des Abbaus

Symptome. Das typische Zeichen einer Thrombozytopenie sind kleine, punktförmige, stecknadelkopfgroße Blutungen auf der Haut. Man nennt diese Blutungen auch **Petechien** (▸ **Abb. 9.1**). Fleckförmige Blutungen, eine sog. **Purpura**, können ebenfalls auftreten. Die Blutungen sind häufig an den Schleimhäuten, im Gesicht und am Unterschenkel zu finden. Bei sehr niedrigen Thrombozytenzahlen kann es auch zu **inneren Blutungen** kommen, die sehr gefährlich werden können (z. B. Hirnblutung).

Diagnostik. Bei der Anamnese muss vor allem nach Medikamenten, Vorerkrankungen (Infekte) und ähnlichen Erkrankungen in der Familie gefragt werden. In der körperlichen Untersuchung werden die Haut und die Schleimhäute genau nach Blutungen abgesucht. Daneben ist der Laborbefund, vor allem Blutbild und Gerinnungsparameter, zur weiteren Eingrenzung der Gerinnungsstörung maßgeblich. Er dient auch zum Ausschluss anderer hämatologischer Erkrankungen (die Thrombozytopenie könnte z. B. auch ein Symptom einer Leukämie sein). Bei Verdacht auf ein Krankheitsgeschehen im roten Knochenmark wird eine Knochenmarkpunktion mit histologischer Untersuchung durchgeführt. Sind evtl. bestimmte (Auto-)Antikör-

Abb. 9.1 Petechien.

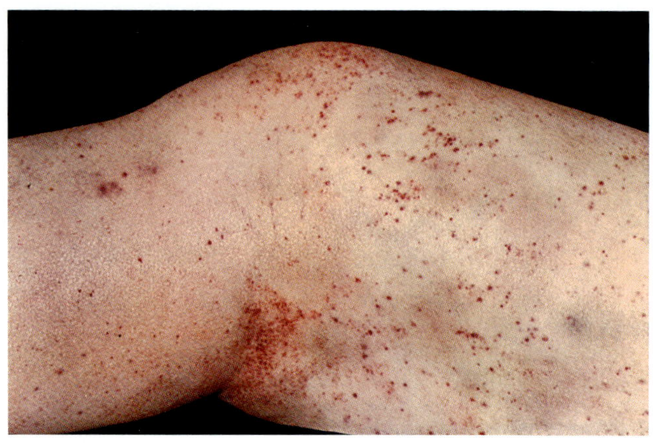

Abb. aus: Studt J, Bächli E. Gerinnungsstörungen – Thrombophilie und hämorrhagische Diathesen. In: Battegay E, Hrsg. Siegenthalers Differenzialdiagnose. 20. Auflage. Thieme; 2012

per an der Entwicklung der Thrombozytopenie beteiligt, können diese im Blut nachgewiesen werden.

Therapie und Prognose. Vor allem muss die Ursache der Thrombozytopenie gefunden und behandelt werden. Durch die Gabe von Thrombozytenkonzentraten kann die Thrombozytenzahl vorübergehend erhöht werden.

Da oft nur die Symptome behandelt werden können, hängt die Prognose vom Zustand des Patienten und der auslösenden Krankheit ab.

! Cave

Kontraindikationen

Bei allen Thrombozytopenien ist die Gabe von Thrombozytenaggregationshemmern, wie z. B. ASS (Acetylsalicylsäure), wegen der erhöhten Blutungsgefahr streng verboten! Außerdem dürfen keine i. m.-Injektionen durchgeführt werden, da es dabei zu unbemerkten und teils massiven Einblutungen in die Muskulatur kommen kann.

Sonderformen der Thrombozytopenie

Es gibt einige Sonderformen der Thormbozytopenie:

- **chronische ITP** (chronische Immunthrombozytopenie, auch **Morbus Werlhof** genannt): Die Ursache ist unbekannt. Die Diagnose kann nur als Ausschlussdiagnose gestellt werden, also nachdem alle anderen Ursachen sorgfältig abgeklärt wurden.
- **akute ITP** (akute postinfektiöse Immunthrombozytopenie): Sie tritt v. a. bei Kindern nach Virusinfekten auf. Sowohl bei der chronischen als auch bei der akuten Form werden Autoantikörper gegen Thrombozyten gebildet, wodurch die Blutplättchen vorzeitig in der Milz abgebaut werden. Die akute ITP muss meist nicht behandelt werden, da sich die Thrombozytenzahl sehr häufig von selbst wieder erholt.
- **thrombotisch-thrombozytopenische Purpura (TTP)**: Die TTP kann angeboren oder, häufiger, erworben sein. Ursächlich ist ein mangelndes oder gestörtes Enzym, das für die Spaltung des Von-Willebrand-Faktors verantwortlich ist. Die TTP zählt zu den Autoimmunerkrankungen und führt ohne Therapie in 90 % der Fälle zum Tod. Neben einer Thrombozytopenie (oft mit Werten < 30 000/µl und nachfolgenden Blutungen) entstehen eine hämolytische Anämie, Thrombosen, hohes Fieber, Krampfanfälle sowie Seh- und Sprachstörungen. Eine schnelle Therapie ist unerlässlich!

Infektiöse Form der Thrombozytopenie: hämolytisch-urämisches Syndrom (HUS)

Ein weiteres Krankheitsbild, das zu einer Thrombozytopenie führt, ist das **hämolytisch-urämische Syndrom (HUS)**. Am HUS erkranken vorwiegend Kleinkinder, häufig mit schwerwiegenden Krankheitsverläufen. Die betroffenen Kinder entwickeln eine hämolytische Anämie (Blässe, Ikterus), eine **akute Niereninsuffizienz** (mit Oligurie oder Anurie) und eine Thrombozytopenie (meist mit Petechien).

Die **Symptome** treten häufig einige Tage nach einer Durchfallerkrankung auf, die durch enterohämorrhagische Escherichia coli (abgekürzt: EHEC) ausgelöst wurde. Diese Bakterien bilden ein Toxin, das die Gefäßwand schädigt und so zu einer thrombotischen Mikroangiopathie, meist an den Glomeruli, führt. Dadurch kommt es zur Hämolyse und zum akuten Nierenversagen. Gefürchtet sind zerebrale Komplikationen bei Schädigung der Hirngefäße.

Im Blut erkennt man eine erniedrigte Thrombozytenzahl und durch die Hämolyse beschädigte Erythrozyten. Außerdem gibt es Zeichen der eingeschränkten Nierenfunktion und der Hämolyse. Eine **sofortige stationäre Behandlung** ist dabei zwingend notwendig.

! Cave

IfSG

Die Erkrankung HUS ist im § 6 IfSG aufgelistet. Der Krankheitserreger EHEC befindet sich zusätzlich in der Auflistung des § 7 IfSG. Das bedeutet für Sie als Heilpraktiker: Sie haben Meldepflicht bei Verdacht, Erkrankung und Tod gemäß § 6 IfSG und es besteht Behandlungsverbot für Heilpraktiker gemäß § 24 in Verbindung mit § 6 und 7 IfSG. Dieses Wissen sollte für Ihre Prüfung und natürlich auch für Ihre Praxis absolut gesichert sein.

Die Übertragung von enterohämorrhagischen Escherichia coli erfolgt durch verunreinigte Lebensmittel (vor allem rohe Milch und ungenügend gegartes oder rohes Fleisch, aber auch rohes Gemüse). Eine fäkal-orale Übertragung ist ebenfalls möglich (unter anderem durch direkten Kontakt mit Tieren, wie z. B. in Streichelzoos!). Das Besondere an dieser Infektion: Es reichen sehr geringe Keimzahlen aus (meist bereits 10–100 Bakterien), um die Erkrankung auszulösen. Die Inkubationszeit ist relativ kurz und beträgt ca. 3–4 Tage.

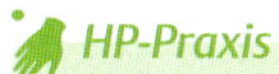

HUS

Von Mai bis Juli 2011 erlangte die Erkrankung HUS in Deutschland große Bekanntheit: Der Erreger, EHEC, trat zu dieser Zeit plötzlich ohne ersichtlichen Grund auf und infizierte insg. 3 842 Menschen. Hauptsymptome waren zunächst heftige Durchfälle, Übelkeit und Bauchschmerzen – Symptome wie bei einer „normalen" Magen-Darm-Infektion. Anschließend kam es bei 855 Patienten zu blutigen Durchfällen und zu teilweise irreversiblen Nierenschäden. Insgesamt verstarben 53 Menschen an den Folgen der gefürchteten Infektionskrankheit.

Die Aufregung und sogar Hysterie unter der Bevölkerung waren groß. In Deutschland handelte es sich um den bisher umfassendsten EHEC-Krankheitsausbruch und gemessen an den üblichen Erkrankungszahlen auch um den weltweit größten HUS-Ausbruch.

9.1.2 Hämophilie A und B

Definition

Hämophilie

Die Hämophilie ist eine Erbkrankheit, bei der die Gerinnungsfaktoren VIII (Hämophilie-A-Faktor) oder IX (Hämophilie-B-Faktor) gestört sind.

Pathophysiologie. Bei der **Hämophilie A** ist der Gerinnungsfaktor VIII defekt oder er fehlt vollständig. Die Hämophilie A ist deutlich häufiger als die **Hämophilie B**, bei der der Faktor IX betroffen ist. Beide Formen der Hämophilie werden auf dem X-Chromosom vererbt (X-chromosomal-rezessiver Erbgang). Da **Frauen** zwei X-Chromosomen tragen, können sie das defekte Gen zwar weitergeben, bleiben aber klinisch gesund. Sie werden **Konduktorinnen** (= Überträgerinnen) genannt. **Männer**, die das defekte Gen tragen, erkranken in diesem Fall grundsätzlich, da sie nur ein X-Chromosom besitzen. Die Patienten, die von der Hämophilie betroffen sind, werden üblicherweise als „**Bluter**" bezeichnet.

Prinzipiell sind Frauen mit Hämophilie A klinisch gesund. Eine sehr seltene Ausnahme entsteht, wenn die Mutter Konduktorin ist und das defekte X-Chromosom an ihre Tochter weitergibt und gleichzeitig der Vater erkrankt ist und auch er das defekte Gen an seine Tochter vererbt. Eine Konduktorin gibt das defekte Gen mit einer Wahrscheinlichkeit von 50 % an ihre Kinder weiter.

Durch den Mangel an dem jeweiligen Faktor wird die Aktivierung von Faktor X und von Thrombin herabgesetzt, die für die Bildung von Fibrin verantwortlich sind. In der Folge läuft die Blutgerinnung bei Hämophiliepatienten sehr langsam ab, die Quervernetzung der Fibrinfäden ist vermindert und die Wundheilung ist gestört. Die Patienten entwickeln großflächige Hautblutungen, Muskel- und Gelenkblutungen; durch eine gewisse Restaktivität des Faktors kann die Krankheit unterschiedlich schwer ausgeprägt sein.

Heutzutage sind v. a. die spontanen Einblutungen in große Gelenke (Hämarthrosen), v. a. die Kniegelenke, und Muskeln gefährlich für die behandelten Hämophiliepatienten, da sie zu schweren und irreversiblen Gelenkschäden führen können (▶ **Abb. 9.2**). Das Verblutungsrisiko steht heute weniger im Vordergrund.

Abb. 9.2 Kniegelenksschwellung durch Gelenkeinblutungen.

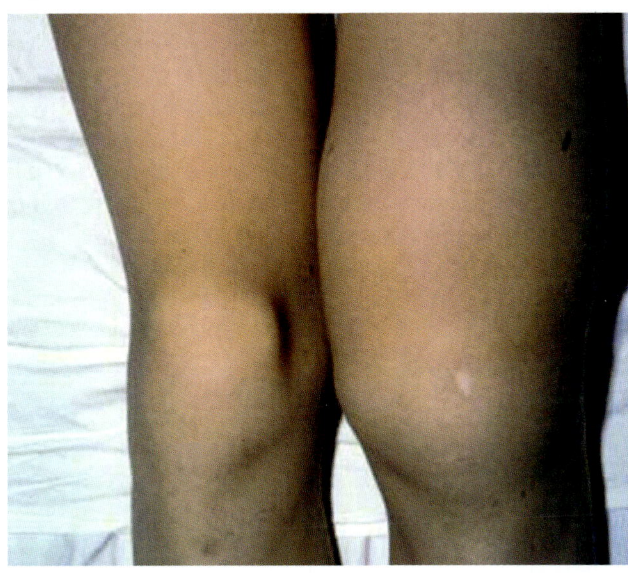

Abb. aus: Muntean E. Von-Willebrand-Jürgens-Syndrom. In: Gortner L, Meyer S, Hrsg. Duale Reihe Pädiatrie. 5. Auflage. Thieme; 2018

! Cave

Gefahrenquellen für Patienten

- Injektionen dürfen nicht intramuskulär, sondern sollten subkutan oder intravenös durchgeführt werden.
- Medikamente, die die Thrombozyten und die Blutgerinnung beeinflussen, dürfen nicht oder nur nach Absprache mit dem behandelnden Arzt eingenommen werden. Hierzu zählen: ASS, andere NSAR, andere Thrombozytenaggregationshemmer, Antikoagulanzien (Vitamin-K-Antagonisten), Heparine und Heparinoide.
- Tätigkeiten, die mit erhöhtem Verletzungsrisiko verbunden sind, sollten gemieden werden.
- Die Patienten sollten einen Notfallausweis erhalten, der regelmäßig geprüft und aktualisiert werden muss.

Symptome. Zu den gängigen Symptomen der Hämophilie zählen plötzlich auftretende, eher großflächige Blutungen in der Haut, in Muskeln und Gelenken. Es kommt zu stärkeren Nachblutungen nach Blutentnahmen, Verletzungen oder Operationen. Die Einblutungen in die Gelenke führen über einen längeren Zeitraum zu Arthrose, die Einblutungen in die Muskeln zur Muskelatrophie (Muskelschwund). Blutungen in den Bauchraum sowie intrakranielle Blutungen (Blutungen innerhalb des Schädels) können zum Tod führen.

Diagnostik. Sehr wichtig ist die Familienanamnese: Häufig sind viele männliche Verwandte betroffen. Durch die Untersuchung der Gerinnungsparameter im Labor und die Bestimmung der Aktivität der Gerinnungsfaktoren VIII bzw. IX kann die Diagnose bestätigt werden.

Die Blutungszeit ist bei Hämophilie normal – die Thrombozyten funktionieren physiologisch. Deshalb ist eine normale Blutungszeit vorhanden ebenso wie ein normaler Quick-Wert, allerdings ist die aktivierte partielle Thromboplastinzeit (aPTT) verlängert.

Therapie und Prognose. Die Hämophilie kann nicht geheilt werden. Um die Blutungsneigung zu kontrollieren, müssen die fehlenden Gerinnungsfaktoren von außen zugeführt werden.

Zum Zeitpunkt der Diagnosestellung können bereits irreversible Schäden am Bewegungsapparat aufgetreten sein (z. B. Gelenkversteifungen). Wichtig ist dann eine entsprechende Rehabilitationstherapie für diese Patienten.

9.1.3 Verbrauchskoagulopathie

Definition

Verbrauchskoagulopathie

Dieses Krankheitsbild ist eine schwere, lebensbedrohliche Störung der Blutstillung, bei der gleichzeitig Thromben (Blutgerinnsel) entstehen können. Sie wird auch als **disseminierte** (über den ganzen Körper verteilte) **intravasale** (alle Blutgefäße betreffende) **Koagulopathie** bezeichnet.

Ursachen und Pathophysiologie. (▶ **Abb. 9.3**) Eine Verbrauchskoagulopathie kann auftreten als Reaktion auf eine vorangegangene schwerwiegende Situation, wie z. B. schwere Verletzungen, Schock, Tumorgeschehen, Sepsis, toxische Einflüsse (v. a. Schlangengifte) oder als Komplikation von Schwangerschaften, Geburten oder Operationen.

Diese Umstände können dazu führen, dass sich in den Blutgefäßen im ganzen Körper kleine Thromben bilden. Der Körper „verbraucht" für diesen Vorgang fast alle Faktoren und Bestandteile des Blutes, die zur Herstellung der Blutgerinnsel notwendig sind (Thrombozyten und Blutgerinnungsfaktoren). Auf der einen Seite bilden sich durch die Aktivierung von Gerinnungsfaktoren im weiteren Verlauf immer mehr Gerinnsel im Körper (sog. Hyperkoagulabilität), von denen alle Organe betroffen sein können. Auf der anderen Seite fehlen die Faktoren und Bestandteile zur Gerinnung nun an anderer Stelle und das Blut kann sein Gleichgewicht (Hämostase) nicht aufrechterhalten: Es kommt zu Blutungen, zur hämorrhagischen Diathese. Noch komplizierter wird das Krankheitsbild, weil der Körper als Reaktion auf die gesteigerte Gerinnselbildung wiederum vermehrt Stoffe zur Auflösung der Thromben (Fibrinolyse) freisetzt, die dann die Gerinnung noch weiter behindern (sog. Hyperfibrinolyse) und die Blutungen noch verstärken.

Abb. 9.3 Ursachen und Pathophysiologie der Verbrauchskoagulopathie.

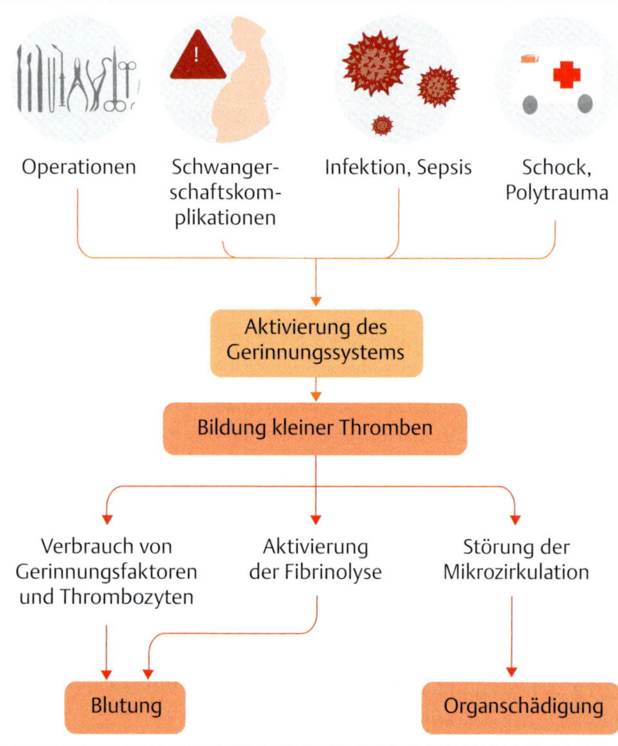

Abb. aus: I care Krankheitslehre. 2. Auflage. Thieme; 2020

Symptome. Die Erkrankung kann durch Blutungen auffallen, die nur schwer gestillt werden können. Oft handelt es sich um Schleimhautblutungen, es können aber auch andere Organe wie z. B. das Gehirn betroffen sein. An der Haut sind Petechien und Purpura (punkt- und fleckförmige Einblutungen) zu sehen, postoperativ sind Nachblutungen an den Operationswunden häufig.

Die Thromben können außerdem in den Organen kleine Gefäße verschließen. Folgen sind z. B. kleine Hautnekrosen (absterbendes Gewebe) durch Verlegung der kleinen Hautgefäße. Auch eine Proteinurie kann aufgrund der Schädigung der Nierenkapillaren auftreten sowie in einigen Fällen auch größere Thrombosen und Lungenembolien.

Der Allgemeinzustand der Patienten ist meist sehr schlecht: Sie leiden oft gleichzeitig unter Fieber, Blutdruckabfall, Hypoxie (Sauerstoffmangel im Gewebe) und einer Azidose.

Diagnostik. Die Diagnose erfolgt in erster Linie anhand der klinischen Symptome (bei meist bekanntem auslösendem Ereignis) und durch eine mehrmals täglich durchgeführte Laborkontrolle.

Therapie und Prognose. Die Therapie ist schwierig und erfordert eine intensivmedizinische Betreuung. Der meist schlechte Zustand des Patienten und die Komplikationsgefahr spielen dabei eine wichtige Rolle. Auf jeden Fall muss versucht werden, parallel die Ursache der Erkrankung zu beseitigen.

Fazit – Das müssen Sie wissen

Erkrankungen mit erhöhter Blutungsneigung

Zu erhöhter Blutungsneigung kommt es v. a. bei Erkrankungen mit Verminderung der Thrombozytenzahlen (Thrombozytopenie) und bei erblich bedingtem Fehlen von Gerinnungsfaktoren (Hämophilie A und B). Eine Notfallsituation, bei der schwere Blutungen drohen ist die sog. „Verbrauchskoagulopathie", bei der der Körper z. B. im Rahmen eines Schocks abrupt zu viel Gerinnungsfaktoren verbraucht.

Typisch für eine Hämophilie sind spontane großflächige Blutungen in Haut, Muskeln und Gelenke. Bei vorhandener Hämophilie bestehen medizinische Kontraindikationen, wie z. B. i. m.-Injektionen oder die Einnahme von Medikamenten, die die Blutgerinnung beeinflussen.
Das Krankheitsbild HUS ist gekennzeichnet durch gastroenterologische Symptome, Hämolyse, Hämorrhagie sowie Einschränkung der Nierenfunktion. Es reichen sehr geringe Bakterienanzahlen (10–100 Stück) bereits aus, um die Krankheit HUS auszulösen. Beachten Sie bei HUS die gesetzlichen Vorgaben bezüglich Meldepflicht und Behandlungsverbot.

9.2 Venenthrombose/erhöhte Thromboseneigung

Definition

Thrombose und Thrombophilie

Bei einer Thrombose wird ein Blutgefäß durch ein Blutgerinnsel (**Thrombus**) verengt („**stenosiert**") oder komplett verschlossen („**verlegt**"). Angeborene und erworbene Erkrankungen mit einer erhöhten Thromboseneigung werden unter dem Begriff **Thrombophilie** zusammengefasst.

Ursachen und Pathophysiologie. (▶ **Abb. 9.4**) Die Bildung von Blutgerinnseln (Thromben) ist grundsätzlich ein normaler Vorgang, mit dem sich der Körper bei Verletzungen von Blutgefäßen vor dem Verbluten schützt: Mithilfe der Gerinnsel werden Lecks in der Gefäßwand verschlossen. Wichtig ist jedoch, dass der Blutstillungsprozess nach dem erfolgreichen Abdichten des Lecks auch wieder gestoppt wird, damit nicht das komplette Gefäß verschlossen wird. Hier kommt das sensible Zusammenspiel von gerinnungsfördernden und gerinnungshemmenden Mechanismen zum Tragen – es ist eine der lebenswichtigen Grundlagen der Aufrechterhaltung des Blutkreislaufs im menschlichen Körper.

Problematisch wird es, wenn sich Blutgerinnsel zur falschen Zeit, am falschen Ort oder übermäßig bilden. Auslöser für eine solche Fehlsteuerung und damit die Bildung einer Thrombose sind hauptsächlich folgende 3 Mechanismen, die benannt nach ihrem Erstbeschreiber, dem Berliner Pathologen Rudolf Virchow, als **Virchow-Trias** zusammengefasst werden.

Virchow-Trias. Die Virchow-Trias setzt sich aus den 3 Hauptursachen einer Thrombose zusammen:

- **Verlangsamung des Blutstroms (sog. Blutstase)**: Durch einen Rückstau vor Engstellen eines Blutgefäßes (z. B. an Gefäßaufzweigungen oder durch arteriosklerotische Plaques) oder durch Verwirbelungen in erweiterten Gefäßabschnitten (z. B. Varizen oder Aneurysmen) kann es lokal in diesen Bereichen zu einer verringerten Blutfließgeschwindigkeit kommen. Auch durch eine Immobilisation (fehlende oder mangelnde Bewegung des Patienten, z. B. aufgrund Bettlägerigkeit) kann sich der Blutstrom wegen der fehlenden Muskelpumpe und abgeklemmter Venenabschnitte verlangsamen. Langsam fließendes Blut gerinnt eher als schnell fließendes.
- **Schädigung der Gefäßwand**: Wenn die Gefäßwand, deren Endothel physiologisch spiegelglatt ist, durch Verletzungen oder Entzündungen bereits vorgeschädigt und aufgeraut ist, setzen sich dort Blutbestandteile fest. Im Verlauf bleiben weitere Blutbestandteile hängen und der Thrombus wächst. Typische Erkrankungen, die mit solchen Endothelschäden einhergehen, sind Arteriosklerose und Hypertonie. Im venösen Bereich kommen dabei z. B. ein Krampfaderleiden oder eine chronisch-venöse Insuffizienz als Vorerkrankungen infrage. Aber auch bei diagnostischen Eingriffen können die Gefäße z. B. durch einen Katheter verletzt werden.

Abb. 9.4 Ursachen und Hauptrisikofaktoren einer Thrombose.

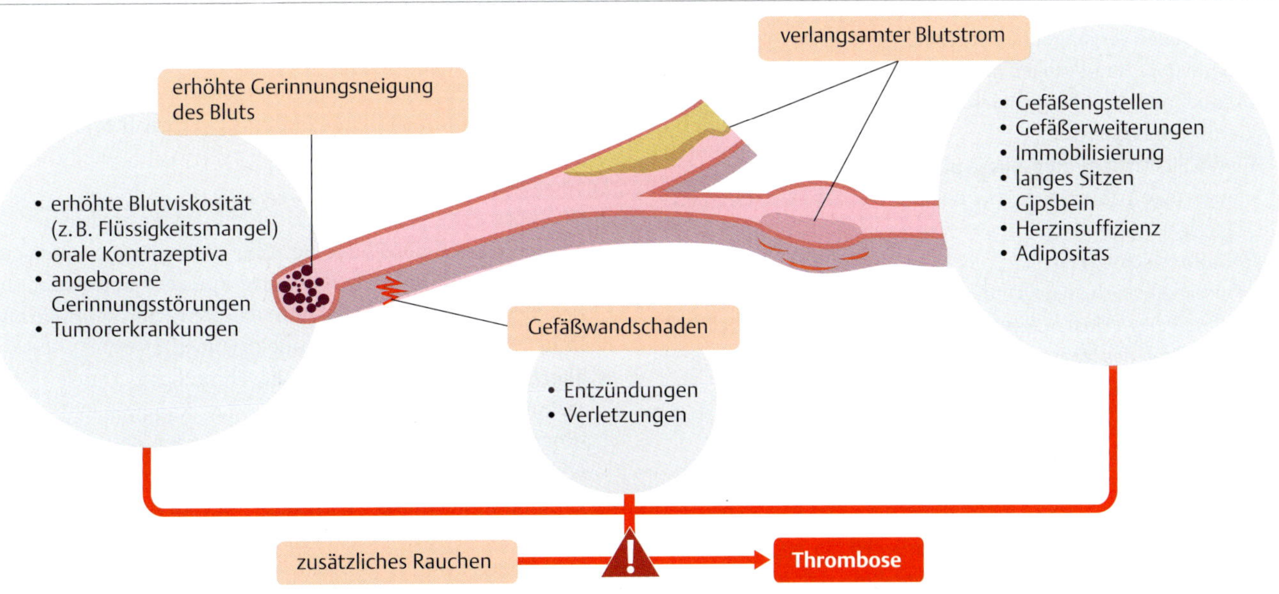

Abb. aus: I care Krankheitslehre. 2. Auflage. Thieme; 2020

- **erhöhte Gerinnungsneigung des Blutes**: Ausgelöst kann sie zum einen durch angeborene Gerinnungsstörungen, wie z. B. ein Antithrombinmangel, sein. Zum anderen neigt das „eingedickte" Blut aber auch bei einem Flüssigkeitsmangel (z. B. durch eine zu geringe Flüssigkeitsaufnahme oder nach starkem Schwitzen) eher dazu, zu gerinnen. Man spricht in diesem Zusammenhang auch von einer **erhöhten Viskosität („Zähflüssigkeit") des Blutes**.

Risikofaktoren für eine erhöhte Thromboseneigung. Wie im vorangegangenen Abschnitt erläutert, müssen zur Bildung eines pathologischen Thrombus grundsätzlich verschiedene Vorbedingungen gegeben sein, die einzeln, aber auch häufig kombiniert auftreten können. Diese drei Vorbedingungen der Virchow-Trias können wiederum auf viele einzelne Situationen zurückzuführen sein. Die Mechanismen der Virchow-Trias können v. a. durch folgende Faktoren ausgelöst werden:

- höheres Alter
- Übergewicht
- Rauchen
- Einnahme oraler Kontrazeptiva („Pille") oder anderer Hormonpräparate
- Schwangerschaft und Geburt
- Operationen
- Immobilisation des Patienten z. B. aufgrund folgender Situationen:
  - postoperativ
  - Ruhigstellung bestimmter Körperteile (z. B. durch Gipsverband)
  - Bettlägerigkeit
  - Patienten im Rollstuhl
  - Flugreisen
  - Zustand nach Apoplex (Schlaganfall) oder Lähmungserscheinungen anderer Ursachen
- Tumorerkrankungen: sog. paraneoplastische Syndrome, insbesondere bei Pankreas- oder Bronchialkarzinom
- venöse Stauungen aufgrund einer vorhandenen Rechtsherzinsuffizienz
- bereits in der Vergangenheit erlittene Thrombose
- vorhandene Erkrankungen der Venen
- vorhandene Erkrankungen der Arterien, in erster Linie Arteriosklerose und Hypertonie
- Flüssigkeitsmangel, aufgrund z. B. folgender Situationen:
  - zu geringe Trinkmenge (z. B. bei älteren Personen oder bettlägerigen Menschen)
  - erhöhtes Schwitzen
  - Flüssigkeitsverlust aufgrund von Durchfällen oder Erbrechen
  - Flüssigkeitsverlust aufgrund akuter Blutungsereignisse
- Veränderung des Hämatokrits und/oder der Blutgerinnung
  - Thrombozytose (Kap. 9.1.2)
  - Polyglobulie (Kap. 7.2)
  - Polycythaemia vera (Kap. 7.3)

Das Thromboserisiko steigt dabei verstärkt an, wenn zwei oder mehrere Risikofaktoren gleichzeitig vorliegen. So ergibt z. B. die Kombination aus Rauchen und der Einnahme der Antibabypille eine exponentiell ansteigende Gefahr für eine Thrombosebildung.

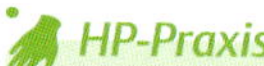

Bei vorhandener Thrombose Ursachenforschung betreiben!

Vor allem bei jüngeren Patienten, die wiederholt an ungeklärten Thrombosen leiden, kann eine (bisher unbemerkte) angeborene Thrombophilie bestehen.

Bei Frauen können auch wiederholte Fehlgeburten ein Hinweis auf eine Störung sein.

Bei älteren Patienten sind eher Tumorerkrankungen für unklare Thrombosen verantwortlich. Hier sollte man also nach einer möglichen Tumorerkrankung forschen.

Für Sie als Heilpraktiker gilt deshalb: Klären Sie mögliche Ursachen sorgfältig ab und verweisen Sie den Patienten anschließend an einen Arzt zur weiteren (bildgebenden) Diagnostik.

Lokalisationen. Von einer Thrombose können sowohl Venen als auch Arterien betroffen sein:

- **Venöse** Thrombosen treten relativ häufig auf:
  - im Bereich der tiefen Bein- oder Beckenvenen (am häufigsten): **Phlebothrombose** oder auch **tiefe Venenthrombose** genannt, da in diesem Bereich der Blutfluss allein aufgrund der Schwerkraft verlangsamt ist
  - in den Sinusvenen im Kopf: Sinusthrombose
  - in der Pfortader: Pfortaderthrombose
- **Arterielle** Thrombosen kommen z. B. im Rahmen von chronischen Durchblutungsstörungen der Gefäße an Armen und Beinen (periphere arterielle Verschlusskrankheit = pAVK) oder der Herzkranzgefäße (koronare Herzkrankheit = KHK) vor. Die Gefäßeinengungen bei pAVK und KHK entstehen v. a. durch arteriosklerotische Wandveränderungen, also Ablagerungen unter anderem von Blutfetten und Kalziumsalzen an der Gefäßwand. Mehr dazu finden Sie in Lernmodul 7: „Herz und Gefäße".

Thromboseprophylaxe. Die Thromboseprophylaxe ist bei bekannten vorhandenen Risikofaktoren eine sehr wichtige Maßnahme. Gerade bei Patienten nach OP oder bei pflegebedürftigen oder älteren Patienten sind eine gezielte Mobilisierung, Bewegungsübungen sowie eine ausreichende Flüssigkeitszufuhr und das Tragen von Thromboseprophylaxestrümpfen wesentliche Maßnahmen. Menschen mit mittlerem und hohem Thromboserisiko benötigen außerdem **Antikoagulanzien**, um die Blutgerinnung medikamentös herabzusetzen.

Diagnostik und Therapie.

- **Diagnose** einer Thrombose: Liegt eine Verdachtsdiagnose vor, werden die schmerzenden Bereiche, z. B. am Bein untersucht. Weiter werden spezielle Blutwerte im Labor untersucht. Eine tiefe Beinvenenthrombose kann man bspw. auch mithilfe einer Doppler- und Duplex-Sonografie diagnostizieren.
- **Therapiemaßnahmen** bei einer Thrombose: Durch fachgerechte Lagerung, Mobilisierung und Kompressionstherapie (Kompressionsverband, medizinische Strümpfe) wird die Geschwindigkeit des Blutflusses erhöht. Zur Vorbeugung werden gerinnungshemmend wirkende Medikamente verabreicht (z. B. Heparin oder Marcumar). Sofern sich bereits ein Thrombus (Blutgerinnsel) gebildet hat, kann dieser durch eine Thrombolyse medikamentös (Fibrinolytika) abgebaut werden oder operativ entfernt werden.

9.2.1 Thrombozytose

Definition

Thrombozytose

Eine **Thrombozytose** ist eine zu hohe Anzahl von Thrombozyten im Blut. Man spricht davon bei mehr als 450 000 Thrombozyten/µl Blut. Eine Thrombozytose kann eine mögliche und gefährliche Ursache einer erhöhten Thromboseneigung darstellen. Je höher dabei die Thrombozytenzahl steigt, desto höher steigt damit auch das Thromboserisiko.

Formen. Dabei wird zwischen einer **primären** und einer **sekundären Thrombozytose** unterschieden. Die primäre Form liegt vor, falls sich die Thrombozytenzahlen erhöhen, ohne dass dafür eine konkrete Ursache zu finden ist. Diese Form wird auch als **essenzielle Thrombozytose** (oder **essenzielle Thrombozythämie**) bezeichnet. Bei der sekundären Form liegt die Ursache wiederum in einer anderen Grunderkrankung.

! Cave

Weitere Behandlung notwendig!

Schicken Sie einen Patienten mit Thrombozytose zur weiteren Abklärung der Ursachen sowie zur notwendigen Behandlung zu einem Arzt. Da eine Thrombozytose zu einer (arteriellen oder venösen) Thrombose und im weiteren Verlauf zu einer Embolie führen kann, handelt es sich dabei um eine potenziell lebensbedrohliche Situation, die deshalb schulmedizinisch behandelt werden muss.

Essenzielle Thrombozythämie. Bei der essenziellen Thrombozythämie vermehren sich die Thrombozyten unkontrolliert im roten Knochenmark (Thrombozytenzahlen > 1 000 000/µl Blut).

Die Ursachen dieser neoplastischen Erkrankung sind noch nicht bekannt. Vermutet wird allerdings – ähnlich wie bei der Polycythaemia vera – ein Gendefekt an den blutbildenden Stammzellen. Von dieser Krankheit sind etwas mehr Männer als Frauen betroffen. Der Erkrankungsgipfel liegt um das 60. Lebensjahr.

Sekundäre Thrombozytose. Besteht eine Thrombozytose, ist dies in den meisten Fällen eine sekundäre Form, also eine Folge eines Ereignisses. Häufige zugrunde liegende Situationen sind z. B.:

- Schwangerschaft
- Infektionskrankheiten
- Arzneimittel
- Operationen
- Eisenmangelanämie (es wird vermutet, dass das kompensatorisch vermehrt ausgeschüttete Erythropoetin auch auf die Bildung von Thrombozyten wirkt)
- chronische Entzündungen wie z. B. chronisch-entzündliche Darmerkrankungen
- rheumatoide Arthritis, Vaskulitiden, Kollagenosen, Sarkoidose
- Leukämie
- Polycythaemia vera
- Zustand nach Splenektomie (Entfernung der Milz)

Symptome. Bei den meisten Patienten wird die Erhöhung der Thrombozyten zufällig entdeckt. Beschwerden bleiben in vielen Fällen unbemerkt und können evtl. in Form von Durchblutungsstörungen auftreten, die durch die erhöhte Thrombozytenzahl hervorgerufen werden (z. B. Kopfschmerzen, Schwindel, Ohrensausen). Außerdem kann die Milz vergrößert sein.

Bei der essenziellen Thrombozythämie können aufgrund der zusätzlichen Funktionsbeeinträchtigung der Thrombozyten sowohl Blutungen als auch Thrombosen auftreten. In manchen Fällen geht diese Erkrankung in eine akute Leukämie über.

Diagnostik. Die Diagnose ergibt sich durch die erhöhte Thrombozytenzahl. Darüber hinaus sollten weitere Blutlaborparameter untersucht werden, was evtl. ermöglicht, eine zugrunde liegende Erkrankung zu diagnostizieren.

Therapie. Neben der Behandlung der Grunderkrankung kommen medikamentöse Aggregationshemmer, wie z. B. ASS 100 mg täglich, zum Einsatz, um die Bildung einer Thrombose zu vermeiden.

Transferbeispiel

Beinvenenthrombose

Eine 37-jährige Patientin sucht ihren Heilpraktiker auf. Ganz freudig berichtet sie, dass sie nun endlich schwanger sei – nach jahrelangen erfolglosen Versuchen und unzähligen medizinischen Interventionen. Die Freude ist riesig. Der Heilpraktiker solle sie nun „mit allen möglichen Mittelchen“ unterstützen, um ihr Kind mit allen wichtigen Nährstoffen zu versorgen. Vor allem Vitamin B_{12} und Folsäure sowie auch Magnesium und andere Mineralstoffe sollten zum Einsatz kommen, zumal sie immer wieder Krämpfe habe und so ein komisches Ziehen in der rechten Wade spüre. Der Heilpraktiker wird hellhörig. Ein Ziehen? Vorsichtig untersucht er seitenvergleichend die Beine der Patientin, kann jedoch keinen wesentlichen Unterschied feststellen. Da der Heilpraktiker jedoch von der Patientin weiß, dass sie trotz Schwangerschaft immer noch raucht, schickt er sie umgehend zu einem Arzt. Dort bestätigt die Doppler-Untersuchung den Verdacht auf eine tiefe Beinvenenthrombose.

Eventuelle personenbezogene Daten fiktiv, Fallbeispiel frei erfunden.

Fazit – Das müssen Sie wissen

Thrombose

Typische Risikofaktoren für eine Thrombose sind die Erhöhung des Hämatokrits (z. B. durch eine Thrombozytose oder Flüssigkeitsmangel), außerdem Faktoren wie Ruhigstellung der Extremitäten, Rauchen, Übergewicht, Operationen.

Typische Warnzeichen für eine Thrombose sind Schmerzen, Ziehen in der Wade und Umfangszunahme des Unterschenkels.

Hat sich ein Thrombus im venösen System gebildet, besteht akute Lebensgefahr durch eine Lungenembolie.

Eine Veränderung der Blutzusammensetzung kann auch durch ein Karzinomgeschehen bedingt sein.

9.3 Vertiefungsfragen zu Störungen der Hämostase

Vertiefungsfragen

Frage 1

Erklären Sie, warum es auf Langstreckenflügen zu einer Thrombose kommen kann.

Musterlösung:

Bei Flugreisen, insbesondere bei Langstreckenflügen, wirken mehrere Faktoren zusammen, die die Entstehung einer venösen Thrombose begünstigen können: Gleich vorweg: In den allermeisten Fällen von Reisethrombosen bestand bereits vor der Flugreise ein individuell erhöhtes Thromboserisiko. Das bedeutet, dass bei gesunden Flugreisenden ohne erhöhtes Thromboserisiko die Thrombosegefahr minimal ist. Bei Menschen, die jedoch z. B. rauchen und/oder die Antibabypille einnehmen oder bereits venöse Vorschädigungen aufweisen, sieht dies anders aus. Hinzu kommen dann die (vorübergehende) Immobilität im Flugzeug (sitzende Position ohne größere Bewegungsmöglichkeiten) und teilweise Flüssigkeitsmangel durch eine zu geringe Trinkmenge (damit der Gang zur Toilette vermieden werden kann).

Frage 2

Bei Ihrem Patienten liegt mit 15 000 Leukozyten pro mm³ Blut eine Leukozytose vor. Besteht dadurch das erhöhte Risiko einer Thrombosebildung?

Musterlösung:

Da den weitaus größten Anteil am Hämatokrit die Erythrozyten ausmachen, hat eine Erhöhung der Leukozyten keinerlei Auswirkungen. Somit besteht kein erhöhtes Thromboserisiko.

Frage 3

Ein Patient leidet unter einer angeborenen hämolytischen Anämie. Besteht bei diesem Patienten eine erhöhte hämorrhagische Diathese?

Musterlösung:

Eine hämolytische Anämie ist ein vorzeitiges Zugrundegehen von Erythrozyten. Da hiervon jedoch weder Thrombozyten noch Gerinnungsfaktoren betroffen sind, besteht keine Gefahr einer erhöhten Blutungsneigung.

Frage 4

Sehen Sie sich die nachfolgenden Aussagen an und bewerten Sie, ob sie richtig oder falsch sind.

1. Thrombozyten machen den kleinsten Anteil am Hämatokrit aus.
2. Lymphozyten sind mengenmäßig die häufigsten Leukozyten.
3. Veränderungen des Hämatokrits haben immer gleichzeitig Veränderungen der BSG zur Folge.
4. Das Gerinnungssystem wird durch Antithrombin III aktiviert.
5. Die Hämophilie ist individuell unterschiedlich intensiv ausgeprägt.
6. Die Verbrauchskoagulopathie lässt sich durch die sofortige Gabe von Cumarinen relativ gut behandeln.
7. Eine Hämolyse kann nicht nur durch Krankheitserreger hervorgerufen werden.
8. Im Rahmen der Hämostase kommt es zu einer reflektorischen Vasokonstriktion.
9. Marcumar, Heparin sowie ASS (Acetylsalicylsäure) werden zur Thromboseprophylaxe eingesetzt.
10. Eine fehlende Einblutung in ein größeres Gelenk schließt eine Hämophilie differenzialdiagnostisch aus.
11. Injektionen in die Muskulatur sind bei bekannter Hämophilie B kontraindiziert.
12. Eine hämorrhagische Diathese kann nur aufgrund eines Defekts des Gerinnungssystems auftreten.

Musterlösung:

1. *falsch*
2. *falsch*
3. *falsch*
4. *falsch*
5. *richtig*
6. *falsch*
7. *richtig*
8. *richtig*
9. *richtig*
10. *falsch*
11. *richtig*
12. *falsch*

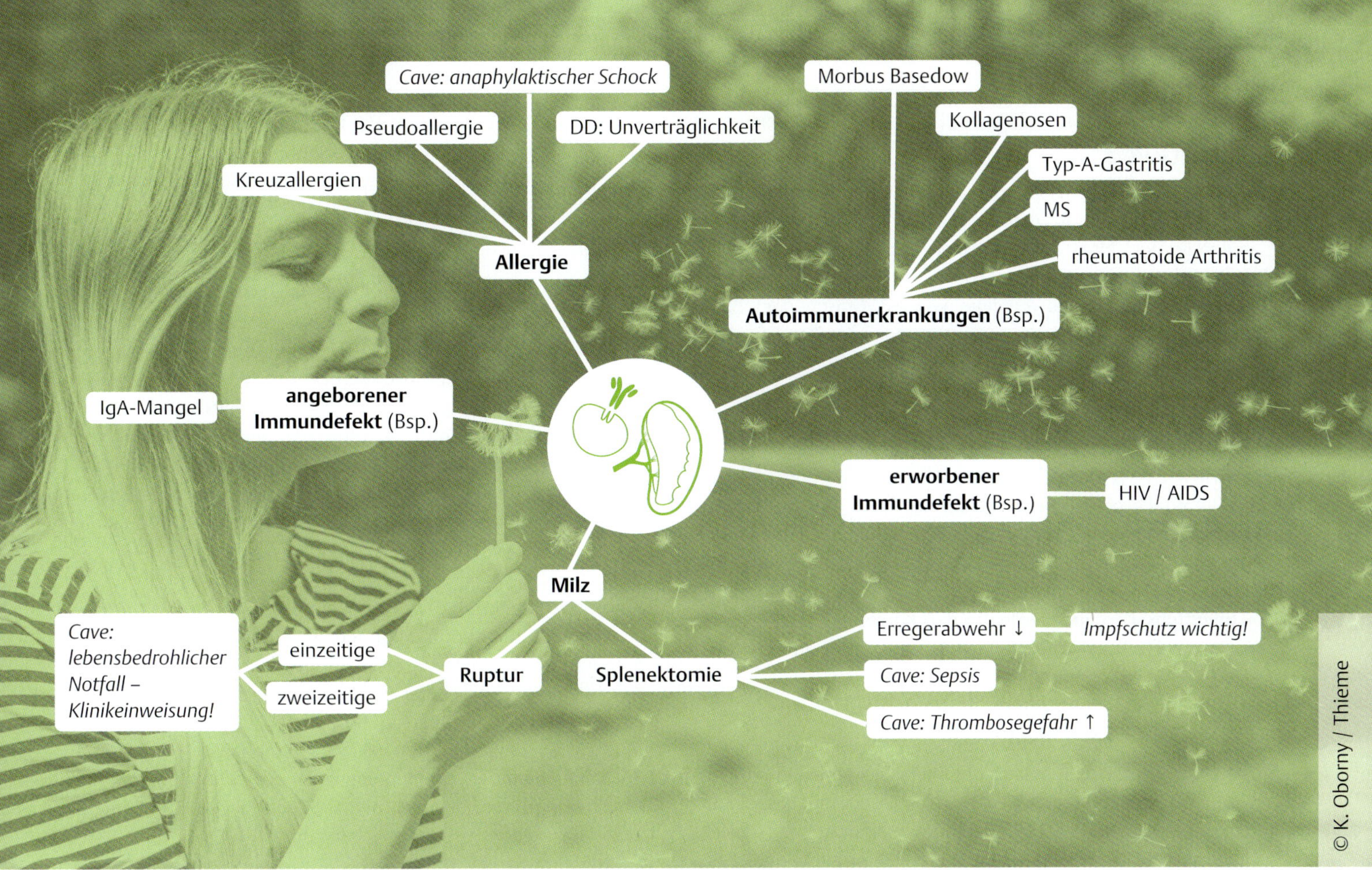

10 Erkrankungen des Immunsystems

10.1 Allergien

Definition

Allergie

Unter einer Allergie versteht man eine überschießende Reaktion des Immunsystems auf sog. Allergene. Dies sind bestimmte Antigene (Zelloberflächenmerkmale von organischen Stoffen), die für den Menschen im Grunde harmlos sind, die allerdings bei Patienten mit einem sensiblen Immunsystem von diesem im gleichen Maße bekämpft werden, als handelte es sich um einen gefährlichen Krankheitserreger.

Atopie. Unter dem Begriff „Atopie“ versteht man die grundsätzliche **Bereitschaft** eines Organismus, überhaupt allergisch zu reagieren. Ob allerdings eine Allergie im Laufe des Lebens eines Atopikers tatsächlich ausgebildet wird oder nicht, spielt für diese Definition keine Rolle.

Warum ein bestimmter Mensch die Bereitschaft zur Allergie besitzt, ist letztlich noch nicht ganz geklärt. Eine wichtige Rolle spielen dabei genetische Faktoren, die vererbt werden können. Auch andere Ursachen und/oder Auslöser werden diskutiert.

Insbesondere zählen folgende Erkrankungen zu einer Atopie bzw. zum sog. **atopischen Formenkreis**:

- allergisches Asthma
- allergische Rhinitis („Heuschnupfen“, meist saisonal gehäuft mit heftigen Niesattacken und behinderter Nasenatmung)
- Neurodermitis bzw. atopisches Ekzem

Oft durchläuft ein Atopiker im Laufe seines Lebens mehrere Phasen dieser Krankheiten, die immer wieder wechseln können. Dabei kann es z. B. sein, dass im Kindesalter sich zunächst eine Neurodermitis zeigt, diese dann plötzlich von selbst verschwindet und anschließend sich ein allergischer Schnupfen ausbildet, der langsam in ein allergisches Asthma übergeht. Hier spricht man von einem **Etagenwechsel**.

Typische **Atopiezeichen** können z. B. sein: Fehlen der seitlichen Augenbrauen (**Hertoghe-Zeichen**) oder der **weiße Dermografismus**. Die Haut reagiert physiologisch auf einen mechanischen Reiz (z. B. Kratzen) mit einer Rotfärbung. Bleibt diese Rötung aus und die Hautstelle verblasst eher, dann spricht man vom weißen Dermografismus.

10.1.1 Pathophysiologie der Allergie

Ebenso wie bei einer normalen Immunreaktion zur Bekämpfung eines Krankheitserregers, muss der Organismus auch bei der Ausbildung einer Allergie zuvor bereits mit diesem speziellen Antigen in Berührung gekommen sein, um Antikörper dagegen auszubilden. Diesen **Erstkontakt** nennt man **Sensibilisierung**. Bei einem zweiten Kontakt mit diesem Antigen tritt dann die (übersteigerte) Immunantwort ein.

Allergenformen – Unterscheidung nach dem Eintrittsweg

Grundsätzlich kann der Mensch auf alle vorhandenen Antigene allergisch reagieren. Bezüglich des Weges, auf dem ein Antigen in den Körper eintritt, unterscheidet man folgende **Allergenformen**:

- **Inhalationsallergene**: Antigene, wie z. B. Gräser- oder Pflanzenpollen, Schimmelpilze, Tierhaare oder der Kot der Hausstaubmilbe werden über die Atemwege aufgenommen.
- **Ingestionsallergene** werden über die Nahrung und die Verdauung in den Körper gebracht. Hierzu zählt in erster Linie die Nahrungsmittelallergie (z. B. Nüsse, Fischeiweiße, Obst etc.), jedoch auch z. B. eine Arzneimittelallergie.
- **Kontaktallergene**: Hierbei reicht der bloße Kontakt mit der Haut, um eine Allergie auszubilden. Häufige Allergene sind ebenfalls Tierhaare sowie Nickel, Latex, Pflasterklebestoff, Salben- und Cremeinhaltsstoffe.
- **Injektionsallergene** werden in den Körper injiziert, wie Arzneimittel (z. B. Lokalanästhetika), Kontrastmittel, Insektengifte.

Allergieformen – Unterscheidung nach der ablaufenden Pathophysiologie

Bezüglich des genauen Ablaufs der überschießenden Immunantwort sowie der Zeit bis zur Reaktion des Körpers auf das vorhandene Allergen und die beteiligten Immunfaktoren unterscheidet man zusätzlich vier verschiedene Formen einer Allergie:

Allergische Reaktion vom Typ I (Soforttyp). Dieser Allergietyp ist die häufigste Allergieform. Hierzu zählen z. B. die Pollen- oder Nahrungsmittelallergien. Innerhalb von Sekunden bis Minuten nach dem Zweitkontakt mit dem Allergen beginnt die überschießende Immunantwort. Die Hauptakteure sind hierbei die Antikörper IgE, die gleichzeitig an das Antigen, an Mastzellen und an basophile Granulozyten binden. Dadurch werden **Histamin** und andere **Entzündungsmediatoren** freigesetzt, was meist zu deutlichen Symptomen führt: Histamin bewirkt an den Blutgefäßen eine Vasodilatation (Weitstellung der Gefäße) und eine erhöhte Permeabilität der Kapillaren (erhöhte Durchlässigkeit für Plasma und Immunzellen in das Interstitium). Die Folge davon ist meist eine **Ödembildung** z. B. auf der (Nasen-)Schleimhaut (→ allergische Rhinitis) oder am Kehldeckel. Allerdings wirkt Histamin an der restlichen glatten Organmuskulatur komplett gegensätzlich: Hier kommt es zur Konstriktion (Zusammenziehung, Verengung). Dies führt z. B. an den Bronchien zu einem Bronchospasmus (allergisches Asthma bronchiale) oder an der Muskelschicht des Darms zu einer erhöhten Peristaltik. Außerdem reizt Histamin die Schmerzrezeptoren, sodass der typische Entzündungsschmerz oder Juckreiz auftritt. Die meisten Allergien vom Soforttyp sind verhältnismäßig harmlos, können aber in Extremfällen zum Tod führen **(anaphylaktischer Schock).**

Allergische Reaktionen vom Typ II (zytotoxischer Typ). Die Reaktionen dauern Stunden bis Tage. Dabei handelt es sich z. B. um Transplantatabstoßungen. Körpereigene Antikörper docken an die Antigene auf der Zelloberfläche des Spenderorgans an, was wiederum zur Phagozytose der markierten Zellen führt.

Allergische Reaktionen vom Typ III (Immunkomplextyp). Hierbei verbinden sich im Blut zirkulierende Antikörper und Antigene (= Immunkomplex). Diese Immunkomplexe lagern sich anschließend in bestimmten Geweben ab und es kommt dort zu einer nachfolgenden allergischen Reaktion auf die Immunkomplexablagerung. Ein typischer Vertreter dieses Typs ist z. B. die Immunkomplex-Glomerulonephritis (siehe Lernmodul 10: „Urogenitalsystem“). Weitere Beispiele sind allergische Gefäßentzündungen (Vaskulitiden – siehe Lernmodul 7: „Herz und Gefäße“) oder die sog. Farmer-Lunge (Kap. 3.4).

Allergische Reaktionen vom Typ IV (Spättyp). In diese Gruppe fallen z. B. die Kontaktallergien, die eine Reaktionszeit nach dem Allergenkontakt von ca. 1–3 Tagen benötigen. Der pathophysiologische Ablauf gleicht der Reaktion vom Soforttyp, allerdings braucht der Spättyp dazu etwas länger und wird wesentlich durch die Aktivität der T-Lymphozyten bestimmt. Auch hier benötigt das Immunsystem einen Erstkontakt, um zunächst ein Immungedächtnis zu bilden, bevor es bei einem Zweitkontakt allergisch reagieren kann.

Kreuzallergie

Bestimmte einzelne Allergene besitzen eine ähnliche Oberflächenstruktur, sodass das Immunsystem in diesem Fall im Laufe der Zeit nicht mehr in der Lage ist, die ähnlichen Antigene eindeutig zu unterscheiden. So kann es z. B. sein, dass ein Patient, bei dem eine bekannte Allergie gegen Birkenpollen besteht, u. a. auch allergisch auf den Verzehr von Äpfeln reagiert. Diesen Vorgang nennt man **Kreuzallergie**, der relativ häufig vorkommt. Auch zwischen anderen Pollen und Nahrungsmitteln können sich Kreuzallergien entwickeln.

Pseudoallergie

Der Unterschied zwischen einer „echten“ Allergie und einer **Pseudoallergie** besteht darin, dass bei der Pseudoallergie zwar eine Aktivierung der Mastzellen und eine nachfolgende Histaminausschüttung erfolgt, aber ansonsten keine IgE-Antikörper und keine weiteren Bestandteile des Immunsystems beteiligt sind. Das bedeutet auch, dass **keine Sensibilisierungsphase mit Erstkontakt** notwendig ist, um eine überschießende Immunantwort auszulösen. Bei der Pseudoallergie reicht somit der erste Kontakt aus. Man spricht bei einer Pseudoallergie **nicht** von einer immunologischen Reaktion. Unter anderem können bestimmte Arzneimittel, wie z. B. Röntgenkontrastmittel, direkt auf die Mastzellen einwirken, sodass diese sofort Histamin ausschütten und die meist massive Reaktion einleiten.

Lerntipps

Abgrenzung Nahrungsmittelunverträglichkeiten

Gerade in der Heilpraktikerpraxis suchen häufig Patienten mit Unverträglichkeitsreaktionen z. B. auf Nahrungsmittel medizinischen Rat. Wird ein Nahrungsmittel nicht vertragen, gibt es neben **Allergien**, bei denen eine überschießende Reaktion des Immunsystems auf eigentlich harmlose Eiweiße (Allergene) ursächlich ist, noch weitere Ursachen. Zum Beispiel können bestimmte Verdauungsenzyme, wie die Laktase fehlen, sodass einzelne Nahrungsbestandteile im Verdauungstrakt nicht richtig aufgespalten werden können. Man spricht dann von einer **Maldigestion**. Eine weitere Ursache für eine Nahrungsmittelunverträglichkeit ist das Fehlen von bestimmten Transportern im Darm, sodass ein bestimmter Nahrungsmittelbestandteil (z. B. die Fruktose) nicht ins Blut aufgenommen werden kann. In diesem Fall spricht man von einer **Malabsorption**.
Die Symptome der verschiedenen Nahrungsmittelunverträglichkeiten ähneln sich zwar teilweise, es liegen jedoch völlig unterschiedliche Pathomechanismen zugrunde. Diese sollten Sie in der Prüfung strikt unterscheiden können!

10.1.2 Symptome der Allergie

Symptome einer Allergie können lokal auf den Allergen-Eintrittsort begrenzt sein oder sich in schwerwiegenderen Fällen systemisch auf den gesamten Körper ausbreiten. Solche systemischen Reaktionen können **lebensbedrohlich** werden.

- **Lokale Allergie**: Je nach Eintrittsort sind beim Soforttyp meist die Nase, die Atemwege und/oder die Augen betroffen. Dabei kommt es zum Nasenlaufen und Schnupfensymptomen, an den Bronchien zu einem Bronchospasmus, zur Atemnot und zu typischen Asthma-bronchiale-Symptomen sowie zu einer Konjunktivitis (Bindehautentzündung). Bei einer Kontaktallergie (meist vom Spättyp) kann eine allergische Kontaktdermatitis (mit Rötung der Haut, Schwellung, Juckreiz) auftreten.
- **Systemische Allergie**: Im Extremfall droht bei Reaktionen des gesamten Organismus die Gefahr eines **anaphylaktischen Schocks** mit deutlicher Schocksymptomatik und möglichem Atem- und Kreislaufstillstand. Einzelheiten dazu finden Sie im Lernmodul 18: „Notfälle und kritische Situationen" im Kapitel zum anaphylaktischen Schock.

! Cave

Anaphylaktischer Schock

Bei einem anaphylaktischen Schock handelt es sich um einen lebensbedrohlichen Zustand, bei dem es sehr rasch fortschreitend zu einem Atemstillstand und zu einem massiven Kreislaufversagen kommen kann. Da es sich bei einem anaphylaktischen Schock um einen Notfall handelt, müssen Notfallmaßnahmen eingeleitet werden (siehe Lernmodul 18: „Notfälle und kritische Situationen").

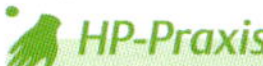

HP-Praxis

i. v.-Injektionen und anaphylaktischer Schock

Falls sich ein anaphylaktischer Schock während einer i. v.-Injektion entwickelt (aufgrund einer allergischen Reaktion auf die injizierte Substanz), muss die Injektion sofort abgebrochen werden. Allerdings sollte der Zugang in der Vene belassen werden, um dadurch einen Notfallzugang zum Blutgefäßsystem des Patienten zu sichern.

10.1.3 Diagnostik der Allergie

Bei der allergologischen Diagnostik geht es hauptsächlich darum, die auslösenden Allergene zu identifizieren. Je nach vermutetem Auslöser können neben einer gründlichen Anamnese und einer körperlichen Untersuchung verschiedene Allergietestungen durchgeführt werden. Hierzu stehen verschiedene Hauttests (z. B. Prick-Test oder Scratch-Test) zur Verfügung, bei denen unterschiedliche Allergensubstanzen auf Testfeldern in oder auf die Haut aufgebracht werden. Nach 20 Minuten kann das Ergebnis an der Haut abgelesen werden. Aus der jeweiligen Intensität der lokalen Immunreaktion kann anschließend das Vorliegen einer Allergie gegen bestimmte Substanzen abgeleitet werden.

! Cave

Allergietest

Auch wenn in der Regel die allergische Reaktion eines Testfeldes bei einem Hauttest lokal begrenzt ist, so kann es doch zu einer systemischen Reaktion des Körpers bis hin zum massiven Schockgeschehen kommen. Deshalb ist es wichtig, den Patienten während der Testdurchführung und vor allem danach sorgfältig zu beobachten und bei auftretenden Symptomen sofort zu reagieren.

Zusätzlich zu den gängigen Hauttestverfahren kann eine Blutuntersuchung Aufschluss bringen. Häufig sind bei einer Typ-I-Allergie die eosinophilen Granulozyten sowie die IgE-Antikörper deutlich erhöht. Allerdings ergibt eine Infektion mit Parasiten (z. B. ein Wurmbefall des Darms) den gleichen Untersuchungsbefund, sodass dies noch nicht für eine Allergie beweisend ist. Deshalb kommt häufig ein weiteres Bluttestverfahren zur Anwendung: der **RAST** (Radio-Allergo-Sorbent-Test), bei dem im Blut gezielt nach spezifischen IgE-Antikörpern gegen bestimmte Allergene oder Allergengruppen gesucht werden kann. Jedoch zählt dieses Testverfahren nicht zur Routinediagnostik.

Eine weitere Gruppe der Allergietestung gibt es: Provokationstests. Dabei wird dem Patienten die vermutete allergieauslösende Substanz direkt zugeführt (z. B. durch Inhalation des Allergens). Anschließend beurteilt man die Schwere der allergischen Reaktion. Da dieses Testverfahren lebensgefährlich sein kann, versteht es sich von selbst, dass es nicht (mehr) angewendet werden sollte.

10.1.4 Schulmedizinische Therapie der Allergie

Die schulmedizinische Therapie von Allergien setzt sich aus verschiedenen Säulen zusammen:

- **Expositionsprophylaxe**: Dies ist das schlichte Meiden von Allergenen. Man spricht auch von einer **Allergenkarenz**. Der (zwischenzeitliche) Kuraufenthalt im Hochgebirge oder an Nord- oder Ostseeküste (geringere Pollenbelastung) kann z. B. zumindest eine vorübergehende Linderung bringen. Zum Meiden der allergieauslösenden Ursachen gehört aber z. B. auch die Umstellung des Speiseplans, das Abgeben von Haustieren oder der Austausch von Bettwäsche und Matratze.
- **Hyposensibilisierung/Desensibilisierung**: Einige Jahre lang wird dem Patienten in regelmäßigen Abständen (z. B. wöchentlich) eine Allergenlösung subkutan zugeführt. Ziel dieser Behandlung ist die Desensibilisierung des Organismus für das Allergen, also die Gewöhnung des Immunsystems an das Antigen. Aber auch dadurch kann ein anaphylaktischer Schock ausgelöst werden. Deshalb sollte der Patient auch in diesem Fall bis zu ca. einer halben Stunde nach Allergenverabreichung in der Praxis beobachtet werden!
- **Medikamentöse Therapie**: Hier kommen verschiedene Wirkstoffgruppen zur Anwendung: Antihistaminika binden das freigesetzte Histamin. Glukokortikoide vermindern die Entzündungsreaktion und insbesondere vorhandene Schleimhautödeme. Inhalative Beta-Sympathomimetika erweitern die Bronchialmuskulatur (insbesondere bei Asthma bronchiale). Ein Notfallset, das Patienten mit bekannter Neigung zu massiven anaphylaktischen Reaktionen prophylaktisch bei sich tragen, besteht häufig aus Glukokortikoiden und Adrenalin zur Kreislaufstabilisierung. Dieses Notfallset kann der Patient in einer schwerwiegenden Situation selbstständig und frühzeitig anwenden.

Transferbeispiel

Notfall: gefährlicher Nusskuchen

Es ist Sommer, ein wunderbarer Tag mit strahlend blauem Himmel. Endlich mal ein Tag zum Entspannen! Doch plötzlich ruft die Nachbarin panisch um Hilfe. Sie fallen fast aus Ihrem Liegestuhl und hopsen kurz über den Zaun zu den Nachbarn, wo Sie bereits von der Mutter eines 10-jährigen Jungen aufgeregt auf der Terrasse empfangen werden. „Sie sind ja nur Heilpraktiker, aber vielleicht können Sie uns ja doch helfen.“ Dass für Diskussionen gerade sehr wenig Zeit ist, ergibt sich aus dem Anblick des Jungen: An den unbedeckten Hautpartien ist deutlich eine Urtikaria ersichtlich, außerdem gibt der kleine Patient ein pfeifendes Atemgeräusch von sich. „Vor dem Nusskuchen war noch alles in Ordnung“, so die Mutter. Sie erkennen den Notfall sofort und reagieren entsprechend: Vitalzeichenüberprüfung (Patient ansprechbar, Atmung und Kreislauf eingeschränkt vorhanden), Durchführung des Notrufs, Lagerung mit erhöhtem Oberkörper, weitere engmaschige Überprüfung der Vitalzeichen inkl. Blutdruckmessung und schließlich die Organisation der Einweisung des Rettungshubschraubers auf dem benachbarten freien Feld mithilfe weiterer Nachbarn. In der Klinik erholt sich der Junge aufgrund der medikamentösen Therapie zusehends und kann nach 2 Tagen die Klinik unbeschadet wieder verlassen.

Puh, nochmal gut gegangen – und jetzt ist endlich Zeit für Diskussionen über das Thema Heilpraktiker und Notfallmaßnahmen.

Eventuelle personenbezogene Daten fiktiv, Fallbeispiel frei erfunden.

Fazit – Das müssen Sie wissen

Allergien

Eine Allergie ist eine übersteigerte Reaktion des Immunsystems auf einen an sich harmlosen Reiz. Allergien können harmlos bis zu akut lebensbedrohlich sein. Häufig verursachen Arzneimittel, Pollen, Schimmelpilze, Tierhaare oder Nahrungsmittel eine allergische Reaktion.

Allergene können auf vier verschiedenen Wegen in den Körper gelangen: Inhalation, Ingestion, Kontakt, Injektion.

Gleichzeitig gibt es 4 verschiedene Arten der Reaktion eines Organismus auf einen Reiz. Deshalb unterscheidet man allergische Reaktionen vom Typ I–IV. Die im Alltag häufigste Allergieform, die zum typischen "Heuschnupfen" führt und zu der auch die "Wespenstichallergie" gehört, ist die Allergie vom Typ I.

10.2 Autoimmunerkrankungen

Definition

Autoimmunerkrankungen

Bei einer Autoimmunerkrankung richtet der Körper seine Immunabwehr gegen körpereigene Zellantigene, die fälschlicherweise als fremd erkannt werden, und bildet daraufhin **Autoantikörper** gegen diese Zellen. Die Phagozytose und somit die Zerstörung des betroffenen Gewebes ist dabei die Folge. Autoimmunerkrankungen können grundsätzlich an allen Organsystemen auftreten. Sie können dabei lokal begrenzt bleiben oder den gesamten Körper betreffen.

Pathophysiologie. Die Ursache von Autoimmunerkrankungen ist bisher unklar. Man geht jedoch davon aus, dass eine Kombination aus genetischer Vorbelastung und aus Umwelteinflüssen (zum Teil Infektionen) vorliegt.

Der eigentliche Fehler des Immunsystems liegt daran, nicht mehr zwischen „körpereigen“ und „körperfremd“ unterscheiden zu können. Der Erwerb dieser wichtigen Eigenschaft, die die B- und T-Lymphozyten betrifft, nennt man **Prägung**. Ist zunächst der falsche Prozess der Immunantwort durch das Signal der Lymphozyten angestoßen, läuft danach eine vollkommen „normale“ Immunreaktion ab: Antikörper werden gebildet, die anschließend körpereigene Zellen markieren und praktisch zur Vernichtung freigeben. Die ausführenden Phagozyten hinterfragen dabei nicht ihren Auftrag und zerstören blind jede Zelle, die durch einen Autoantikörper markiert wurde. Die Folge davon sind häufig chronische Entzündungen des betroffenen Gewebes.

Beispiele. Fast alle Organe und Gewebe können von einer Autoimmunreaktion betroffen sein. Mittlerweile gibt es mehr als 60 Erkrankungen, die auf autoimmunologische Prozesse zurückzuführen sind. Bei manchen dieser Erkrankungen – allerdings nicht bei allen – können spezifische Autoantikörper (wie z. B. der bekannte Rheumafaktor) nachgewiesen werden. Folgende Erkrankungen zählen zu den Autoimmunerkrankungen:

- Morbus Basedow: eine spezielle Form der Hyperthyreose (Schilddrüsenüberfunktion)
- Diabetes mellitus Typ 1: Insulinproduzierende Zellen der Bauchspeicheldrüse werden zerstört.
- Typ-A-Gastritis: eine Form der chronischen Magenschleimhautentzündung, ausgelöst durch die Bekämpfung der Magenschleimhaut
- multiple Sklerose (MS): Autoantikörper richten sich gegen die Zellen der sog. Markscheiden der Nervenzellen.
- rheumatoide Arthritis: Die Zellen des Gelenkknorpels werden irreversibel zerstört.
- Kollagenosen, wie z. B. die systemische Sklerodermie: Im gesamten Körper werden alle Bereiche, die aus Bindegewebe bestehen, angegriffen.

Symptome und Diagnostik. Die jeweiligen Symptome einer Autoimmunerkrankung richten sich grundsätzlich nach dem betroffenen Organ bzw. Gewebe und sind aus diesem Grund völlig unterschiedlich. Ein Symptom, das bei allen Autoimmunerkrankungen auftreten würde, gibt es nicht. Aus diesem Grund ist es häufig nicht ganz einfach, eine Autoimmunerkrankung differenzialdiagnostisch von einer „normalen" Erkrankung des jeweiligen Organs zu unterscheiden.

Zum Teil ist dabei jedoch die Blutuntersuchung hilfreich: Zum einen gibt es natürlich Hinweise auf das Vorliegen einer (chronischen) Entzündungsreaktion, wie z. B. erhöhtes CRP, eine erhöhte Leukozytenzahl oder eine erhöhte BSG (bei manchen Erkrankungen tritt sogar eine Sturzsenkung auf). Zum anderen gibt es jedoch bei einigen Autoimmunerkrankungen spezielle Autoantikörper gegen das betroffene Gewebe, die evtl. im Blut zu finden sind. So kann z. B. evtl. bei Morbus Basedow der sog. TRAK-Antikörper im Blut nachgewiesen werden, der auf ein Autoimmungeschehen an der Schilddrüse hindeutet. Allerdings sind Blutuntersuchungen im Hinblick auf spezifische Autoantikörper häufig falsch negativ.

Therapie und Prognose. Die Therapie einer Autoimmunerkrankung ist sehr vielfältig und grundsätzlich abhängig von dem jeweiligen Organbefall und dessen Intensität. Medikamentöse Therapien müssen dabei häufig über einen sehr langen Zeitraum oder evtl. sogar lebenslang durchgeführt werden. Insbesondere kommen Glukokortikoide zum Einsatz, die das Immunsystem hemmen **(Immunsuppression)**, was das Fortschreiten der Erkrankung bremsen kann.

Die Prognose von Autoimmunerkrankungen ist sehr unterschiedlich und wiederum abhängig vom betroffenen Organsystem. Eine vollständige Heilung ist sehr selten. Ziel der Behandlung ist es, die Symptome zu lindern und den Krankheitsverlauf zu verzögern.

10.3 Immundefekte

Definition

Immundefekt

Als Immundefekte bezeichnet man angeborene oder erworbene Einschränkungen der Abwehrfunktion des Körpers.

Erworbene Immundefekte können z. B. verursacht werden durch:

- **Infektionen**, wie z. B. HIV-Infektionen
- Beeinträchtigung der **Blutbildung**, wie z. B. bei den Leukämien oder der Agranulozytose
- **Eiweißmangel** bei Unterernährung (alle Bestandteile des Immunsystems bestehen aus Eiweißen), insbesondere die Antikörper sind von einem ernährungsbedingten Eiweißmangel betroffen.
- **therapeutische Maßnahmen** und Arzneimittel, wie z. B. Chemotherapie oder Immunsuppressionstherapie mit Glukokortikoiden

Allen Immundefekten gemeinsam ist die vorhandene **Infektanfälligkeit**. Die Patienten infizieren sich häufiger mit Erregern, auch mit solchen, die bei gesunden Menschen unter normalen Umständen keine Symptome auslösen. Solche Erreger nennt man auch **opportunistische Erreger**. Die Infektionen verlaufen zudem schwerer und langwieriger. Auch die Infektionen mit multiresistenten Erregern (Krankheitserreger, gegen die Antibiotika wirkungslos bleiben) spielen eine immer größere Rolle.

Auch bei Impfungen gibt es Unterschiede zu gesunden Personen. Bei einem Immundefekt müssen bestimmte Impfstrategien eingehalten werden, so dürfen z. B. manche Patienten keine Lebendimpfstoffe erhalten. Totimpfstoffe gegen bestimmte Bakterien, wie z. B. Pneumokokken oder Influenzaviren, sind dafür umso wichtiger.

10.3.1 HIV und AIDS

Eine **HIV-Infektion** (Infektion mit dem **humanen Immundefizienz-Virus**) führt über den Befall von Immunzellen zu einer schweren Immunschwäche. Ihr **Endstadium** wird als **AIDS** (acquired immunodeficiency syndrome = erworbenes Immunschwächesyndrom) bezeichnet.

Weltweit sind knapp 40 Millionen Menschen mit dem HI-Virus infiziert (ca. 79 % davon wissentlich, der Rest unwissentlich), die allermeisten davon leben in armen Ländern, besonders Afrika und Südostasien sind betroffen. In einigen Regionen Afrikas ist AIDS die häufigste Todesursache. Auch in Osteuropa breitet sich das HI-Virus sehr schnell aus. Laut der Deutschen Aidshilfe wurden 2018 weltweit 1,7 Millionen Neuinfektionen registriert.

Pathophysiologie. Das HI-Virus ist ein sog. Retrovirus. Nach dem Eindringen in die Wirtszelle verwendet es seine RNA, schreibt sie mithilfe bestimmter Enzyme in DNA um und gliedert diese in die DNA der Wirtszelle ein. HIV befällt v. a. Makrophagen, T-Helferzellen und weitere Zellen des Abwehrsystems des Menschen, die jeweils das CD4-Oberflächenantigen tragen. Die infizierten T-Zellen werden durch die Virusproduktion rasch zerstört, Makrophagen leben dagegen länger und produzieren kontinuierlich Viren.

Die Hauptübertragungswege sind:

- sexueller Kontakt mit Übertragung von Samen- oder Vaginalflüssigkeit (vor allem bei ungeschütztem Kontakt, d. h. ohne Kondom). Beim Sexualverkehr unter homo- oder bisexuellen Menschen ist die Übertragung wahrscheinlicher, bei heterosexuellem Geschlechtsverkehr sind Frauen etwas stärker gefährdet als Männer.
- Kontakt mit Blut eines Infizierten, meist bei i. v.-Drogenmissbrauch und gemeinsamer Benutzung von Injektionsnadeln. Sehr selten kann eine Übertragung auch über Verletzungen im medizinischen Bereich stattfinden. Eine weitere Möglichkeit ist die Übertragung des Virus durch verunreinigte Blutprodukte, die heute hierzulande durch genaue Kontrollen sehr unwahrscheinlich geworden ist, in Entwicklungsländern aber noch häufiger anzutreffen ist.
- diaplazentare Übertragung, d. h., von der Mutter auf das Kind

Der Erreger kann auch in Tränenflüssigkeit, Urin, Stuhl, Speichel und Liquor vorhanden sein und dort nachgewiesen werden. Allerdings ist nach gängiger Lehrmeinung die Übertragung im Alltag fast nicht möglich, da es für eine Infektion eine große Menge an übertragenen Viren bedarf.

! Cave

Nadelstichverletzungen

Bei einer Nadelstichverletzung ist die Wahrscheinlichkeit einer Übertragung gering (3 von 1 000 Personen, die sich an der Kanüle eines HIV-Patienten gestochen haben, stecken sich an). Trotzdem müssen alle Nadelstichverletzungen gemeldet, dokumentiert und sorgfältig überwacht werden! Lassen Sie die Wunde gründlich ausbluten und desinfizieren Sie die Wunde danach sofort mit einem Desinfektionsmittel.

! Cave

IfSG: Behandlungsverbot bei HIV-Infektionen

Das HI-Virus ist in § 7 des Infektionsschutzgesetzes (IfSG) aufgelistet. Dadurch ergibt sich in Verbindung mit § 24 IfSG ein **Behandlungsverbot für Heilpraktiker**. Übrigens besteht nach § 7 IfSG eine Meldepflicht für Ärzte (**nicht** für Heilpraktiker!) bei dem Nachweis einer HI-Infektion. Diese Meldepflicht ist allerdings nichtnamentlich, um eine Stigmatisierung der betroffenen Patienten (und damit einer geringeren Behandlungsbereitschaft) vorzubeugen.

Symptome und Verlauf. Eine HIV-Infektion verläuft in mehreren Phasen:

- **akute HIV-Krankheit** (1–6 Wochen nach Infektion): Das Erkrankungsbild ähnelt der infektiösen Mononukleose und zeigt sich mit Fieber, Lymphknotenvergrößerungen, Gliederschmerzen, Exanthem und Angina tonsillaris.
- **asymptomatische Latenzphase** (etwa 10 Jahre, unter schlechten Lebensbedingungen oder bei Kindern auch bedeutend kürzer): Die Patienten sind beschwerdefrei, da das Immunsystem noch stark genug ist, sich gegen opportunistische Infektionen zu wehren, während sich das Virus in den Zellen vermehrt.
- **Lymphadenopathie-Syndrom (LAS)**: Generalisierte Lymphknotenschwellungen treten auf.
- **Vollbild AIDS**: Es kommt zu den sog. „AIDS-definierenden Erkrankungen".

Typisch für jede HIV-Infektion ist das Auftreten von opportunistischen Infektionen und „AIDS-definierenden" Erkrankungen.

Komorbiditäten. Zu den opportunistischen Infektionen und AIDS-definierenden Erkrankungen zählen.

- **Pilzinfektionen**: Eine **Pneumocystis-jirovecii-Pneumonie** (auch als **Pneumocystis-carinii-Pneumonie** bezeichnet) ist bei etwa der Hälfte der HIV-Patienten die erste AIDS-definierende Krankheit, die auftritt. Der Patient klagt über Dyspnoe, Fieber und Reizhusten. Weiterhin gilt als AIDS-definierend ein **Candida-albicans**-Befall (Soor) von Luft- und Speiseröhre sowie Lunge. Die sog. Soor-Ösophagitis geht mit Brennen hinter dem Brustbein, Schluckbeschwerden und Fieber einher.
- **Virusinfektionen**: Typisch bei AIDS-Patienten sind Infektionen durch das **Zytomegalie-Virus** und **Herpes-simplex-Virus 2**.
- **bakterielle Infektionen**: Hierzu zählen das Auftreten von mehr als 2 Pneumonien pro Jahr, die Infektion mit **Mykobakterien** (Tuberkulose und atypische Mykobakteriose) und eine rezidivierende Salmonellensepsis.
- **Infektionen mit Protozoen**: Im AIDS-Stadium können **Toxoplasmose-Infektionen** des ZNS (Kopfschmerz, Fieber, Verwirrtheit und Krampfanfälle) sowie eine chronische Kryptosporidien-Infektion (Diarrhö und Bauchkrämpfe) auftreten.
- **Tumorerkrankungen**: Das **Kaposi-Sarkom** (benannt nach dem österreichisch-ungarischen Dermatologen Moritz Kaposi, ausgesprochen: „Kaposchi") ist eine Krebserkrankung von Haut und Schleimhaut, die bei AIDS in einer generalisierten Form auftritt. Es betrifft gehäuft Beine und Mundschleimhaut und besteht an der Haut aus violetten bis bräunlichen Flecken und Knoten, an der Schleimhaut aus rötlich-bläulichen Knoten. Auch andere Organe können befallen sein. Non-Hodgkin-Lymphome sind ebenfalls typisch.
- **Wasting-Syndrom (wasting = dahinsiechend, welkend)**: AIDS-Patienten verlieren ungewollt über 10 % ihres Körpergewichts, haben chronischen Durchfall oder Fieber und sind abgeschlagen.
- **HIV-assoziierte Enzephalopathie (Neuro-AIDS)**: Hier greifen die HI-Viren direkt die Bindegewebszellen im Gehirn (die sog. Gliazellen, sie tragen ebenfalls CD4-Oberflächenproteine) an und zerstören dadurch das ZNS.

Diagnostik. Für die Diagnose stehen Suchtests zur Verfügung, mit denen man ab 6–12 Wochen nach Ansteckung eine HIV-Infektion nachweisen kann. Die Zeit davor, während deren noch keine Antikörper nachweisbar sind, nennt sich **diagnostische Lücke**. Unabhängig vom Ergebnis muss ein Bestätigungstest folgen. Ist dieser positiv, muss er zur Sicherheit noch einmal wiederholt werden. Nachgewiesen werden können Virusbestandteile und Antikörper gegen HIV (sog. HIV-Serologie).

Therapie und Prognose. HIV und AIDS können nicht geheilt werden. Der Ausbruch von AIDS kann inzwischen aber um Jahre bis Jahrzehnte hinausgezögert werden. Dies gelingt durch die antiretrovirale Therapie zusammen mit einer breit gefächerten, z.T. auch prophylaktischen Therapie opportunistischer Erkrankungen (z.B. antibiotische Therapie und Chemotherapie). Bei adäquater Therapie kann die Erkrankung selbst nach Eintritt ins AIDS-Stadium noch über längere Zeit aufgehalten werden. Die medikamentöse Therapie ist dabei umso wirkungsvoller und die Prognose somit umso besser, je früher damit begonnen wird.

Fazit – Das müssen Sie wissen

Autoimmunerkrankungen und Immundefekte

Eine **Autoimmunerkrankung** richtet sich gegen körpereigenes Gewebe, wobei die Bildung von Autoantikörpern eine große Rolle spielt. Wichtige Autoimmunerkrankungen sind z.B. Morbus Basedow, rheumatoide Arthritis oder systemische Sklerodermie. Die Ursachen von Autoimmunerkrankungen können oft nicht geklärt werden. Häufig beruhen sie auf einer Kombination von Ursachen, z.B. genetische Veranlagung und eine Kreuzreaktion zwischen körpereigenen Strukturen und Krankheitserregern oder Arzneimitteln.

HIV zählt zu den **Immundefekten** und ist eine erworbene Immunschwäche, das Endstadium wird als AIDS bezeichnet. Beim Vollbild AIDS kann es u.a. zu verschiedensten Erscheinungen kommen, zu neurologischen Symptomen, zu opportunistischen Infektionen und sogar zu einer Tumorerkrankung. Beachten Sie bei einer HIV-Infektion das Behandlungsverbot für Heilpraktiker gemäß IfSG!

10.4 Erkrankungen der Milz

10.4.1 Milzruptur

Eine Milzruptur ist ein zunächst rein traumatologisches Geschehen. Da eine schwergradige Milzruptur durch Entfernung des Organs (Splenektomie, s.u.) behandelt wird, ergeben sich dadurch aber als Spätfolge Auswirkungen aufs Immunsystem. Deswegen wird sie an dieser Stelle besprochen.

Definition

Milzruptur

Bei einer Milzruptur handelt es sich um einen Riss des Organgewebes oder der Bindegewebekapsel der Milz und somit um eine Form einer zum Teil lebensbedrohlichen **inneren Blutung**.

Ursachen. Patienten mit stumpfem Bauchtrauma oder mit Polytrauma aufgrund eines Unfallgeschehens haben häufig eine Milzruptur. Bei manchen hämatologischen Vorerkrankungen kann die Milz auch ohne Trauma reißen. Besonders gefährdet sind Patienten mit einer massiv vergrößerten Milz.

Pathophysiologie. Milzrupturen können, müssen aber nicht sofort Blutungen verursachen. In manchen Fällen bleibt nach dem Unfallgeschehen die bindegewebige Milzkapsel zu Beginn noch stabil, ohne dass der Patient Blut in den Bauchraum verliert. Allerdings besteht dabei die Gefahr, dass Blut in das Funktionsgewebe der Milz aufgrund der äußeren Gewalteinwirkung unbemerkt einfließt. Diese Form nennt sich **einzeitige Milzruptur** (ein**zeitig**, nicht: ein**seitig**!). Erst wenn ein weiteres Trauma (das sehr gering sein kann = Bagatelltrauma) erfolgt oder der Druck auf die Milzkapsel aufgrund der Blutung innerhalb des Organs zu massiv wird, kommt es nachfolgend zur Ruptur der Kapsel. Dies wird als **zweizeitige Milzruptur** bezeichnet. Durch das zeitlich auseinanderliegende Geschehen kann diese Unfallfolge diagnostisch übersehen werden.

! Cave

Milzruptur

Jede Milzruptur ist ein **Notfall**!

Symptome und Diagnostik. Bis bei der zweizeitigen Milzruptur die Organkapsel einreißt, bleibt das Geschehen oft symptomarm und unbemerkt. Patienten mit einer Milzruptur klagen evtl. über diffuse (Druck-)Schmerzen im linken Oberbauch, im Unterbauch oder in der linken Flanke, die evtl. in Richtung linke Schulter ausstrahlen können. Weil sie viel Blut in den Bauchraum verlieren, zeigen sie nachfolgend oft Zeichen eines Volumenmangelschocks.

Durch eine gründliche Anamnese (vorausgegangene Verletzung bzw. Unfallgeschehen) und einer klinischen Untersuchung ergibt sich das Bild eines **akuten Abdomens** mit Abwehrspannung der Bauchdecke. Aufgrund der inneren Blutung entwickelt sich mehr und mehr die typische Schocksymptomatik mit Hypotonie und Tachykardie. Eine **Abdomen-Sonografie** sollte bei jedem Unfallgeschehen durchgeführt werden. Mit ihrer Hilfe kann die Ruptur des Organgewebes bzw. der Milzkapsel und evtl. vorhandene freie Flüssigkeit im Bauchrauch diagnostiziert werden und ist dadurch letztendlich am aufschlussreichsten.

Maßnahmen. Es sollten Notfallmaßnahmen durchgeführt werden. Diese werden im Lernmodul 18: „Notfälle und kritische Situationen" beschrieben.

! Cave

Bei dem geringsten Verdacht auf Milzruptur: Abklärung in der Klinik!

Achten Sie bei jedem stumpfen Bauchtrauma auf eine sorgfältige Abklärung in einer Klinik mithilfe der Sonografie. Gerade eine zweizeitige Milzruptur verläuft häufig unbemerkt, ist dadurch aber erst recht gefährlich für den Patienten.

10.4.2 Zustand nach Splenektomie

Definition

Splenektomie

Eine Splenektomie ist eine operative Milzentfernung. Die Entfernung der Milz kann notwendig werden,

- wenn die Milz stark verletzt ist (Notfall),
- bei Tumoroperationen und
- bei manchen hämatologischen Erkrankungen.

Maßnahmen nach Splenektomie. Bestimmte Bakterien besitzen eine sehr widerstandsfähige äußere Hülle. Zu diesen Bakterien zählen in erster Linie **Pneumokokken**, **Meningokokken** und **Haemophilus influenzae Typ B (Hib)**. Diese Bakterienhülle kann im Rahmen der Immunabwehr des Körpers nur durch die Milz aufgebrochen werden. Dies ist eine wichtige Voraussetzung dafür, dass das Immunsystem diese Bakterien anschließend phagozytieren kann.

Diese Voraussetzung ist bei Patienten nicht mehr gegeben, bei denen die Milz entfernt wurde. Aus diesem Grund sollten diese Patienten sorgfältig auf einen **Impfschutz** gegen diese Bakterien achten. Sonst besteht die Gefahr, dass es zu einer schwer verlaufenden Infektion mit diesen Bakterien, insbesondere zu einer Sepsis kommt.

Zusätzlich sollten Patienten vor Auslandsaufenthalten in Endemiegebieten unbedingt eine **Malariaprophylaxe** betreiben. Der Malariaerreger ist zwar kein bekapseltes Bakterium, allerdings kann sich dieser Erreger ohne Milz ebenfalls stark im Körper ausbreiten. Außerdem sollten Patienten mit entfernter Milz sich jährlich gegen **Influenza** impfen. Bei Influenza (echte Grippe) kommt es häufig zu sekundären Bakterieninfektionen mit diesen bekapselten Bakterien.

Außerdem kann die Anzahl der Thrombozyten vorübergehend stark ansteigen (Thrombozytose), da ohne Milz keine Thromozyten mehr gespeichert werden können. Deshalb ist die Thrombosegefahr erhöht.

Fazit – Das müssen Sie wissen

Erkrankungen der Milz

Bei Verdacht auf ein stumpfes Bauchtrauma immer an eine mögliche Milzruptur denken, auch wenn zunächst keine eindeutigen Symptome vorhanden sind. V. a. die zweizeitige Milzruptur verläuft anfangs häufig unbemerkt.

Bei Patienten nach Milzentfernung besteht eine höhere Infektionsgefahr durch bestimmte Krankheitserreger, deshalb sind entsprechende Impfungen in diesen Fällen besonders wichtig.

10.5 Vertiefungsfragen zu Erkrankungen des Immunsystems

Vertiefungsfragen

Frage 1

Gibt es Hinweise auf eine vorhandene Allergie, die durch die Untersuchung einer Blutprobe zu finden sind?

Musterlösung:

Bei Allergien sind in der Blutprobe meist die Antikörper vom Typ IgE sowie die eosinophilen Granulozyten erhöht. Außerdem können spezifische Antikörper gegen das jeweilige Allergen vorhanden sein.

Frage 2

Dürfen Sie in Ihrer Heilpraktikerpraxis eine Desensibilisierungsbehandlung gegen eine Birkenpollenallergie durchführen?

Musterlösung:

Ein eindeutiges gesetzliches Verbot besteht nicht. Allerdings widerspricht es der Sorgfaltspflicht des Heilpraktikers, eine Desensibilisierung durchzuführen, da es dabei evtl. zu einer anaphylaktischen Reaktion kommen könnte. Ein Heilpraktiker sollte deshalb keine Desensibilisierung durchführen.

Frage 3

Überlegen Sie, welche Erkrankungen im Bereich Blut/Immunologie/lymphatische Organe mit Durchfall in Verbindung stehen könnten!

Musterlösung:

Auf den ersten Blick erscheint eine Verbindung dieses Themenbereichs mit Durchfällen ziemlich weit hergeholt. Sieht man aber etwas genauer hin, so ergeben sich tatsächlich manche Zusammenhänge. Übrigens ist dies eine wichtige Fähigkeit für Ihre Prüfung: zwei unterschiedliche Faktoren gedanklich miteinander zu verbinden. Üben Sie dies am besten immer wieder: Überlegen Sie, was Ihnen bei der Nennung irgendeines medizinischen Begriffes in den Sinn kommt. Differenzialdiagnose ist letztlich nichts anderes. Beim Stichwort „Durchfall" könnten Ihnen folgende Zusammenhänge einfallen:

- *Aufgrund des erhöhten indirekten Bilirubins in der Blutbahn kann es bei den beiden megaloblastären Anämien zu Verdauungsstörungen, wie z. B. zu Durchfällen, kommen.*
- *Beim Vollbild AIDS kann das sogenannte Wasting-Syndrom auftreten. Dies ist eine massive Auszehrung des Körpers, unter anderem mit Durchfällen.*
- *Bei manchen Arzneimitteln, z. B. bei Cumarinen, kann Durchfall als Nebenwirkung auftreten.*
- *Als Ursache einer Exsikkose und somit wiederum als Ursache einer Hypovolämie kommen unter anderem massive Durchfälle infrage.*
- *Durch den bakteriellen Erreger EHEC kommt es zunächst zur Magen-Darm-Symptomatik mit Durchfällen und Übelkeit. Durch die Toxinbildung des Erregers im weiteren Verlauf kommt es anschließend zu der Erkrankung HUS, wobei wiederum (blutige) Durchfälle auftreten können.*
- *Des Weiteren kann durch Durchfälle eine relative Polyglobulie hervorgerufen werden. Durch einen hohen Flüssigkeitsverlust aufgrund der Durchfälle dickt das Blut praktisch ein, der Hämatokrit steigt und es sind im Verhältnis zur Flüssigkeitsmenge vermehrt feste Blutbestandteile im Blut vorhanden. Deshalb handelt es sich dabei um eine relative Polyglobulie.*
- *Und zu guter Letzt: Durchfall, als eine Ursache der Exsikkose, führt, wie oben beschrieben, zu einem erhöhten Hämatokrit, was wiederum ein großer Risikofaktor für das Entstehen einer Thrombose darstellt.*

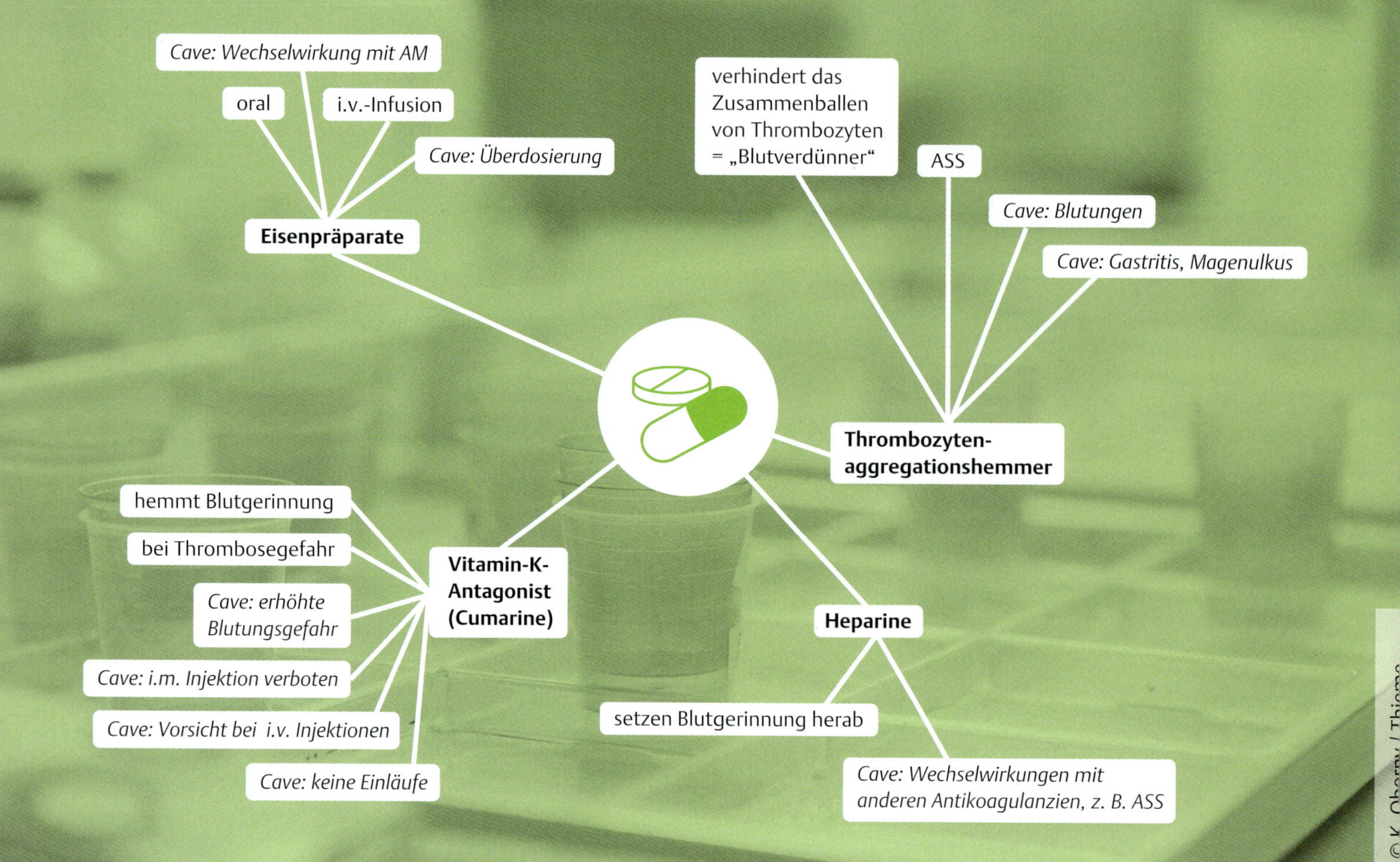

11 Wichtige Arzneimittel bei Erkrankungen des Blutes

Nicht alle Arzneimittel, die bei Erkrankungen des Blutes oder des Immunsystems eingesetzt werden, sind für den Heilpraktiker relevant. Allerdings gibt es einige wenige, die für die Prüfung, aber auch für die Praxis wichtig sind, da sie relativ häufig verabreicht werden. Hierzu zählen folgende Arzneimittelgruppen:

- Präparate zur **Eisensubstitution**
- **Thrombozytenaggregationshemmer**, Hauptvertreter: Acetylsalicylsäure (ASS)
- **Antikoagulanzien** mit dem Hauptwirkstoff Heparin
- **Vitamin-K-Antagonisten (Cumarine)**

11.1 Präparate zur Eisensubstitution

Zur Behandlung einer Eisenmangelanämie gibt es verschiedene Eisenpräparate, die entweder oral – über den Verdauungstrakt – zugeführt werden können oder parenteral – unter Umgehung des Verdauungstrakts – über i. v.-Infusionen verabreicht werden können. Die Ursache einer Eisenmangelanämie entscheidet über die Verabreichungsform: Liegt eine Störung des Verdauungstrakts vor, muss selbstverständlich parenteral verabreicht werden. Ist die Eisenmangelanämie durch einen Ernährungsmangel oder einen erhöhten Eisenbedarf verursacht, kann Eisen oral verabreicht werden.

Viele Eisenpräparate sind nicht verschreibungspflichtig und können somit vom Heilpraktiker angewendet werden. Umso wichtiger ist es, mögliche Gefahren zu kennen. Mögliche **Nebenwirkungen** einer Eisentherapie bzw. Folgen einer (chronischen) Überdosierung sind:

- Verdauungsstörungen, besonders Magenbeschwerden
- Schwarzfärbung des Stuhls (Teerstuhl)
- chronische Gastritis
- iatrogene Hämosiderose (Eisenspeicherkrankheit, bei der der Organismus durch sehr lange andauernde Eisensubstitution mit Eisen überladen ist).

! Cave

Eisensubstitution und Antibiotikagabe

Eine Eisensubstitution kann die Resorption von bestimmten Arzneimitteln, wie z. B. Antibiotika herabsetzen. Deshalb gilt: Während der Tage einer Antibiotikagabe (oder anderer Medikamente) darf keine Eisensubstitution durchgeführt werden!

11.2 Thrombozytenaggregationshemmer

Wie der Name vermuten lässt, handelt es sich bei dieser Wirkstoffgruppe um Substanzen, die die Zusammenballung (Aggregation) von Thrombozyten verhindern. Aus diesem Grund werden solche Präparate meist in der Thromboseprophylaxe, z. B. nach abgelaufener Beinvenenthrombose oder nach einem überstandenen Herzinfarkt eingesetzt.

Hauptvertreter ist dabei der Wirkstoff **Acetylsalicylsäure (ASS)**, der unter dem Handelsnamen Aspirin bekannt ist. In höheren Dosen ist dieser Wirkstoff ein Analgetikum (Schmerzmittel), da er gleichzeitig die Prostaglandinbildung hemmt. Meist beträgt die tägliche Dosis 100 mg.

Wichtigste Nebenwirkung von ASS sind Blutungen, die durch Schleimhautschäden und Erosionen im Magen-Darm-Trakt entstehen. Die Blutungsgefahr ist vor allem erhöht bei Risikopersonen (z. B. bei alten Menschen) und in Verbindung mit anderen Medikamenten, die die Magenschleimhaut schädigen können. Weitere Nebenwirkungen sind u. a. Übelkeit, Erbrechen, das sog. (pseudoallergische) Analgetika-Asthma bei prädisponierten Patienten mit vorhandenem Asthma bronchiale und Nebenwirkungen an der Niere (Senkung der Perfusion und der Harnsäureausscheidung). Auch ohne zusätzlich eingenommene Arzneimittel besteht die Gefahr einer erosiven Gastritis oder eines Magenulkus. Trotzdem ist der Wirkstoff nicht verschreibungspflichtig.

! Cave

Lebensbedrohliches Reye-Syndrom bei Kindern!

Kindern, insbesondere Kindern unter 10 Jahren, darf ASS nicht gegeben werden, weil sonst bei fieberhaften Virusinfekten das **Reye-Syndrom** ausgelöst werden kann. Hierbei kommt es zu heftigem Erbrechen, Fettleberhepatitis und hepatischer Enzephalopathie. Etwa 50 % der Kinder mit Reye-Syndrom sterben, bleibende neurologische Schäden sind häufig.

Aufgrund der erhöhten Blutungsgefahr ist eine ASS-Einnahme bei Vorliegen eines akuten Magen- und/oder Zwölffingerdarmgeschwüres (Ulcus ventriculi oder duodeni) sowie bei weiteren Blutungen im Magen-Darm-Trakt streng kontraindiziert.

Außerdem sollte ASS wegen der leicht erhöhten Blutungsgefahr in Absprache mit den behandelnden Ärzten einige Tage vor einer geplanten OP pausiert werden.

Da bekannt ist, dass es zu Schäden an der Magenschleimhaut kommen kann, sollten manche Patienten gleichzeitig Arzneimittel zum Magenschutz (Protonenpumpenhemmer) einnehmen.

11.3 Antikoagulanzien mit dem Hauptwirkstoff Heparin

Heparine setzen die Blutgerinnung herab. Die Funktion der Thrombozyten bleibt dabei unbeeinträchtigt. Diese Wirkstoffgruppe wird zur Prophylaxe und zur Behandlung von **Thrombosen** eingesetzt. Typisches Beispiel einer Heparinanwendung sind die bekannten „Bauchspritzen", die Patienten z. B. nach einer OP im Krankenhaus täglich bekommen.

Heparine dürfen nicht gegeben werden bei (bekanntem) Aneurysma oder vorhandenen Gerinnungsstörungen (z. B. Hämophilie), ebenso wie bei schwerer Leber- und/oder Niereninsuffizienz.

! Cave

Wechselwirkung mit anderen Arzneimitteln

Beachten Sie bitte bei Patienten mit Heparinbehandlung, dass weitere Arzneimittel, die in die Blutstillung eingreifen, keinesfalls gegeben werden dürfen. So würde z. B. die Einnahme des nicht verschreibungspflichtigen ASS (Kap. 11.2) die Gefahr der Blutungsneigung erhöhen. Weisen Sie auch Ihren Patienten darauf hin.

11.4 Vitamin-K-Antagonisten (Cumarine)

Vitamin-K-Antagonisten („Gegenspieler") verhindern die aktivierende Wirkung von Vitamin K auf die Gerinnungsfaktoren II, VII, IX und X und hemmen so die Blutgerinnung (gängigstes Handelspräparat: Marcumar).

Vitamin-K-Antagonisten werden bei Patienten mit erhöhter Thrombosegefahr (z. B. bei Vorhofflimmern und nachfolgender Gefahr eines Schlaganfalles) eingesetzt. Außerdem sind sie indiziert in der Folge von Erkrankungen wie Herzinfarkt, Lungenembolie oder tiefer Beinvenenthrombose zur Langzeitprophylaxe von Thrombosen oder Embolien. Anders als bei den in Kap. 11.3 vorgestellten Heparinen erfolgt die Einnahme der Cumarine **oral** sowie als **Langzeitmedikation**.

Kontraindikationen. Bei Cumarin-Patienten sind i. m.-Injektionen wegen der vorhandenen (unbemerkten) Blutungsgefahr verboten! Selbstverständlich gilt dies auch für eine zusätzliche Verabreichung von Arzneimitteln (z. B. ASS), die in die Blutgerinnung/Blutstillung eingreifen und ebenfalls streng kontraindiziert sind! Bei i. v.-Injektionen sollte auch auf eine möglichst geringe Gewebeverletzung und auf eine sorgfältige Blutstillung nach dem Eingriff geachtet werden. Auch Gelenkpunktionen, rektales Fiebermessen oder Einläufe sind aufgrund der Verletzungsgefahr zu unterlassen. Außerdem sollte der Patient Tätigkeiten unterlassen, die zu einer Blutung führen könnten, wie z. B. Nassrasuren oder körperliche Tätigkeiten mit Verletzungsrisiko.

Außerdem sollte der Patient darauf hingewiesen werden, dass die beabsichtigte Wirkung von Cumarinen mit verschiedenen Nahrungsmitteln herabgesetzt werden kann, die große Mengen an Vitamin K enthalten. Dies sind in erster Linie grüne Blattgemüse und viele Kohlarten, die der Patient zumindest in größeren Mengen nicht verzehren sollte.

! Cave

Erhöhte Blutungsneigung

Bei Stürzen/Traumen von Patienten mit laufender Antikoagulation sollte man an die erhöhte Gefahr von Blutungskomplikationen denken! So kann es z. B. unbemerkt zu einer subduralen Sickerblutung kommen. Deshalb beim geringsten Zweifel die Klinikeinweisung, gegebenenfalls mit Notarztbegleitung, veranlassen!

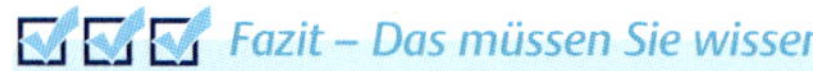 *Fazit – Das müssen Sie wissen*

Kontraindikationen für Arzneimittel im Bereich Blut

- Eisensubstitution unter Antibiotikagabe: Eisen kann die Resorption herabsetzen.
- Thrombozytenaggregationshemmer: Analgetika-Asthma, hämorrhagische Diathese, Magen-Darm-Ulzera, Leber-, Nieren- oder Herzinsuffizienz.
  - ASS-Einnahmen bei Kindern kann das lebensbedrohliche Reye-Syndrom auslösen!
  - ASS kann u. a. einen Asthma-bronchiale-Anfall oder ein Magengeschwür hervorrufen.
- Heparine: (bekanntes) Aneurysma oder vorhandene Gerinnungsstörungen (z. B. Hämophilie), schwere Leber- und/oder Niereninsuffizienz.

11.5 Vertiefungsfragen zu Arzneimitteln

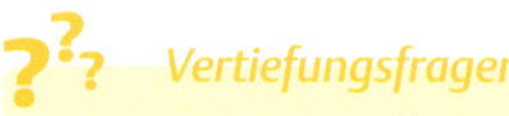 *Vertiefungsfragen*

Frage

Ein Patient von Ihnen erlitt vor ca. 1 Jahr einen Herzinfarkt. Worauf müssen Sie aufgrund dieser Information bei der weiteren Behandlung des Patienten achten?

Musterlösung:

Zur Prophylaxe eines erneuten Thrombus werden Patienten mit Z. n. Herzinfarkt oder Schlaganfall schulmedizinisch üblicherweise mit ASS dauertherapiert. Daraus ergeben sich wiederum mögliche Kontraindikationen und weitere Gefahren für den Patienten, die der Heilpraktiker beachten muss, wie z. B.:

- *Keine Verabreichung von Arzneimitteln, die die Magensäureproduktion steigern.*
- *Keine weitere Verabreichung von Arzneimitteln, die die Magenschleimhaut angreifen können.*
- *Keine Verabreichung von Antidiuretika.*
- *Beim geringsten Verdacht auf ein Ulcus ventriculi oder duodeni (Magen- oder Zwölffingerdarmgeschwür) sollte der Patient umgehend an einen Arzt verwiesen werden.*
- *Evtl. erhöhte Blutungsneigung.*

Sachverzeichnis